U0221514

邢以群　等著

浙江大学管理学院老龄化与养老产业研究中心

无疾而终

不是梦

老年健康
支撑体系研究

When Dying of Natural
Causes Comes True

A Study on Healthy Ageing Support System

ZHEJIANG UNIVERSITY PRESS
浙江大学出版社
·杭州·

图书在版编目（CIP）数据

无疾而终不是梦 ：老年健康支撑体系研究 / 邢以群

等著. -- 杭州 ：浙江大学出版社，2025. 1. -- ISBN

978-7-308-25851-7

Ⅰ. R199.2

中国国家版本馆 CIP 数据核字第 2025ZD0655 号

无疾而终不是梦——老年健康支撑体系研究

WUJI'ERZHONG BUSHI MENG—LAONIAN JIANKANG ZHICHENG TIXI YANJIU

邢以群　等著

浙江大学管理学院老龄化与养老产业研究中心

责任编辑	朱　玲	
责任校对	傅宏梁	
封面设计	浙信文化	
出版发行	浙江大学出版社	
	（杭州市天目山路148号　邮政编码310007）	
	（网址：http://www.zjupress.com）	
排　版	杭州林智广告有限公司	
印　刷	杭州捷派印务有限公司	
开　本	787mm×1092mm　1/16	
印　张	12.5	
字　数	244千	
版 印 次	2025年1月第1版　2025年1月第1次印刷	
书　号	ISBN 978-7-308-25851-7	
定　价	59.00元	

　　中国人历来怀揣长生不老的梦想，从古代的帝王将相如秦始皇，派遣方士徐福出海寻找长生不老药，到道教文化将修炼成仙、长生不老作为其核心教义之一，直至现代的普通百姓力求通过保持健康生活、进行体育锻炼、研发抗衰老药物等方式延缓衰老、延长寿命，无数人都在渴望实现永恒的健康。然而，生命的有限性是自然界的规律，任何生物都无法违背，长生不老至今依旧只是一个妄想。

　　相比之下，无疾而终是一个更为实际且值得追求的愿景。所谓无疾而终，是指老年人在晚年能够在没有严重疾病的情况下自然地死亡——自然老死而不是病死。人类虽然无法抗拒死亡，但却可以通过科学的方法和合理的生活方式，来延缓衰老、提高生命质量，最终实现无疾而终。

　　随着中国社会经济的发展和医疗技术水平的提高，长寿已然不再是遥不可及的奢望。曾经被视为珍稀的七老八十之寿，如今已变得司空见惯。根据国家统计局的数据，近年来，中国的平均预期寿命逐年上升，截至 2021 年，我国的平均预期寿命已达 78.2 岁，某些城市的人均预期寿命已突破了 80 岁大关。根据第七次全国人口普查数据，2020 年，我国 80 岁及以上的老年人口有 3214.81 万人，占 60 岁及以上老年人口总数的 12.18%，预计到 2030 年，高龄老人将达到约 5300 万人。随着社会的进步，长寿对于当代中国人而言，已是基本可以实现的目标。

　　然而，长寿与幸福并非总是相伴而行的。很多人在年岁渐长之际，身体健康状况却不尽如人意，这无疑是对晚年生活的沉重打击。研究分析表明，慢性病是目前我国老年人死亡的主要原因，比例高达 91.2%。根据国家卫生健康委的调查，截至 2018 年底，我国患有一种及以上慢性病的老年人的比例高达 75%，按当年 60 岁及以上老年人口 2.5 亿人计算，患有慢性病的老年人口近 1.9 亿人，不仅数量众多，而且现象普遍。国家卫生健康委的数据显示，2018 年，我国人均健康预期寿命为 68.7 岁，而同年的人均预期寿命为 77 岁。这意味着，尽管我们的寿命在延长，但我国老年群体有 8 年多的时间处于带病生存的状态，很多老年人是在病痛中度过晚年、离开人世的。

　　基于"长寿却不健康"的现状，为了更好地满足人民群众对幸福晚年的追求，我国政府在"十三五"期间就开始着力推进老年健康服务体系建设，以实现健康老龄化。2019 年，国家卫生健康委等八部门联合印发《关于建立完善老年健康服务体系的指导意见》，提出从健康教育、预防保健、疾病诊治、康复和护理服务、长期照护服务、安宁疗护服务这六个方面着手，开展老年健康服务体系建设。要求到 2022 年，老年健康相关制度、标准、规范基本建立，老年健康服务机构数量显著增加，服务内容更加丰富，服务质量明显提升，服务队伍更加壮大，服务资源配置更趋合理，综合连续、覆盖城乡的老年健康服务体系基本建立，老年人的健康服务需求得到基本满足。

在各级政府和各方面的努力下，我国的老年健康服务体系基本建立，老年人健康管理率、家庭医生签约率、基层医疗卫生机构覆盖率和设施设备配置数量、二级及以上综合性医院设置老年医学科的比例、两证齐全的医养结合机构数量、专业的老年医学医护人员数量、长期护理险试点范围等，都得到了较大幅度的提升，在一定程度上为满足老年群体的医疗健康服务需求奠定了基础。

但进一步研究发现，单纯依赖现有的老年健康服务体系建设，难以从根本上改变"长寿却不健康"的现象。现有的老年健康服务体系建设更多地着眼于弥补老年人健康服务的瓶颈，注重提供适宜老年人群的具体的医疗服务，如疾病的诊断、治疗和康复等，从国家提出的各项建设指标中可以看出，健康服务体系建设强调的是医疗技术和医疗资源的合理配置和供给，它的核心目标是确保老年人在面临健康问题时，能够获得及时、有效的医疗服务和照顾，以减轻病痛、恢复健康。但如果我们只"以治疗为中心"，那么，基于庞大的老年人口总数、快速发展的老龄化和高龄化进程、未富先老和少子化的现实，我国将面临医养照护床位和专业护理人员严重不足（只能满足约 10% 的需求）、现有卫生资源的一半需要用于老年人口的医疗服务、医保资金和长期护理资金难以支撑的困境。因此，我们必须转变思路，从被动的健康服务转向主动的健康支撑。

2021 年重阳节之际，习近平总书记对老龄工作作出重要指示，强调"贯彻落实积极应对人口老龄化国家战略，把积极老龄观、健康老龄化理念融入经济社会发展全过程，加大制度创新、政策供给、财政投入力度，健全完善老龄工作体系，强化基层力量配备，加快健全社会保障体系、养老服务体系、健康支撑体系"①。这是首次提出建设"健康支撑体系"，并将健康支撑体系与社会保障体系、养老服务体系并列。健康支撑体系是一个综合性的框架，旨在全方位地支持和促进老年群体的健康。相比健康服务体系，健康支撑体系更加侧重于预防、保健和健康促进。它的目标是通过综合性的措施，把老年人健康管理的关口不断前移，提高老年群体的整体健康水平，预防疾病和失能失智的发生，着力改变"长寿却不健康"的问题，在更好地满足人民群众对幸福晚年的向往的同时，破解现有的老年健康服务体系和社会保障体系难以支撑未来我国老龄人群医疗和照护需求的难题。

然而，我们也必须认识到，关于老年健康支撑体系的研究和实践仍然处于起步阶段。关于健康支撑体系与健康服务体系之间的区别、健康支撑体系的具体构成内容以及建设路径等问题，目前学术界和实践界都尚缺乏深入的研究和探讨。因此，本书旨在通过深入剖析老年健康支撑体系的提出背景、内涵、构建路径及实施策略等问题，为政府决策、学术界研究以及实践界操作，提供有益的参考和借鉴。

本书共由八章组成。第一章基于我国政府正式发布的统计数据和学术界已有的相关研究结果，对我国当代老年人的健康特征、老年健康服务的供给现状和未来的老年健康挑战，进行了系统描述，以明确我国老年健康支撑体系建设的前提。第二章通过对我国老年健康保障制度发展沿革、积极老龄观和健康老龄化理念演化过程的梳理，说明了健康支撑体系提出的过程和理论依据，并从病痛老龄化带来的社会问题、现有体系对快速老龄化的难以适应性和健康老龄化的国际共识三个方面，阐述了建设老年健康支撑体系的必要性。第三章则着重就老年健康支撑体系及其构成、特点和建设路径进行了总体阐述，提出老年健康支撑体系是指通过改善影响老年人健康的各方面因素，以支撑老年人健康、延长老年人健康预期寿命的系统结构体系。根据"理念—行为—结果"框架，老年健康支撑体系具体由老年健康观念体系、老年健康服务体系、老年健康监测评估体系三个子系统构成，并阐述了三个子系统的具体构成内容以及健康支撑体系区别于健康服务体系的特点。在此基础上，提出了通过全因素治理、全过

---

① 习近平对老龄工作作出重要指示[EB/OL].（2021-10-13）[2024-11-08]. https://www.gov.cn/xinwen/2021-10/13/content_5642301.htm.

程服务、全要素保障、全社会参与、全方位协同这"五大支柱",来构建老年健康支撑体系的路径。第四章至第八章则分别就如何构建这五大支柱,提出了一系列具体措施和对策建议。我们希望通过本书的研究和探讨,能够推动老年健康支撑体系建设,让更多的老年人能够享受到健康长寿的美好生活。

本书由浙江大学管理学院老龄化与养老产业研究中心组织研究与编写。其中,研究中心专职研究人员李婧薇撰写了第一章和第七章,何洁撰写了第二、三和八章,俞舒敏和岑芸分别撰写了第四章和第六章,浙江大学健康产业创新研究中心兼职研究人员董建坤博士撰写了第五章。浙江大学健康产业创新研究中心副主任张大亮教授全程参与了历时一年多的每周研究讨论,研究中心主任邢以群教授指导了提纲的起草、每周研究例会的主持,对每章内容进行了多轮仔细审阅、修改补充和完善,并撰写了前言。本研究是浙江大学健康产业创新研究中心承接的 2022 年浙江省软科学研究计划重点项目"我省'一老一小'健康服务体系研究"、2023 年浙江省软科学研究计划重大项目"我省老年人健康支撑体系研究"和浙江大学重点领域研究计划项目"老年健康支撑体系建设研究"的研究成果,浙江大学管理学院为本书的出版提供了后期资助,松下家电(中国)有限公司和广宇集团股份有限公司的专家们则为本研究提供了有益的意见和建议。浙江大学出版社朱玲编辑对本书进行了认真的编辑,使得本书得以顺利出版。在此,我们感谢政府和学校、学院的支持,感谢所有为本书撰写和出版付出辛勤劳动的人们。同时,我们也期待广大读者能够提出宝贵的意见和建议,共同推动老年健康支撑体系研究的发展和深入。

最后,让我们携手共进,为构建一个更加健康、更加美好的老年社会,最终实现长寿且健康而努力。

邢以群

浙江大学管理学院教授

浙江大学健康产业创新研究中心主任

浙江大学管理学院老龄化与养老产业研究中心主任

2024 年 3 月

CONTENTS 目 录

第一章
我国老年人健康现状与展望

在积极老龄观和健康老龄化理念的引领下，我国老年人对健康的认知及需求结构也在不断发生变化。梳理我国目前老年人口的健康特征、老年健康服务的供给现状，并厘清老年人未来的健康挑战与需求，不仅是探索实现老年健康服务供需高层次动态均衡的重要依据，更是建立健全我国老年健康支撑体系的重要前提。

第一节　老年健康的时代特征

老年人是全民健康的重要组成部分，保障老年人的健康，也是健康中国的重要任务之一。世界卫生组织（WHO）在1947年就提出了"健康"的概念：个体不仅没有疾病和身体缺陷，还要有完整的生理、心理状况和良好的社会适应能力。除此之外，WHO对老年人健康，也提出了更具体的多维评价标准，包括精神健康、躯体健康、日常生活能力、社会健康和经济状况等。也就是说，健康老人应具备良好的心态，没有明显的器质性疾病，日常生活可以自理，社会、家庭关系和谐，且具备一定的经济能力。随着社会的发展，WHO在2015年发布的《关于老龄化和健康的全球报告》中，将老年人健康定义为："他们能够完成自己认为重要的事情所具备的根本属性和整体属性。"并认为对功能发挥进行综合评估，是预测老年人健康结果的最佳指标，同时将健康老龄化定义为发展和维护老年健康生活所需的功能发挥的过程。

基于WHO对老年人健康的定义以及积极老龄观、健康老龄化的理念，在参考《中国健康老年人标准（2013）》的基础上，国家卫生健康委经过多轮专家讨论、广泛征求意见及经老年人群验证后，发布了《中国健康老年人标准》（WS/T 802—2022），主张从躯体健康、心理健康、社会健康三大维度，对我国 60 周岁[①]，以上老年人的健康状态进行了整体评估。而对于 60 周岁以上，已出现生活或活动功能不全（尤其是最近恶化者）、已伴有老年综合征、老年共病、多重用药、合并有精神方面问题、合并有社会支持问题（独居、缺乏社会支持、疏于照顾）及多次住院的老年人，目前主要从一般情况、躯体功能状态、营养状态、精神心理状态、衰弱、肌少症、疼痛、共病、多重用药、睡眠障碍、视力障碍、听力障碍、口腔问题、尿失禁、压疮、社会支持及居家环境等 17 个方面，进行老年人健康综合评估，具体评估标准和方法详见《中国老年综合评估技术应用专家共识（2017）》。

伴随着科技的进步以及国民健康意识的提高，社会对于老年健康关注的焦点，逐渐由寿命长度转向生命质量。根据国家各方面的数据统计和相关研究，我国老年人的健康状况，呈现出以下新的时代特征。

一、平均预期寿命延长，健康预期寿命偏低

个体寿命的长短和自身遗传、生活方式、生活环境等因素密切相关，社会经济条件和医疗水平也直接影响着人们的寿命。因此，在一定死亡率水平下，**平均预期寿命**，被当作衡量一个国家或地区居民健康水平的重要指标，它指的是在当前经济、卫生水平下，新出生的人口平均预期存活的年数。虽然这只是一定时期内的假定数值，但也能在一定程度上反映出该时期社会生活质量的高低。

据 2021 年我国卫生健康事业发展统计公报数据，**2021 年，我国人均预期寿命为 78.2 岁**，已明显高于全球平均的 72.8 岁和中高收入经济体的 75.9 岁，处于中高收入国家前列，但低于高收入经济体的 81.2 岁。其中，日本和美国分别为 84.8 岁和 78.9 岁。[②]

从变化来看，2021 年我国人均预期寿命相较于 2000 年提高了 6.8 岁，在过去的 20 年间，人均预期寿命平均每 10 年提高 3 岁。分性别而言，与 2000 年相比，2020 年男性和女性的人均预期寿命，分别提高 5.74 岁和 7.55 岁。女性预期寿命持续领先，2000 年以来一直高于全国平均水平 2 ～ 3 岁，且差距逐年拉大。2000 年至 2020 年，男性预期寿命普遍低于全国平均水平，且差距由 2000 年的 1.7 岁增至 2020 年的 2.56 岁，与女性预期寿命的差距，也由 2000 年的 3.7 岁，进一步扩大至 2020 年的 5.51 岁（见图 1-1）。

---

① 注：本书所称的"岁"均指"周岁"。
② 任泽平：中国老龄化研究报告 2022[EB/OL]. (2022-09-28)[2023-02-12]. http://finance.sina.com.cn/review/jcgc/2022-09-28/doc-imqmmtha9012818.shtml?cref=cj.

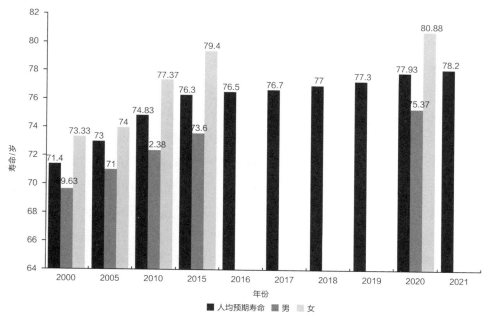

图 1-1　2000—2021 年我国人均预期寿命变化[①]

长期以来，预期寿命一直被当作衡量人口健康的重要指标，但随着社会老龄化程度的加深，心脑血管疾病、慢性呼吸系统疾病、糖尿病等慢性病患病率不断攀升，单纯靠以死亡率为主计算得出的预期寿命，已无法准确衡量人群的健康水平。[②] 因此，2016 年，在国务院印发的《"健康中国 2030"规划纲要》中，将**"健康预期寿命"**这一能综合反映人群生命数量（长寿水平）与生命质量（健康程度）的综合性评价指标，作为我国国民健康水平的一项重要监测指标，它指的是个体处于良好健康状态的预期寿命，相当于生活在健康状态下的平均预期年数。简单来说，"人均预期寿命"和"健康预期寿命"之间的差值，即为个体处于疾病或残疾状态下的生存年数（也称"带病生存期"）。

国家卫生健康委数据显示，2018 年，我国人均健康预期寿命为 68.7 岁[③]，而同年的人均预期寿命为 77 岁，这意味着，**我国老年群体有 8 年多时间将处于带病生存的状态**。有学者通过使用全球健康研究组织（IHME）在《柳叶刀》（Lancet）上发布的数据[④]，在梳

---

① 注：2000 年、2010 年、2020 年人均预期寿命为全国人口普查数据，2005 年、2015 年为 1% 人口抽样调查数据。2016—2019 年人均预期寿命根据生命登记信息及人口普查数据估算，2021 年为初算数据，没有区分性别。本节各图表数据均来源于《中国卫生健康统计年鉴》。
② 张睿，吴静. 健康预期寿命研究进展 [J]. 疾病监测，2022（8）：1087-1092.
③ 健康中国行动推进委员会办公室 2019 年 7 月 29 日新闻发布会文字实录 [EB/OL]. (2019-07-29)[2023-02-12]. http://www.nhc.gov.cn/xcs/s7847/201907/520f21e5ac234785bcc363a286866fb0.shtml.
④ Murray C J, Barber R M, Foreman K J. Global, regional, and national disability-adjusted life year (DALYs) for 306 diseases and injuries and healthy life expectancy (HALE) for 188 Countries, 1990-2013: Quantifying the epidemiological transition[J]. Lancet, 2015, 386(10009): 2145-2191.

理与中国预期寿命相近国家的健康预期寿命发展状况的基础上，根据发达国家健康预期寿命发展特征，综合运用健康预期寿命年均增加法及健康预期寿命和预期寿命差值法，对我国 2020 年及 2030 年健康预期寿命进行推测，结果显示，2020 年我国人均健康预期寿命约为 69.2 岁，其中，男性约为 67.2 岁，女性约为 71.3 岁；到 2030 年，人均健康预期寿命将提高至 70.9 岁左右，其中，男性为 69.1 岁左右，女性为 72.7 岁左右。[①] 对比来看，2020 年的人均健康预期寿命与当年我国人均预期寿命 77.93 岁相差 8.73 岁，其中男性相差 8.17 岁，女性相差 9.58 岁；2030 年的人均健康预期寿命与《"健康中国 2030"规划纲要》中人均预期寿命要达到 79 岁的目标，也仍存在 8.1 岁的差距。

随着积极应对老龄化战略的深入实施，未来，人均健康预期寿命与人均预期寿命之间的差距虽然会逐渐缩小，老年人口平均预期不能自理的时间也将存在下降趋势，但仍具有很强的刚性。[②] 已有研究将 2005 年人均健康预期寿命与中国当下人均健康预期寿命（68.7 岁）相接近的国家的数据为基础，对中国未来人均健康预期寿命进行估计，结果发现，这些国家和地区人均健康预期寿命的年均增幅仅为 0.13 岁[③]，远低于人均预期寿命的增速。未来，如何在延长人均预期寿命的前提下，提高生命质量，增加生命的"厚度"，实现人均健康预期寿命与人均预期寿命的同步或更快增长，是健康老龄化的一项至关重要的工作，也是老年健康支撑体系建设所要追求的目标之一。

二、慢性病和意外伤害已成为死亡的主要原因

老年人随着年龄的增长和机体的自然衰退，更容易受到疾病的侵袭，而慢性病本身具有病程长、治愈率低等特点，导致**慢性病在老年人群中更是呈现高发状态**。根据国家卫生健康委的调查，截至 2018 年底，我国患有一种及以上慢性病的老年人比例高达 75%[④]，按当年 60 岁及以上老年人口 2.5 亿人计算，患有慢性病的老年人口接近 1.9 亿人，不仅数量众多，而且现象普遍。《中国老年疾病临床多中心报告 2018》显示，近年来，我国老年人"慢性病共存"问题非常突出，**人均患病 4.68 种，慢性病共病比例超过 90%**。[⑤] 慢性病已成为影响"健康中国"进程的主要问题之一。

2003—2018 年，**我国居民慢性病患病率呈现逐渐递增的态势**。如图 1-2 所示，

[①] 李成福，刘鸿雁，梁颖，等.健康预期寿命国际比较及中国健康预期寿命预测研究[J].人口学刊，2018（1）：5-17.

[②] 王广州.中国老年人口健康预期寿命研究[J].社会学研究，2022（3）：160-181，229-230.

[③] 李成福，刘鸿雁，梁颖，等.健康预期寿命国际比较及中国健康预期寿命预测研究[J].人口学刊，2018（1）：5-17.

[④] 国家卫生健康委：中国人均健康预期寿命仅为 67.8 岁 [EB/OL]. (2019-07-29)[2023-02-12]. https://m.thepaper. cn/baijiahao_4033453.

[⑤] 我国人均预期寿命提高到 77.93 岁！人生最后 8 年，才最能体现差距！[EB/OL]. (2019-11-01)[2023-02-12]. https://www. 163. com/dy/article/HBN3NK2U052583KJ. html.

20 世纪末，在医疗卫生条件不断改善、预防接种普及、抗生素广泛使用及居民营养状况持续改善等因素的推动下，慢性病患病率从 1993 年的 16.98% 降至 2003 年的 12.33%。但进入 21 世纪以来，由于工业化、城市化、老龄化进程加速，慢性病患病率加速上升，从 2003 年的 12.33% 大幅提升至 2018 年的 34.29%，年均增长 1.46 个百分点。

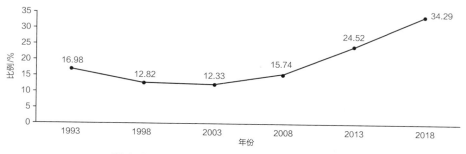

图 1-2　1993—2018 年我国居民慢性病患病率

分年龄来看，**我国居民慢性病患病率呈现年龄越大患病率越高的特点**。如图 1-3 所示，我国 65 岁及以上人群慢性病患病率已从 1993 年的 54.03% 增长至 2018 年的 62.33%，最高峰时期曾达到 64.54%。虽然近年来老年人患病率有所下降，但从整体来看，**我国依然有六成以上的老年群体深受慢性病困扰**，慢性病仍是影响我国老年人生活质量的重要因素。

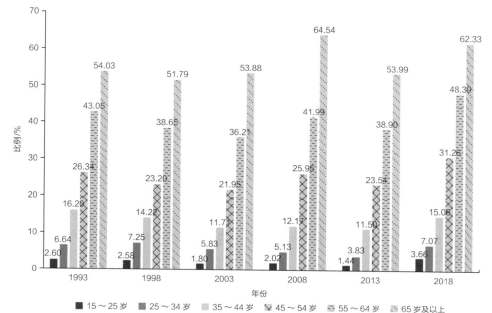

图 1-3　1993—2018 年各年龄段慢性病患病率

经济发展和医疗条件的改善，在带来人均预期寿命延长的同时，慢性病患者的生存期也随之延长，加之人口老龄化进程的加快，我国慢性病患者基数仍在进一步扩大，因慢性病死亡的比例持续增加。目前，**慢性病已成为我国居民的主要死亡原因和健康负担。**[①]2019 年，中国居民因慢性病导致的死亡人数，占总死亡人数的 88.5%[②]，**在已故老年人中的比例更是高达 91.2%**[③]，慢性病在疾病及死因谱中的位置不断上升，高达 70%～75% 的人死于心脑血管等慢性病和癌症。而且，心脑血管疾病、癌症、慢性呼吸系统疾病、糖尿病等慢性病带来的负担，占疾病总负担的 70% 以上，已经成为制约健康预期寿命提高和导致医疗费用支出增长的最主要因素。[④]

从我国各年龄段居民疾病死亡率中也可以发现（见表 1-1），2020 年，在各类老年常见病中，**我国各年龄段老年人患循环系统疾病、脑血管疾病和呼吸系统疾病等慢性病的死亡率，远超出其他类疾病，且随着年龄的增长大幅上升。**其中，循环系统疾病最为突出，对各年龄段来说，其死亡率均远超其他类数十倍，甚至百倍以上。若按照第七次全国人口普查数据，我国 60 岁及以上老年人共 2.64 亿人来估算，我国每年约有 155 万老年人死于循环系统疾病，80 万人死于脑血管疾病。从不同地区来看，除内分泌、营养和代谢疾病以外，**农村老年人患慢性病的死亡率高于城市。**

除了慢性病以外，老年人的感觉运动功能也出现衰退现象，如眼、耳、鼻、舌、身等各种感觉器官均发生了退行性变化。关节韧带老化、灵活性降低、肌肉纤维变细、弹性变差、松弛无力等因素，使老年人步态稳定性、视听觉功能、肌肉力量等发生不同程度的下降，且由于骨骼退化、平衡功能减退、运动反应变慢，导致活动能力及协同功能进一步减弱，加之患有多种慢性疾病，因而跌落、摔倒等意外伤害也在老年人中频发。

① 健康中国行动（2019—2030 年）[EB/OL]. (2019-07-15)[2023-02-13]. https://www.gov.cn/xinwen/2019-07/15/content_5409694.htm.
② 国务院新闻办公室 2020 年 12 月 23 日新闻发布会文字实录[EB/OL]. (2020-12-23)[2023-02-13]. http://www.nhc.gov.cn/xcs/s3574/202012/bc4379ddf4324e7f86f05d31cc1c4982.shtml.
③ 【长寿研究】为何老年人群易患慢性病[EB/OL]. (2018-07-09)[2023-02-13]. https://www.sohu.com/a/240236211_155841.
④ 健康中国行动（2019—2030 年）[EB/OL]. (2019-07-15)[2023-02-13]. https://www.gov.cn/xinwen/2019-07/15/content_5409694.htm.

表1-1 2020年我国老年人各年龄段老年常见疾病死亡率

单位：1/10万人

疾病类型	60岁及以上		65岁及以上		70岁及以上		75岁及以上		80岁及以上		85岁及以上	
	城市	农村	城市	农村	城市	农村	城市	农村	城市	农村	城市	农村
精神和行为障碍	1.95	1.76	3.54	3.45	6.35	7.51	15.10	15.65	38.11	18.81	118.38	117.17
其中：痴呆症	0.25	0.30	0.83	0.93	2.63	2.74	6.62	7.08	20.89	20.74	61.24	69.99
神经系统疾病	6.73	5.30	12.00	9.64	22.52	21.04	45.76	46.22	100.59	108.65	298.7	367.09
其中：帕金森病	0.98	0.81	2.49	1.83	5.79	4.46	10.35	8.03	20.96	11.26	36.10	14.21
循环系统疾病	265.79	322.52	486.33	597.67	925.9	1223.46	1795.00	2421.15	3708.39	4682.25	9460.52	10383.15
其中：冠心病	105.20	119.67	184.17	216.31	346.36	431.73	707.04	883.41	1541.24	1841.07	4531.60	4662.94
脑血管病	127.58	169.36	245.37	321.26	474.39	655.34	884.91	1260.67	1716.79	2231.89	3637.40	4164.66
其中：脑梗死	34.80	45.86	73.14	97.08	158.11	217.80	315.36	441.64	627.44	810.65	1418.58	1577.94
呼吸系统疾病	35.72	40.12	78.88	85.73	170.57	209.28	359.47	476.78	755.00	1000.24	1971.09	2356.11
其中：慢性呼吸道疾病	21.40	31.11	53.35	71.29	124.34	181.10	266.72	418.65	543.00	869.15	1296.51	1943.47
内分泌、营养和代谢疾病	28.06	26.61	48.67	43.14	78.95	80.71	142.14	134.18	237.47	191.54	534.71	384.42
其中：糖尿病	26.42	26.48	46.56	40.77	75.13	75.87	133.05	122.49	213.46	159.30	397.37	218.34
消化系统疾病	19.11	19.23	28.53	27.90	41.27	43.19	73.20	78.99	131.05	136.33	316.32	286.71
其中：肝疾病	10.94	10.47	13.19	13.40	14.7	16.03	21.6	21.40	26.56	24.77	43.49	29.59

对于老年人来说，**跌倒的危险并不亚于心脏病和中风发作**，其可能引发的髋关节骨折，被称为"人生的最后一次骨折"，死亡率高达 20%～30%，且致残率高。由摔倒导致的长期卧床，加之本身所患有的慢性疾病，使得老年人的各类并发症更加致命。因此，**跌倒已经成为我国 65 岁以上老年人因伤致死的首要原因**。[①]中国疾病监测系统显示，在我国 65 岁以上老人中，平均每 10 人就有 3～4 人发生过跌倒，其中每万人中就有 8 人因跌倒而过早死亡。

2020 年，我国 65 岁以上老年人意外跌倒的死亡率为 32/10 万人（0.032%）。分年龄来看，意外跌倒的死亡率随年龄增长而提高，**70 岁及以上老年人增速明显加快，死亡率达到 60 岁及以上老年人的近 3 倍**。且年龄越大，意外跌落占损伤和中毒总死亡率的比例越高。75 岁及以上的老年人，跌倒死亡约为损伤和中毒总死亡率的 1/3；在 80 岁及以上老年人中，该比例则提高到 1/2；对于 85 岁及以上老年人而言，跌倒死亡比例占据损伤和中毒总死亡率的 60% 以上，是主要的损伤死亡因素（见表 1-2）。

表 1-2 2020 年我国老年人各年龄段意外跌倒死亡率　　　　单位：1/10 万人

疾病	60 岁及以上		65 岁及以上		70 岁及以上		75 岁及以上		80 岁及以上		85 岁及以上	
	城市	农村	城市	农村	城市	农村	城市	农村	城市	农村	城市	农村
损伤和中毒小计	42.75	67.11	57.76	89.50	77.43	121.25	119.19	184.26	220.87	306.78	620.93	746.27
其中：意外跌落	8.98	13.48	13.76	18.38	23.38	30.60	47.93	62.70	123.75	145.77	412.59	461.33

注：损伤和中毒小计包括机动车交通事故、机动车以外的运输事故、意外中毒、意外跌落、火灾、溺水、意外机械性窒息、砸死、触电、自杀、被杀等 10 余项。

三、精神障碍和认知障碍问题日益突出

随着年龄的增长，老年人精神和体力衰弱，加上退休、丧偶、空巢、科技发展等家庭及社会环境的影响，他们的社会角色、经济地位、人际交往环境和生活方式也在发生巨大变化。如果老年人的心理难以适应，就很容易产生孤独、失落、焦虑、抑郁、易怒等消极情绪，出现频繁的焦虑感和无用感，情绪严重时可能会转化为抑郁症等精神障碍。

根据中国心理健康调查数据，2012—2015 年我国终身抑郁症患病率（一生中得过抑郁症的患者占总人口的比例）为 7.3%，12 个月抑郁症患病率（12 个月内得过抑

---

① 意外跌倒成 65 岁以上老年人"头号杀手"[EB/OL]. (2021-06-20)[2023-02-13]. https://www.sohu.com/a/473 048131_121124541.

郁症的患者占总人口的比例）为3.8%。[①]有3%的老年人在过去一年内患有重度抑郁症。[②]有学者在研究中发现，2012年中国老年人抑郁症的综合患病率为22.7%。[③]而有学者通过搜集有关中国老年人抑郁症患病率的横断面研究，并对2010—2019年中国老年人群抑郁症的患病率进行Meta分析后发现，中国老年人群抑郁症患病率提高到了25.55%。[④]而截至2020年1月，住在养老院的老年人的抑郁症患病率更是高达36.8%[⑤]，且大致呈现出女性患病率高于男性，北方患病率高于南方，农村患病率高于城市，文盲患病率高于受教育者，离婚、丧偶或未婚患病率高于已婚者的异质性特征。这意味着，**中国有20%～40%的老年人患过抑郁症或存在高抑郁风险，而对于女性、北方、农村、文盲、离婚、丧偶或未婚的老年群体来说，这一比例还会更高。**

这种精神障碍除表现为抑郁症外，还可能与其他躯体疾病产生交织，加重疾病带来的伤害。有些老年抑郁症患者可能出现认知功能不可逆的减退，产生认知障碍，其主要表现为记忆力、判断力下降，日常生活能力受损，并逐渐恶化，这不仅会严重损害老年患者的生活质量和社会功能，同时也增加了社会的照料负担。

2009年，我国65岁及以上老年人的轻度认知障碍患病率为20.8%，痴呆症患病率为5.1%，阿尔茨海默病患病率为3.2%，血管性痴呆症患病率为1.5%。[⑥]2013年，我国65岁及以上老年人的痴呆症患病率提高至5.56%。2015—2018年，我国60岁及以上老年人的轻度认知障碍患病率约为15.50%；痴呆症患病率约为6.04%，其中，阿尔茨海默病患病率为3.94%，血管性痴呆症患病率为1.57%，其他痴呆症患病率为0.53%。[⑦]截至2022年底，在我国2.8亿老年人口中，有4340万人患有轻度认知障碍，1680万人患有老年痴呆症，1092万人患有阿尔茨海默病，448万人患有血管性痴呆症，140万人患有其他痴呆症。这说明，**随着老龄化的加速和平均预期寿命的延长，我国老年人认知障碍的患病率一直维持在较高水平，且呈现逐渐上升的趋势。**

---

① Lu J, Xu X, Huang Y, et al. Prevalence of depressive disorders and treatment in China: A cross-sectional epidemiological study[J]. Lancet Psychiatry, 2021(8): 981–990.

② Huang Y, Wang Y, Wang H, et al. Prevalence of mental disorders in China: A cross-sectional epidemiological study[J]. Lancet Psychiatry 2019(6): 211–224.

③ Zhang L, Xu Y, Nie H, et al. The prevalence of depressive symptoms among the older in China: A meta-analysis[J]. International Journal of Geriatric Psychiatry, 2012(27): 900–906.

④ 荣健，戈艳红，孟娜娜，等. 2010—2019年中国老年人抑郁症患病率的Meta分析[J]. 中国循证医学杂志，2020（1）：26-31.

⑤ Tang T, Jiang J L, Tang X F. Prevalence of depression among older adults living in care homes in China: A systematic review and meta-analysis[J]. International Journal of Nursing Studies, 2021(125): 104-144.

⑥ Jian J P, Wang F, Wei C B, et al. The prevalence of dementia in urban and rural areas of China[J]. Alzheimer's & Dementia: The Journal of the Alzheimer's Association, 2014, 10(1): 1-9.

⑦ 我国认知障碍疾病患者已超六千万，照护环境与服务如何落地？ [EB/OL]. (2024-09-06)[2025-01-06]. https://m.baidu.com/bh/m/detail/ar_9331882852243509749.

四、失能率有所下降，但失能群体总量增加

由于老年人普遍深受慢性病困扰，加之衰老带来的肌肉流失、功能退化、抵抗能力降低，随着年龄的增长，在病情突然恶化、意外跌倒或生活方式长期不正确的情况下，很可能导致失能（丧失生活自理能力）状况的出现。

按照目前国际上对**失能程度评判的通行标准**，生活自理能力可分为吃饭、穿衣、上下床、上厕所、室内走动、洗澡共六项指标，其中 1～2 项"做不了"被定义为"轻度失能"，3～4 项"做不了"被定义为"中度失能"，5～6 项"做不了"被定义为"重度失能"。除此之外，很多量表都可以用于评估老年人的失能程度，总体上主要关注两方面的活动能力：一是基本日常生活活动能力（ADL），基本日常生活活动是指个体为了满足日常生活的需要每天所进行的必要活动；二是工具性日常生活活动能力（IADL），工具性日常生活活动是指个体维持个人自理、健康并获得社会支持以及实现社会属性的活动。

中国健康与营养调查（CHNS）以东部省份为样本进行了纵向研究，结果显示，我国 60 岁及以上老年人与 IADL 和 ADL 相关的伤残率分别从 1997 年 IADL38.9%、ADL13.2%，下降到 2006 年 IADL 26.6%、ADL9.9%。[1]也有研究团队采用 2011 年、2013 年、2015 年、2018 年和 2020 年开展的中国健康与养老追踪调查（CHARLS）数据，评估中国老年人群的身体失能情况。与国际上评判失能程度的通行标准不同，该研究将基本日常生活活动存在任何一项失能，定义为一级失能；将基本日常生活活动能力受限，且工具性日常生活活动需要帮助，定义为二级失能；将基本日常生活活动和工具性日常生活活动都存在困难，定义为三级失能。研究结果发现，2011—2020 年的 10 年间，随着中国老年群体数量及占比的逐渐提高，老年人失能比例稳步下降：一级失能率从 2011 年的 11.7% 下降至 2020 年的 8.1%，二级失能率从 2011 年的 20.3% 下降至 2020 年的 14.3%，三级失能率从 2011 年的 24.5% 下降至 2020 年的 17.8%。[2]虽然失能率在下降，但随着老年人口规模的增加，**我国失能老年群体总量依然庞大**，2021—2023 年，全国 60 岁以上失能人数达 4654 万人。[3]

---

[1]　Liang Y, Song A, Du S, et al. Trends in disability in activities of daily living among Chinese older adults, 1997–2006: The China health and nutrition survey[J]. Journal of Gerontology Series A-biological Sciences and Medical, 2015(70): 739–745; LiangY, Welmer A K, Möller J, et al. Trends in disability of instrumental activities of daily living among older Chinese adults, 1997–2006: Population based study[J]. BMJ Open, 2017(7): e016996.

[2]　Gong J, Wang G, Wang Y, et al. Nowcasting and forecasting the care needs of the older adults in China: Estimates from the China health and retirement longitudinal study (CHARLS)[J]. Lancet Public Health, 2022 (preprint).

[3]　老年健康报告：全国失能老人超四千万，农村失能率远高于城市 [EB/OL]. (2024-04-08)[2025-01-06]. https://www.163.com/dy/article/IV96K8AT05129QAF.html.

未来，随着教育水平的大幅提升、居住环境的持续改善以及医疗可及性的不断提高，中国老年人失能率可能还会继续降低。但是，**伴随着老龄化程度的进一步加深，老年人群总体数量以每年新增 2000 万人的速度迅速增加，可能不仅将抵消失能率的下降趋势，还会导致老年人群护理需求的持续增加**。有研究从 2020 年的失能率出发，基于回归模型预测得出，虽然 2030 年一级失能率将下降至 8.04%，二级和三级失能率将分别下降至 13.28% 和 16.05%，但由于老年人口的快速增长，仍然将导致 2030 年有更多的失能老年人口：一级失能人口总数约为 2971 万人，二级失能人口总数约为 4907 万人，三级失能人口总数约为 5932 万人[①]，相比 2020 年，分别增加 910 万人、1274 万人和 1402 万人，家庭和社会照护负担将进一步加重。

第二节 老年健康服务供给现状

在人口快速老龄化的当下，建立与此相适应的老年健康服务模式，是健康中国建设的关键。近年来，我国积极回应老年人的健康服务需要，着力打造更加便捷、更高质量的老年健康服务体系，老年健康政策体系进一步健全，老年健康服务供给持续强化，老年健康宣传教育广泛开展。但面对日益严峻的老龄化形势，我国老年健康服务供给压力仍然很大。

一、设置基本公共卫生服务项目，总体发展态势良好

2009 年，我国政府就开始针对城乡居民存在的主要健康问题，以儿童、孕产妇、老年人、慢性疾病患者为重点人群，面向全体居民提供包括免费的预防接种、健康教育、慢性病管理等在内的基本公共卫生服务项目。这是中国政府主导的一项重要惠民工程，也是迈向全民健康的中国实践。由基层医疗卫生机构提供的健康管理、慢性病管理、家庭医生和健康教育等公共卫生服务项目，不仅是提高老年人自身健康意识、改变不良生活方式、树立自我健康管理观念的有效手段，也是降低社会整体疾病负担、提高人均健康预期寿命、实现健康老龄化的重要措施。

1. 提高老年人的健康管理率

开展健康管理服务，能有效预防疾病的发生，并能早期发现疾病、早期开展治疗，从而减少重症和并发症的发生，降低致残率和病死率。因此，接受健康管理的人数和覆盖率，是老年健康管理服务工作的有效体现。

---

① Gong J, Wang G, Wang Y, et al. Nowcasting and forecasting the care needs of the older adults in China: Estimates from the China health and retirement longitudinal study (CHARLS)[J]. Lancet Public Health, 2022 (preprint).

2021 年，老年人基本公共卫生服务项目中，将原"老年人健康管理率"指标变更为"65 岁及以上老年人城乡社区规范健康管理服务率"；将原本统计中的"年内接受健康管理的人数"进一步细分为"在基层医疗卫生机构接受健康管理的 65 岁及以上常住居民数"。据 2021 年度国家老龄事业发展公报数据，截至 2021 年底，在全国城乡社区获得健康管理服务的 65 周岁及以上老年人，达到 11941.2 万人。以此数据估算，**全国 65 岁及以上老年人健康管理服务率为 59.5%**，距离"到 2025 年，65 岁及以上老年人城乡社区规范健康管理服务率达到 65% 以上"的"十四五"目标，差距已经不大。

2. 提升老年人的中医药健康管理率

从 2013 年起，中医药健康管理作为单独一类，被列入国家基本公共卫生服务项目范围。近年来，我国老年人中医药健康管理，因得天独厚的中医药健康养生基础而迅速发展，中医药健康管理能力不断增强。截至 2020 年底，全国 65 岁以上老年人中医药健康管理人群覆盖率已达到 68.42%。[①]从 2022 年起，我国将开展为期三年的老年人中医药健康促进专项活动，旨在将中医治未病理念融入健康促进全过程、重大疾病防治全过程、疾病诊疗全过程，以确保 2025 年达到老年人中医药健康管理人群覆盖率 75% 以上的目标。

3. 提高老年人的家庭医生签约率

家庭医生签约服务是老年人健康管理中的重要一环。家庭医生制度通过整合医疗资源，能有效提高老年人医疗服务的可及性和精准性，保障老年人健康，加快推动"以治病为中心"向"以健康为中心"转变。截至 2020 年底，我国重点人群的家庭医生签约率，从 2015 年的 28.33% 提高到了 2020 年的 75.46%。[②]2022 年 3 月，国家卫生健康委、财政部等六部门联合印发的《关于推进家庭医生签约服务高质量发展的指导意见》中，再次明确提出，应为老年人等特殊成员优先签约、优先服务，全国各地要在确保服务质量和签约居民获得感、满意度的前提下，循序渐进积极扩大签约服务覆盖率，在现有水平基础上，全人群和重点人群签约服务覆盖率每年提升 1～3 个百分点。结合现有水平和发展目标，我国重点人群签约覆盖率达到"2025 年 80% 以上[③]、2035 年超过 85%、满意度 85% 左右[④]"的预期目标，总体压力不大。

---

① 对十三届全国人大五次会议第 4838 号建议的答复[EB/OL]. (2022-12-28)[2023-02-20]. http://www.natcm.gov.cn/bangongshi/gongzuodongtai/2022-12-28/28640.html.

② 国家卫生健康委：截至 2020 年底重点人群家庭医生签约率增至 75.46%[EB/OL]. (2021-07-23)[2023-02-20]. https://www.163.com/dy/article/GFJGOTRM0519C6T9.html.

③ 关于全面加强老年健康服务工作的通知[EB/OL]. (2021-12-31)[2023-02-20]. https://www.gov.cn/zhengce/zhengceku/2022/01/18/content_5669095.htm.

④ 关于推进家庭医生签约服务高质量发展的指导意见[EB/OL]. (2022-03-03)[2023-02-20]. https://www.gov.cn/gongbao/content/2022/content_5699934.htm.

二、积极开展健康教育，但老年人的健康素养仍较低

健康素养是指个人获取和理解基本健康信息和服务，并运用这些信息作出正确决策，以维护和促进自身健康的能力。老年人健康素养不足，在包括中国在内的中低收入国家，已构成了重大的公共卫生问题。因此，世界卫生组织已将提高健康素养作为提高社会健康水平的一项重要战略和优先事项。[①]

《中国公民健康素养——基本知识与技能（2015 年版）》中，将健康素养进一步划分为基本知识和理念、健康生活方式与行为和基本技能三个方面，以及科学健康观、传染病防治、慢性病防治、安全与急救、基本医疗和健康信息六类问题。[②] 由此可见，健康素养不仅是个体健康的重要决定因素，也是人群健康状况的一项较强的前期预测指标。

早在 2016 年 10 月，中共中央、国务院发布的《"健康中国 2030"规划纲要》中就将提高全民健康素养作为重点，并在《健康中国行动（2019—2030 年）》中明确提出，至 2022 年和 2030 年，我国居民健康素养水平须分别达到 22% 和 30%。针对老年人群，2017 年 3 月，国家卫生计生委等 13 部门印发的《"十三五"健康老龄化规划》中提出，要推进老年健康促进与教育工作，提升老年人健康素养。同年 11 月发布的《"十三五"健康老龄化规划重点任务分工》中明确，**到 2020 年，老年人健康素养水平要达到 10% 或以上**。

虽然，健康素养水平的高低与性别、受教育程度、职业及家庭常住人口等因素密切相关，但开展健康教育，依然是让老年人掌握健康知识，提高老年人总体健康素养水平，从而使老年人获得更长的健康预期寿命和更高生活质量的重要措施和有效手段。

自 2014 年国家卫生计生委印发老年健康核心信息以来，我国一直注重老年群体的健康教育，营造关心老年健康的社会氛围。在《"十三五"国家老龄事业发展和养老体系建设规划》中，更是将健康教育、提升健康素养水平，以增强老年人自我保健意识和能力，摆在健康支撑体系的突出位置；在《健康中国行动（2019—2030 年）》中，也明确提出要把提升健康素养作为增进全民健康的前提，聚焦重点人群，根据不同人群特点有针对性地加强健康教育与促进，建立健全健康教育体系。近年来，我国各地除了以医院、新媒体等为主体，开展各种形式的健康科普以外，2020 年至今，国家卫生健康委也已连续三年在全国组织开展老年健康宣传周活动，组织制作了大量老年健

① Kurtz-Rossi S, Schwartz F, Alemayehu G, Chang P, Rubin D. Building health literacy coalitions and NGOs[J]. Studies in Health Technology and Informatics, 2020(269): 258-263.

② 胡秀静，徐越，姚丁铭，等. 老年人健康素养与促进策略研究 [J]. 预防医学，2022（4）：361-365，370.

康教育系列科普视频，包括老年人营养膳食、认识老年综合征、痴呆症老人的识别与照护、老年人心理健康、家庭适老化改造、老年人传染病预防、老年人艾滋病预防、老年人安全用药、失能老人的家庭照护、公众生命教育、中医药和老年健康、数字技术应用与老年健康等 12 个系列，供各地宣传使用及广大老年朋友和家人学习观看。

在政府、社会、个人的协同推进下，2021 年，我国居民健康素养水平达到 25.40%，比 2020 年提升 2.25 个百分点，已提前达到 2022 年 22.00% 的既定目标。其中，城市居民健康素养水平为 30.70%，农村居民为 22.02%，较 2020 年分别增长 2.62 个和 1.00 个百分点。但分年龄来看，老年人的健康素养水平虽有所提高，总体却仍然很低。2008 年我国首次居民健康素养调查结果显示，居民健康素养水平为 6.48%，且随年龄增长呈明显下降趋势，其中，55 ～ 64 岁人群健康素养水平为 4.69%，65 ～ 69 岁人群仅为 3.81%。[1]2012—2017 年，中国居民健康素养监测结果显示，我国 60 ～ 69 岁老年人健康素养水平分别为 6.10%、6.06%、5.31%、5.87%、6.50% 和 7.74%，呈波动性缓慢提升趋势，且城乡及不同区域之间存在较大差距，具有城市高于农村、东部地区高于中西部地区、男性高于女性的明显特征，具体如表 1-3 所示。[2]2020 年，国家卫生健康委发布的数据显示，**65 ～ 69 岁居民健康素养水平仅为 8.49%**[3]，离 10.00% 的既定目标还有一定差距，且在各年龄人群中仍为最低。

表 1-3　2012—2017 年我国 60 ～ 69 岁老年人健康素养水平　　　　单位：%

年份		2012	2013	2014	2015	2016	2017
总体水平		6.10	6.06	5.31	5.87	6.50	7.74
城乡	城市	8.21	9.40	8.48	9.49	9.75	10.96
	农村	4.37	3.52	2.97	3.14	3.41	4.46
地区	东部	7.52	7.88	7.11	8.44	8.87	10.31
	中部	6.25	4.33	3.87	3.71	4.89	5.56
	西部	4.30	5.01	4.21	4.10	4.67	6.42
性别	男性	6.14	6.11	5.33	5.87	6.54	8.84
	女性	6.05	6.00	5.29	5.87	6.46	6.61

三、基层医疗卫生机构发展缓慢，服务利用率趋降

基层医疗卫生机构是卫生健康服务体系的网底。中国老年人口基数大、老龄化速

---

① 王萍，毛群安，陶茂萱，等. 2008 年中国居民健康素养现状调查[J]. 中国健康教育，2010（4）：243-246.

② 石名菲，李英华，刘莹钰，等. 2012—2017 年 60 ～ 69 岁老年人健康素养水平及其影响因素分析[J]. 中国健康教育，2019（11）：963-966，988.

③ 2020 年全国居民健康素养水平升至 23.15%[EB/OL]. (2021-04-01)[2023-03-05]. https://www.gov.cn/xinwen/2021-04/01/content_5597287.htm.

度快，且老年人慢性病患病率高、远距离移动困难，其健康保障更需依托家门口的基层医疗卫生机构。因此，基层医疗卫生机构的建设，对于做好老年人健康管理和疾病预防的关口前移、提高老年医疗服务的可及性，具有重要的基础作用。

目前，尽管我国在各个社区和乡镇都用政府资金**建立了基层医疗卫生机构，但这些机构的资源却没能得到充分利用。**由于我国医疗资源配置往往偏向高等级医院，高等级医院不仅设备设施更好、医疗技术更先进，而且医生工资更高、晋升机会更多。导致在近几年的高等级医院扩张过程中，对医疗资源、医生和患者都产生了巨大的虹吸作用，使得基层医疗卫生机构既无法吸引优质医生，也无法吸引老年人就医。有研究显示，我国仅有四成老年人生病时愿意去基层医疗卫生机构就诊①，老年人对于基层医疗卫生机构的信任感低、前往就医的意愿不强。在这种背景下，医院②承接了一大批本可以由基层医疗卫生机构提供的医疗服务。

1. 基层医疗卫生机构的软硬件建设还未得到老年人的信任

根据有关学者的调研，基层医疗卫生机构的服务让老年人感到最满意的三项，分别是距离近、医务人员态度好以及费用较低。③虽然，在"经济性"和"便捷性"方面，基层医疗卫生机构对于老年人来说具有吸引力，但缺乏高质量的基础设施、医疗设备和技术精湛的医务人员，依旧是影响老年人基层就医倾向的主要原因之一。

在床位数方面，2016—2021 年，我国医疗卫生机构床位数总体上涨，由 741.05 万张增至 945.01 万张，增长 27.52%，年均增速 4.90%。但无论是总体数量还是增长幅度，基层医疗卫生机构与医院均存在较大差距。在总体数量上，医院的床位数量是基层医疗卫生机构的 4 倍左右，且差距由 2016 年的 424.70 万张逐年拉大到 2021 年的 571.44 万张；从变化来看，相较于 2016 年，2021 年我国医院床位数增长 30.33%，年均增速 5.40%，而基层医疗卫生机构床位数仅增长 17.89%，年均增速 3.00%，增幅明显落后。不仅总体数量与变化差距较大，从逐年增长情况来看，2017—2021 年，与医疗卫生机构床位总数相比，基层医疗卫生机构床位数增幅明显较低，而医院床位数增速不仅最高，且连年领先。具体见图 1-4。

---

① 和红，闫辰聿. 社区居家养老意愿下居住方式和子女支持对老年人基层卫生服务需求的影响 [J]. 中国卫生政策研究，2021（3）：64-72.
② 医院包括综合性医院、中医医院和专科医院；基层卫生医疗机构包括社区卫生服务中心和乡镇卫生院。
③ 林淑周，魏梅霜. 健康老龄化视角下提高基层医疗机构服务能力探讨 [J]. 福州党校报，2013（4）：28-32.

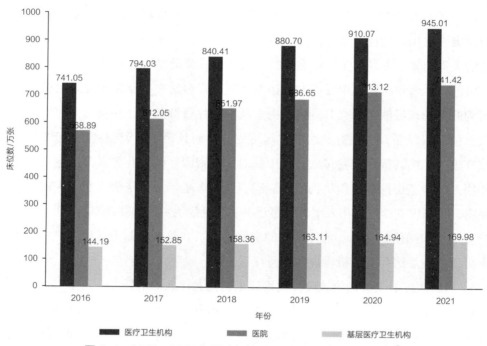

图 1-4 2016—2021 年医院与基层医疗卫生机构床位数变化^①

从床位数占比变化来看，医疗卫生机构床位数的七成以上均是医院床位，且比重逐年小幅增长，而基层医疗卫生机构床位数尽管绝对数量逐年增加，但占医疗卫生机构床位总数的比例却逐年降低，从 2016 年的 19.46% 下降至 2021 年的 17.99%。综合总体数量及增幅来看，基层医疗卫生机构与医院的床位数分配不均，基础设施落后，容易导致基层医疗服务需求的流失。具体见图 1-5。

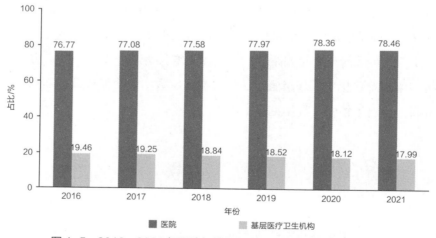

图 1-5 2016—2021 年医院与基层医疗卫生机构床位数占比变化

---

① 本节图表数据除注明外，均来源于《中国卫生健康统计年鉴》。

从设施设备的配备情况来看，2016—2021 年，医院和基层医疗卫生机构的设备数与建筑面积均有所增加（见表 1-4）。其中，基层医疗卫生机构万元以上医疗设备台数和总价值的增长率分别达到 89.23% 和 92.61%，高于医院设备数增长水平。但值得注意的是，虽然基层医疗卫生机构与医院的设施设备数均在逐年增长，基层医疗卫生机构的增速甚至超过医院，但是两者之间的差距却还在继续扩大。并且从万元以上医疗设备总价值和台数的增长率对比来看，总价值增速明显快于设备台数增速。与基层医疗卫生机构相比，医院的医疗设备单价越来越高，这虽然与医院不同于基层医疗卫生机构的定位有关，但医院更高价值设备的投入，使其医疗诊断的先进度、精确度进一步提高，从而使得老年人更愿意到医院而不是基层医疗卫生机构就医。

表 1-4　2016—2021 年医院与基层医疗机构设施设备变化

年份	万元以上医疗设备台数 / 万台			万元以上医疗设备总价值 / 亿元			建筑面积 / 百万平方米		
	医院	基层医疗卫生机构	两者差距	医院	基层医疗卫生机构	两者差距	医院	基层医疗卫生机构	两者差距
2016	460.14	64.03	396.11	8163.55	589.79	7573.76	420.14	205.55	214.59
2017	510.52	71.95	438.57	9390.53	934.26	8456.27	457.30	213.04	244.26
2018	570.58	79.22	491.36	10663.41	914.43	9748.98	485.66	219.21	266.44
2019	641.00	88.88	552.12	11950.31	1323.46	10626.85	517.64	227.90	289.74
2020	709.19	102.40	606.80	13192.37	976.02	12216.35	552.79	239.74	313.05
2021	800.40	121.17	679.23	14927.99	1136.00	13791.99	—	—	337.55
增长率	73.95%	89.24%	71.48%	82.86%	92.61%	82.10%	31.57%	16.63%	57.30%

在医疗人员配置方面，2021 年，我国卫生技术人员[①]共 1124.42 万人，较上年增长 5.00%。其中，医院和基层医疗卫生机构分别有卫生技术人员 711.55 万人和 330.16 万人，占比分别为 63.28% 和 29.00%。从变化来看，2016—2021 年，医院和基层医疗卫生机构的卫生技术人员均存在不同程度的增加。就增速来说，基层医疗卫生机构略高于医院，但由于基数不同，**卫生技术人员的数量差距却逐年扩大**，差距由 2016 年的 307.07 万人增至 2021 年的 381.39 万人。具体见图 1-6。

虽然，医院和基层医疗卫生机构卫生技术人员总量均呈增长趋势，但就医疗专业人员的学历水平而言，以社区卫生服务中心为例，2020 年之前，其本科及以上学历的卫生技术人员占比均低于全国平均水平，与医院相比差距则更加明显。近两年，社区卫生服务中心卫生技术人员的学历有所提升，但本科及以上学历的卫生技术人员比例仅维持在 44% 左右，与全国平均水平持平；若按研究生学历进行比较，社区卫生服

---

① 卫生技术人员包括执业（助理）医师、执业医师、注册护士、药师、检验技师、影像师、见习医（药、护、技）师等卫生专业人员，不包括从事管理工作的卫生技术人员（如院长、副院长、党委书记等）。

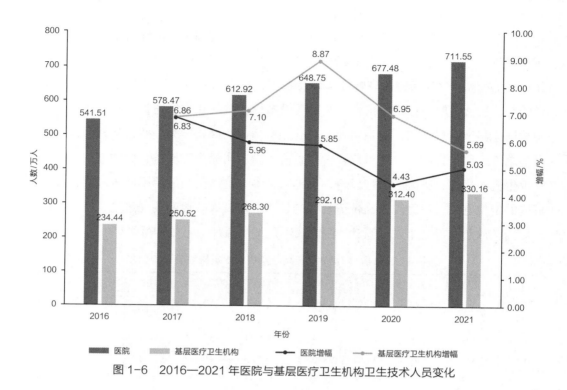

图 1-6　2016—2021 年医院与基层医疗卫生机构卫生技术人员变化

务中心的高学历人才占比远低于全国和医院的平均水平，且差距不断扩大。具体见图 1-7。

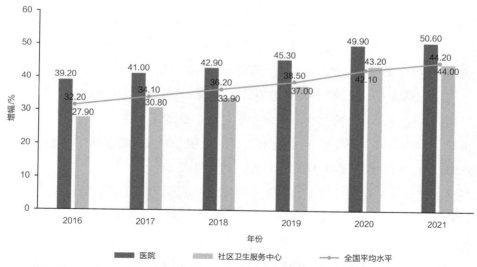

图 1-7　2016—2021 年医院与社区卫生服务中心本科及以上学历卫生技术人员占比

就卫生技术人员的专业职称而言，相比于医院和全国平均水平，社区卫生服务中心拥有高级职称的卫生技术人员占比较低，与医院存在 5% 左右的差距。也就是说，基层医疗卫生机构对于高学历专业人员来说，吸引力不足，高端医务人才较为缺乏。具体见图 1-8。

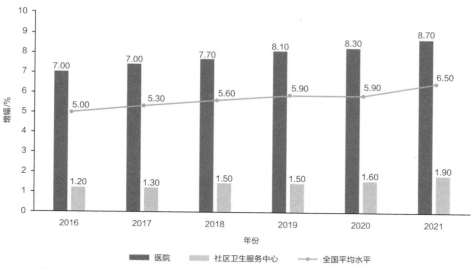

图 1-8　2016—2021 年医院与社区卫生服务中心高级职称的卫生技术人员占比

2. 门急诊人次近年更多地流向了医院

《中华人民共和国基本医疗卫生与健康促进法》明确提出："基层医疗卫生机构主要提供预防、保健、健康教育、疾病管理，为居民建立健康档案，常见病、多发病的诊疗以及部分疾病的康复、护理，接收医院转诊患者，向医院转诊超出自身服务能力的患者等基本医疗卫生服务。"但由于投入不足、激励机制不完善等原因，目前基层医疗卫生技术人员的工作理念依旧是"重基本医疗，轻公共服务"，习惯将更多的资源投入到医疗服务上，服务方式与医院相比并无特色，无法满足老年人的多元医疗保障需求。①而且，由于我国"双向转诊"制度还处于摸索阶段，上下级医疗卫生机构连接不紧密，没有形成统一、规范的合作方式②，因此，基于医生、技术、环境、就医效率等方面的考虑，老年患者仍会优先选择医院的服务。

从近年来医疗卫生机构的诊疗数据中也可以看出，在就诊总量上，基层医疗卫生机构的诊疗人次和门急诊人次均高于医院，这和"77.47% 的中老年人选择到基层医疗卫生机构首诊"③的研究结论一致。但从变化趋势来看，无论是诊疗人次还是门急诊人次，医院与基层医疗卫生机构均呈反方向变化，医院服务人次增加，基层医疗卫生

① 林淑周，魏梅霜.健康老龄化视角下提高基层医疗机构服务能力探讨[J].福州党校报，2013（4）：28-32.
② 李佳林，申思哲，龙达.双向转诊模式及运行机制的探讨[J].中国中医药现代远程教育，2022（22）：186-187.
③ 王述寒，田庆丰，刘贝贝，等.分级诊疗视角下中老年人基层首诊影响因素分析[J].中国医疗保险，2022（7）：62-67.

机构服务人次则逐年下降，一部分本应由基层医疗卫生机构承担的诊疗任务被医院分担，导致两者之间的差距在不断缩小（见表1-5）。其中，门急诊服务变化最为明显，医院的服务人次增长18.30%，而基层医疗卫生机构服务人次则减少4.54%，两者之间的差距由2016年的9.22亿人次缩减至2021年的1.50亿人次，差距缩小83.73%。这说明，基层医疗卫生机构本应该承担的"首诊服务"有逐渐向大医院转移的趋势。

表1-5　2016—2021年医院与基层医疗机构诊疗人次变化

年份	诊疗人次／亿人次			门急诊人次／亿人次		
	医院	基层医疗卫生机构	两者差距	医院	基层医疗卫生机构	两者差距
2016	—	—	—	31.97	41.19	9.22
2017	34.39	44.29	9.90	33.63	41.80	8.17
2018	35.77	44.06	8.29	34.95	41.68	6.72
2019	38.42	45.31	6.88	37.53	42.86	5.33
2020	33.23	41.16	7.93	32.32	38.80	6.48
2021	38.84	42.50	3.66	37.82	39.32	1.50
增长率	12.94%	−4.04%	−63.03%	18.30%	−4.54%	−83.73%

3. 基层医疗卫生机构病床利用率低

病床利用率是指在某一段时间内使用的病床占开放的病床的比例，主要用于对病床利用状态的考查，是衡量医疗服务效率的一类指标，通常以85%～93%为最佳状态，若该指标较低，表明该时间内医院的病床较为空闲，利用不充分。[1]2016—2021年，我国基层医疗卫生机构的病床利用率都没有超过60.00%，且呈现出整体下降的趋势，近两年维持在50.00%左右。**这意味着，基层医疗卫生机构有一半的床位没有被使用。**与医院对比来看，2016—2021年医院的病床利用率在80.00%左右。其中，三级医院病床利用率一直在85.00%以上，2016年甚至达到98.60%，超过基层医疗卫生机构30%～40%。虽近年来受新冠疫情影响都有下降趋势，但相比之下，基层医疗卫生机构的下降幅度更大，两者差距由2016年的25.60%进一步扩大至2019年的27.25%和2021年的27.22%。具体如表1-6所示。

表1-6　2016—2021年医院与基层医疗卫生机构病床利用率变化　　　单位：%

年份	病床利用率		
	医院	基层医疗卫生机构	两者差距
2016	85.30	59.70	25.60
2017	85.00	60.30	24.70
2018	84.20	58.40	25.80

① 朱红超. 2011年病区床位使用情况分析[J]. 中国保健营养，2013（6）：1490-1491.

年份	病床利用率		
	医院	基层医疗卫生机构	两者差距
2019	83.55	56.30	27.25
2020	72.30	49.21	23.09
2021	74.60	47.38	27.22
变化情况	−10.70	−12.32	1.62

四、推进老年专科设置和人才培养，但缺口仍然较大

为改善老年人的就医体验，构建优质的老年医疗卫生服务体系，提升医疗卫生机构老年健康服务能力，2019年，国家卫生健康委会同多部门联合印发《关于建立完善老年健康服务体系的指导意见》，要求完善老年医疗资源布局，加大老年医院建设力度，有条件的二级及以上综合性医院要开设老年医学科，收治患老年综合征、共病以及其他急、慢性疾病的老年患者。同时在《老年医学科建设与管理指南》中，对老年医学诊疗的运营资质、收治范围、人员配备等方面提出了明确要求，以保证医疗质量和安全。随后，《中共中央、国务院关于加强新时代老龄工作的意见》中，对2025年我国二级及以上综合性医院设置老年医学科的比例提出了不低于60%的明确要求。

从我国老年医学科相关机构建设发展情况来看，2019年以来，我国设有老年医学科的二级及以上综合性医院连年增长。从2019年的2175个上涨至2021年的4685个，提升率为115.0%；设有临终关怀（安宁疗护）科的医疗卫生机构数量也显著提高，2018年仅有276个，2021年已经发展到1027个，数量增长3倍以上（见表1-7）；两证齐全的医养结合机构数量，由2019年的4795个增加到2021年的6492个，增长35.3%。

表1-7　我国老年医学相关机构建设发展情况[①]　　　　　　　　单位：个

年份	国家老年疾病临床医学研究中心	设有老年医学科的二级及以上综合性医院	老年友善医疗机构的综合性医院	设有临终关怀（安宁疗护）科的医疗卫生机构
2018	6	—	—	276
2019	6	2175	—	354
2020	6	2642	—	510
2021	6	4685	5290	1027

近年来我国老年医学科发展速度较快，但作为和婴幼儿、孕妇一样的特殊人群，老年医学科建设与儿科、妇产科比较来看，起步较晚，显得先天不足。据2021年我国卫生健康事业发展统计公报数据，从设有老年医学科的二级及以上综合性医院数量来

---

① 数据来源：2018—2021年我国卫生健康事业发展统计公报。

看，2021 年末，我国二级及以上综合性医院共 14123 个，但设有老年医学科的综合性医院仅有 4685 个，占比只有 33%。虽然目前有部分省份设有老年医学科的综合性医院占比已达到了国家卫生健康委提出的不低于 60% 的目标，在有些发达省份中，二级以上医疗机构开设老年医学科的比例达到了 75% 甚至 85%，如老龄化严重的上海市，该比例在 2018 年就已经达到 89%[①]，但全国开设老年医学科的综合性医院的平均占比与《关于建立完善老年健康服务体系的指导意见》中"到 2022 年，二级及以上综合性医院设立老年医学科的比例达到 50% 以上；到 2025 年，二级及以上综合性医院设立老年医学科的比例达到 60% 以上"的要求还有不小差距。若以每个老年医学科平均拥有床位数 40 张估算[②]，我国老年医学科拥有床位数仅有 19 万张左右，还远远不能满足我国 2.67 亿老年人生病之后，集中在老年医学科治疗的现实需求。从老年友善医疗机构的综合性医院数量来看，在 2021 年全国 20307 家综合性医院中，老年友善型医疗机构也仅占比 26%，与 2025 年达到 85% 的要求，还有很大的差距。而设有临终关怀（安宁疗护）科的医疗卫生机构占比还不到 0.1%。随着老龄化程度的不断加深，老年人的就诊需求还在不断增加，持续推进综合性医院老年医学科的建设与发展势在必行。

老年医学科的建设离不开老年医学人才。在老年医学人才培养上，目前，我国老年医学专业已经涵盖了硕士、博士学位教育以及博士后和住院医师规范化培训等各个阶段。以浙江省为例，浙江大学、浙江中医药大学、温州医科大学等高校，均为老年医学硕士学位授予单位，2020 年至今，每年均录取老年医学专业研究生 2 ～ 7 名；而北京市除了高校教育以外，北京医院老年医学研究所自 1987 年开始，以挂靠中国协和医科大学的形式开始招收硕士研究生，2020 年至今，每年招收硕士研究生 20 名，且将研究方向细分为内分泌代谢性疾病、代谢性疾病发病机制、衰老与肿瘤、心力衰竭、老年心血管疾病、衰弱等 20 余类，每个研究方向均由相应导师进行一对一带教。像浙江省、北京市这样将老年医学专业教育融入高校及研究所的学位教育中，有利于学生掌握老年医学学科的坚实理论和系统的专业知识。但值得注意的是，我国 222 所医学院校中，只有 59 所建立了老年医学专业，并且由于专业师资不足，大多数医学院校存在课程设置缺陷，仅将老年医学作为选修课，从而导致医学生缺乏基本的老年医学专业知识，毕业后非常愿意从事老年医学的学生比例低于 15%。[③]

在医师培训方面，出于现实需求，中华医学会老年医学专业分会在 2015 年启动了

① 不到 10 年，她把"老年医学科"打造成上海前三，怎么做到的？[EB/OL]. (2022-01-07)[2023-03-20]. https://zhuanlan.zhihu.com/p/458406384.

② 按照医疗机构基本标准中二级综合性医院的床位数上限（499 张）和科室（12 大类）设置估算得出。

③ 唐超."银发浪潮"呼唤老年医学前行[J]. 中国医院院长，2021（14）：32-40.

老年医学专科医师培训试点工作。2018 年，国家卫生健康委委托中国医师协会制定了培训内容与标准，明确培训细则，在《专科医师规范化培训内容与标准（2019 年版）》中，设置了内科老年医学、全科老年医学、老年精神病学、神经康复医学、临终关怀与姑息医学以及睡眠医学等专科。目前，全国共遴选老年医学专科培训基地 46 个。但在老年医学专科培训过程中，面临严重的生源不足问题，累计招收培训老年医学专科医师仅 300 余人。[①]这与"十四五"规划中提到的"到 2025 年，培训老年医学科医师不低于 2 万人"的目标相去甚远。此外，在老年护理方面，国家卫生健康委连续印发《关于加强老年护理服务工作的通知》《老年护理实践指南（试行）》《老年护理专业护士培训大纲（试行）》等文件，指导各地进一步加强老年护理专业护士培训，但实际参加培训的人员很少。据 2021 年度国家老龄事业发展公报数据，2021 年，我国培训各省区市和新疆生产建设兵团的老年医学科及医养结合机构医护人员仅 3291 名。

我国综合性医院老年医学科设置数量不足，与我国老年医学人才培养跟不上密不可分。虽然近年来我国已加大老年医学方面的人才培养力度，老年专科医护队伍正逐步壮大，但是相对于我国现有的 2.67 亿老年人口数量和近年来每年近 2000 万老年人口增量来说，老年医学人才建设现状与实际的需求之间还有巨大差距。

五、长期照护服务发展滞后，老年人护理需求难满足

老年长期照护，是介于医疗卫生服务和养老服务之间的一种老年照护服务模式，一般是指为失能、失智人群提供生活照料、康复护理、精神慰藉、社会交往和临终关怀等综合性、专业化的服务[②]，从而提高其生活质量和预期寿命，最终实现老有所医、老有所养。其中，建立医养结合服务模式和医养结合机制，是推进老年长期照护体系发展、优化老年健康和养老服务供给的重要举措。

医养结合通过集养老和医疗服务于一体，综合提供健康、保健等多种服务，是我国促进健康老龄化的重要内容。近年来，我国对医养结合工作推进力度不断加大，初步形成了"养中设医""医中有养""医养签约"等适合不同机构特点和老年人服务需求的医养结合服务模式，健康服务质量稳步提升。

从医养结合机构和床位的总体数量上看，2021 年，我国医养结合机构数和床位数均有所增加（见表 1-8）。其中，医养结合机构数由 2019 年的 4795 个上涨至 2021 年的 6492 个，增长 35.4%；床位数也由 2020 年的 158.5 万张提高至 2021 年的 175.0 万张，提升率为 10.4%。随着我国老年人口数量的增多，老年人慢性病管理、康复治疗

---

① 连漪 . 老年医学科：打造一个大的诊疗平台 [J]. 中国卫生，2022（4）：38-39.

② 长期照护 [EB/OL]. [2023-04-01]. https://lnyy.com.cn/Html/News/Articles/12341.html.

需求凸显，若以我国约三成的老年人口需要医养结合服务估算，需求人群将达到 8000 万人。就算按照我国三级失能人口中，75% 需要专业照护的刚性需求估算，我国需要长期护理的老年人数也有 1500 万人。[①] 而我国目前拥有的医养结合机构及床位数量，与之相去甚远，绝大多数老年人的护理需求无法得到满足。

表 1-8　2019—2021 年我国医养结合机构及床位数变化情况[②]

年份	医养结合机构数 / 个	医养结合机构床位数 / 万张
2019	4795	—
2020	5857	158.5
2021	6492	175.0

我国医养结合机构的地域分布差异明显。艾力彼公布的"2018 届医养结合机构 100 强"数据显示[③]，涉及 25 个省区市的机构入选我国百强医养结合机构，西藏、青海、甘肃、宁夏、海南、内蒙古未有机构列入，而浙江、广东、山东、湖南入围的机构较多，占比达到 1/3（见图 1-9）。且在 2021 年艾力彼发布的我国医养结合机构前 30 强中，浙江、广东、湖南入围的机构数量依然领先，其中，浙江一直处于入围机构数量的"第一梯队"。总的来说，我国西部省份的优质医养结合机构较为欠缺，而西部地区却是我国 70 岁及以上老年人口占比最高的区域，其失能、半失能老年人口数量也会相对更多。这意味着，**西部地区老年人口照护服务供给缺位的情况更为严重**。值得注意的是，在这两类榜单中，北京市和上海市入围的百强医养结合机构数量较少，且未有北京、上海的医养结合机构进入全国前 30 强名列，这与直辖市市域面积不大且拥有的医疗资源极为丰富有关，在这种情况下，医养结合服务较少在民营医养结合机构开展。

从我国医养结合的"养中设医""医中有养""医养签约"不同服务模式来看，据 2019 年我国卫生健康事业发展统计公报数据，2019 年，在我国 4795 个医养结合机构中，"养中设医"的养老机构 3172 家，"医中有养"的医疗机构 1623 家，总的来说，**我国"养中设医"的养老机构占比较大**。在"医养签约"方面，2019—2021 年，我国"医养签约"的合作关系，从 5.64 万对提高至 7.80 万对[④]，增长 38.3%（见图 1-10）。截至

---

① 按照 2020 年三级失能率 17.8% 和我国 60 岁以上总人口数进行推算可知，我国三级失能人口总数约为 4530 万人，30% 即为 1510 万人。

② 数据来源：2019—2021 年度国家老龄事业发展公报。

③ 艾力彼公布"2018 届医养结合机构 100 强"，地域分布差异明显，非公机构占据主流 [EB/OL]. (2019-07-04) [2024-11-11]. https://www.sohu.com/a/324905059_99916935；艾力彼对医养结合机构的定义是："拥有卫生部门颁发的'医疗机构执业许可证'的医院与拥有民政部门颁发的'养老机构设立许可证'或民政部门提供的'设置养老机构备案回执'的养老机构位于相同或相邻地址，并拥有同一个法定代表人或属同一集团。"

④ 数据来源：2019—2021 年我国卫生健康事业发展统计公报。

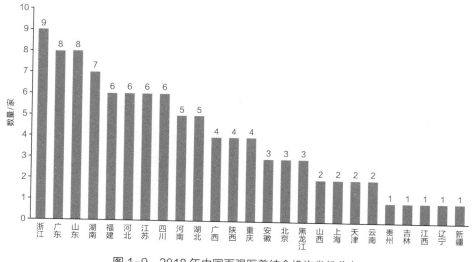

图 1-9　2018 年中国百强医养结合机构省份分布

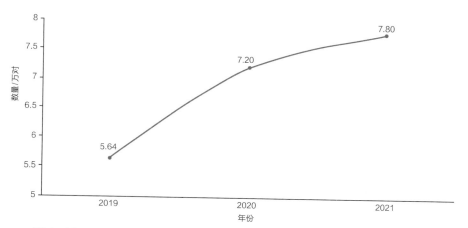

图 1-10　2019—2021 年我国医疗卫生机构与养老服务机构开展签约合作数量

2020 年底，超过 90% 的养老机构都能以不同形式为入住的老年人提供医疗卫生服务。①

　　除大力推进医养结合服务模式外，长期护理保险（简称"长护险"）制度及护理服务人员，是老年长期照护服务发展中重要的资金保障和人力保障。在长护险方面，国家医保局相关数据显示，自 2016 年首次开展长护险试点以来，截至 2022 年 3 月底，我国社保长护险试点共覆盖了 49 个城市。截至 2021 年底，社会长护险参保人数达到 1.44 亿人，但累计享受待遇的人数仅有 160 万人，且当前绝大部分地区长护险的保障对象均为重度失能或失智的老年人，90% 的试点城市并没有覆盖中度和轻度失能人员。而商业长护险尽管也发展了数年，但依然存在产品数量少、特色不足的问题。

———————————

① 国家卫生健康委：超过 90% 的养老机构能够为老年人提供医疗卫生服务 [EB/OL]. (2021-04-08)[2019-04-10]. http://health.people.com.cn/n1/2021/0408/c14739-32072939.html.

相关数据显示，2020 年人身险公司长期护理保险保费收入约为 123 亿元，仅占健康险保费的 1.5% 左右。[①] 可见，目前我国长期护理保险的覆盖面和影响力均较小。与之相对应的是，目前我国长期护理服务保障缺口巨大，且逐年增长。中国保险行业协会与瑞士再保险瑞再研究院联合发布的《中国商业护理保险发展机遇——中国城镇地区长期护理服务保障研究》中的数据显示，2021 年中国城镇地区老年人长期护理服务保障缺口约为 9217 亿元，相当于长期护理服务保障需求的约 65%。随着中国老年人口结构的趋势性变化和居民生活水平的提升，预计长期护理服务需求将在 2030 年达到 3.1 万亿元，并在 2040 年达到近 6.6 万亿元，相当于当前水平的 5 倍。[②]

在护理人员上，2021 年我国失能失智老年人约 4500 万人[③]，参照国际上通行的 3∶1 的护理员配备标准推算，护理员的需求在 1500 万人左右。但目前我国持证养老护理员总数仅为 30.2 万人，缺口巨大。由于工资待遇低、缺乏社会认可、院校招生难、人员流失率高等原因，即使要达到民政部提出的"2022 年培养 200 万名养老护理员"目标，也存在很大压力。具体见表 1-9。

表 1-9　长护险及护理人数发展情况[④]

年份	长护险参保人数 /亿人	长护险累计享受待遇人数 /万人	长护险定点护理服务机构数 /个	护理服务人数 /万人
2020	1.08	136	4845	19.1
2021	1.44	160	6819	30.2

第三节　老年人的健康挑战与需求展望

未来，老龄人口增长、预期寿命延长、人均收入提高、家庭功能削弱等社会现象将进一步交织，在加剧老年健康问题复杂性的同时，也给老年健康服务体系建设带来了全新的挑战。

一、预期寿命持续延长，老年健康问题的复杂性加剧

随着我国人均预期寿命的大幅提高，老年群体健康问题将呈现出一些新的特征。

---

① 陈晶晶."长护险"突围[EB/OL]. (2022-09-17)[2023-04-13]. http://www.cb.com.cn/index/show/bzyc/cv/cv1351 67531643.

② 报告：2040 年中国城镇老年人长期护理服务需求近 6.6 万亿元[EB/OL]. (2022-09-09)[2023-04-13]. https://www.chinanews.com/cj/2022/09-09/9849276.shtml.

③ 国家卫生健康委老龄健康司数据显示，2021 年我国失能失智人数约为 4500 万[EB/OL]. (2022-09-11)[2023-04-13]. https://www.sohu.com/a/582955964_360824.

④ 数据来源：2020 年、2021 年全国医疗保障事业发展统计公报。

1. 预期寿命延长，带病生存期变长，健康问题周期变长

由于老年人患慢性病比例高，且慢性病大都具有"病因复杂、起病隐匿、病程时间长、病情迁延不愈"等特点，导致我国人均带病生存期达 8 年以上，老年人带病生存已成为常态。近年来，医疗卫生条件大幅改善，生活水平提高，人均预期寿命持续延长。但这也意味着**未来我国老年人"长寿但不健康"的问题将更加凸显**，带病生存期可能还将继续延长。这不仅会严重影响老年人的生活质量，同时也增加了社会解决老年人群健康问题的时间成本与照护负担。

2021 年，我国公立医院出院病人的平均住院天数为 7.8 天，而老年人群平均住院天数高于非老年人群 4 天左右。[①]从平均住院天数的统计中也可以看出，大部分老年常见病的平均住院天数均高于公立医院所有疾病的平均住院天数。其中，老年人群中常见的痴呆症等精神和行为障碍类疾病的平均住院天数高达 20 天；导致老年人死亡率较高的慢性疾病，如循环系统疾病，脑血管疾病以及内分泌、营养和代谢疾病的平均住院天数均较高。具体见表 1-10。

表 1-10　2021 年公立医院老年人常见病出院病人疾病转归情况[②]

疾病类型	疾病构成 /%	病死率 /%	平均住院天数 / 天
疾病总计	100	0.51	7.80
精神和行为障碍	0.57	0.06	20.03
神经系统疾病	3.21	0.24	9.40
其中：帕金森病	0.09	0.06	9.49
循环系统疾病	17.33	0.91	8.76
其中：高血压	1.14	0.10	7.52
脑血管疾病	7.10	0.88	10.4
其中：脑梗死	4.79	0.55	9.81
呼吸系统疾病	11.88	0.72	7.70
其中：慢性呼吸道疾病	2.49	0.54	9.15
内分泌、营养和代谢疾病	3.43	0.18	8.24
其中：糖尿病	2.59	0.15	8.84
消化系统疾病	10.75	0.32	6.93
其中：肝疾病	0.43	1.16	9.83

2. 预期寿命延长，多病共存概率增大，健康问题解决难度变大

2008 年，世界卫生组织将"共病"定义为同时具有多种长期且需要持续性、多样化治疗的健康问题。近年来，随着老龄化速度的加快，以及老年人年龄的增长，我国

① 老年人就诊流向更合理？医保数据为你揭秘背后原因 [EB/OL]. (2020-08-08)[2023-04-15]. https://caifuhao.eastmoney.com/news/20200808034340662803280.

② 数据来源：《2022 中国卫生健康统计年鉴》。

出现两种及以上慢性病累积和共同发病状态的老年人比例超过 90.0%[①]，共病患病率为 57.3%。[②] 其中，缺血性心脏病合并高血压居于首位[③]，且不同区域间的共病患病率差异较大，大致呈现"西高东低、北高南低"的特征。

相对于单一病种，共病不仅会使老年人身心健康状态更加受损，生活质量下降，而且也使得疾病治疗和健康管理难度倍增，传统的单一专科诊疗模式难以满足共病老年患者的需求，因而将对我国的老年病基层预防、临床诊断模式、共病医护团队建设等方面提出更高的要求。

3. 预期寿命延长，失能失智概率增加，健康支撑拓展至护理康复

伴随着高龄老人的大幅增加，以及家庭少子化、城市化进程加快等社会因素的影响，老年人孤独感、空虚感、失落感会显现，身心健康问题逐渐加重。未来，失能失智风险也将随着高龄化而急剧升高，随之而来的**失能失智老年人照护问题将更趋严重**。从中国老年人健康长寿因素追踪调查（CLHLS）2005—2014 年的数据来看，我国老年人的失能失智风险有"随着年龄增长而稳步提高"的明显特征，其中，85 岁以上老年人失能失智比例大幅提高，失能率由 65～70 岁的 2.81% 快速上升至 13.14%，95 岁以上更是高达 41.73%。

这意味着，在预期寿命持续增长、老年人口占比及增速逐渐加快、高龄老年人比重连年提高的未来，我国失能老年人口也将随之扩张，老年医疗的相关服务需要逐渐拓展至医疗护理服务。如何积极回应未来需求，提升老年医疗护理服务，发展居家医疗护理服务和长期照护服务，以解决我国失能失智老年人的照护难题，是关乎高龄老人，特别是失能失智老人安享幸福晚年的现实问题。

二、养老金连年上涨，老年群体健康需求提升

养老金作为老年人收入的主要来源，其发放标准的提高，不仅能极大地改善退休人员，尤其是低收入老年群体的生活水平，而且对提升老年群体的健康需求也有重要的促进作用。大量研究表明，我国老年人群体中，高收入者拥有更好的健康状况[④]，且

---

① 我国人均预期寿命提高到 77.93 岁！人生最后 8 年，才最能体现差距！[EB/OL]. (2022-07-07)[2023-04-22]. https://mp.weixin.qq.com/s?__biz=MjM5MDg3MDYwMQ==&mid=2650125399&idx=2&sn=33dc9570ed49b2bf33f6176 93ba93f90&chksm=bebf297189c8a0677891afa4c71291d0d139ddb59ece79629efc8a8b2c94994751a743ee88c2&scene=27.

② 张露文，陆翘楚，赵洋. 中国中老年人慢病共病组合及其健康结局差异[J]. 中山大学学报（医学科学版），2023（1）：159-168.

③ 曹丰，王亚斌，薛万国，等. 中国老年疾病临床多中心报告[J]. 中华老年多器官疾病杂志，2018（11）：801-808.

④ 阮航清，陈功. 中国老年人与收入相关的健康不平等及其分解——以北京市为例[J]. 人口与经济，2017（5）：84-94.

养老金收入对居民的医疗保健消费支出有正向的促进作用[①]，能够显著提升老年人的健康状况。[②]这说明，**经济收入是老年人自我健康管理的物质基础**，随着月收入的增加，老年人会更加积极关注健康问题，更加注重保健与养生。

人力资源和社会保障部数据显示，2005—2021年，我国基本社会养老金水平已实现17年连涨，企业职工平均每人每月的养老金从2005年的714元增加到了2021年的3072元。[③]《人力资源和社会保障事业发展"十四五"规划》中再次强调："全面落实城乡居民基本养老保险待遇确定和基础养老金正常调整机制，逐步提高城乡居民基础养老金标准。"可见，养老金待遇水平的不断增长，是未来很长一段时间内的趋势。

从养老金待遇增长水平和经济增速（国内生产总值GDP）以及通货膨胀率（居民消费价格指数CPI）的对比来看，近10年，我国养老金待遇水平的年均增速约为7%，显著高于CPI指数，略高于GDP增长率。这说明，我国养老金待遇的增长速度能有效提高退休人员的收入，改善退休人员的生活水平。具体见图1-11。

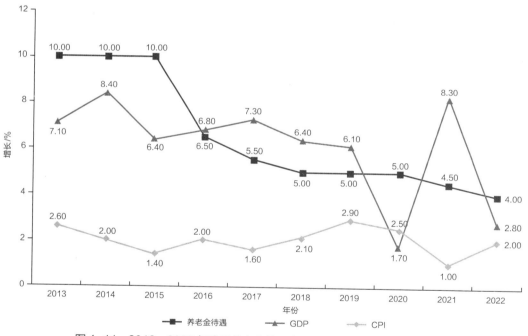

图1-11 2013—2022年我国养老金待遇水平与GDP、CPI增长率比较[④]

① 黄佳薇.我国老龄化背景下养老金对居民消费的影响[D].杭州：浙江财经大学，2021：I-II.
② 赵建国，温馨.养老金何以影响老年人的健康差距？[J].现代经济探讨，2022：62-75；阳义南，李思华，郝雄磊.养老金差距、养老支出不均等与老年人健康[J].中国卫生政策研究，2021（7）：32-40；王琳.老年人收入对健康水平的作用机制及影响效应研究[D].杭州：浙江财经大学，2019：I-II.
③ 张琳琳，王喆，刘庆富.人口老龄化背景下中国养老金缺口分析及其对策[J].复旦学报（社会科学版），2023（1）：138-149.
④ 数据来源：中国人民银行、人力资源和社会保障部。

在退休人员养老金收入连年增长的当下，加上新一代老年人受教育水平的提升，老年群体对互联网等新技术和新事物的接受程度更高，追求健康的要求也逐渐由疾病治疗转变为疾病预防，由关注身体健康转变为追求身心健康。这将对我国老年医疗服务水平、健康管理服务水平、服务体验、服务质量等方面，提出更高的要求。

三、低龄老年人口规模大，健康服务需求潜力足

如表 1-11 所示，根据第七次全国人口普查数据，截至 2020 年末，我国 60 岁及以上人口共 26401.82 万人，与 2010 年第六次全国人口普查中的 17764.87 万人相比，10 年共增长 8636.95 万人，增长 48.62%，年均增长 4.50%，占总人口的比重由 2010 年的 13.32% 提高到 18.73%；65 岁以上人口共 19063.53 万人，与 2010 年相比，共增长 7180.36 万人，增长 60.42%，年均增长 5.40%，占比由 2010 年的 8.92% 提高到 13.52%。可以看出，近年来，我国人口老龄化速度明显加快，**老年人口的增长速度是总人口增速的 20 ~ 30 倍，且无论是绝对数量还是占比，都"涨势"明显**。根据国家统计局数据，随着第二次生育高峰出生的"60 后"群体逐渐步入退休年龄，老年人口增长速度将持续走高，到 2030 年，老年人口占比将达到 25% 左右。

表 1-11　我国总人口和老年人口占比及增长情况[①]　　　　单位：万人

年份	总人口		60 岁以上人口			65 岁以上人口		
	人数	增速	人数	增速	占比	人数	增速	占比
2000	124261.22	—	12997.79	—	10.46%	8827.40	-	7.10%
2010	137053.69	10.29%	17764.87	36.68%	13.32%	11883.17	34.62%	8.92%
2020	140977.87	2.86%	26401.82	48.62%	18.73%	19063.53	60.42%	13.52%

从我国不同区域来看，**全国各区域人口老龄化速度出现差异**。如图 1-12 所示，2010—2020 年，**无论是老年人口数量还是增速，东部地区[②]均居首位**。就绝对数量而言，东部地区老年人口数量最多，2020 年达到 1.2 亿人，与老年人口数量最少的西部地区相差近 6800 万人；从增速来看，东部地区老年人口数量增长率为 54.63%，超过全国老年人口 48.62% 的平均增长率，而中、西部地区增速均略低于全国平均水平，其中，西部地区增长率为 40.32%，在三大区域中最低。

从不同区域老年人占比来看，如图 1-13 所示，我国老龄化程度不仅持续加深，且区域发展不均衡，有从西部地区向中、东部地区转移的趋势。2010—2020 年，**我**

---

① 本节图表数据除注明外，均来源于全国人口普查数据。
② 东部地区包括：北京、天津、河北、辽宁、上海、江苏、浙江、福建、山东、广东、广西、海南；中部地区包括：山西、内蒙古、吉林、黑龙江、安徽、江西、河南、湖北、湖南；西部地区包括：四川、贵州、云南、西藏、陕西、甘肃、宁夏、青海、新疆。

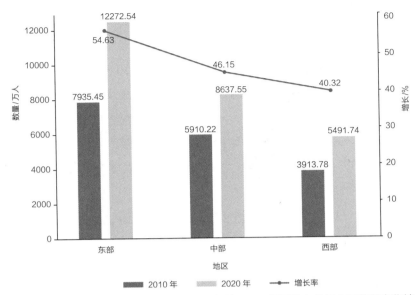

图 1-12　2010—2020 年我国东、中、西部地区 60 岁及以上老年人口数量变化情况

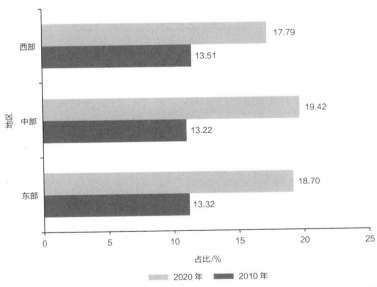

图 1-13　2010—2020 年我国东、中、西部地区 60 岁及以上老年人口占比变化情况

国中部地区由老龄化程度最低的区域变为全国老龄化程度最高的区域，老年人口占比达到 19.42%，近 1/5 的人口是老年人。而西部地区老龄化程度放缓，老年人口占比较 2010 年虽有所提高，但略低于全国平均水平。

从老年人的年龄构成来看，如表 1-12 所示，2000—2020 年，**我国老年人口五成以上是 60～69 岁低龄老年人**。2020 年 60～69 岁低龄老年人口为 7648.43 万人，占老年总人口的 58.84%。但从年龄结构的变化来看，相比 2010 年，2020 年 60～79 岁老年人口所占比重略有下降，80 岁及以上老年人口占比稍有提高。这表明，由于人均预期寿命的持续增长，在我国老龄化进程加快的同时，**老年人口的内部结构也在快速变化，高龄老年人口占比明显增长**，且当前低龄老人在 10～15 年后集中进入高龄期，**10 年后高龄老人将迎来快速增长，我国人口高龄化可能呈现加速发展的态势**。预计到 2030 年，高龄老人将达到约 5300 万人，在总人口中占比为 3.80%。[①]这将对我国的老年人健康服务能力、医疗水平、养老服务能力等方面，带来巨大的冲击和挑战。但同时，在近 10 年，仍以低龄老年人口为主，这为加快建立健全老年健康支撑体系和制度框架，提供了一个窗口期。

表 1-12   2000—2020 年我国老年人口年龄构成　　　　　　单位：万人

指标	2000 年		2010 年		2020 年	
	人数	比重	人数	比重	人数	比重
60 岁及以上	12997.79	100.00%	17759.44	100.00%	26401.82	100.00%
60～69 岁	7648.43	58.84%	9978.06	56.18%	14738.85	55.83%
70～79 岁	4150.25	31.93%	5682.45	32.00%	8082.89	30.61%
80 岁及以上	1199.11	9.23%	2098.93	11.82%	3214.81	12.18%

从不同区域的老年人口年龄结构来看，与 2010 年相比，东、中、西部地区 60～69 岁的低龄老年人口占比均超过一半，且 80 岁及以上老年人口占比也有所增加，**但不同区域的人口老龄化程度有所不同**。其中，东部地区的人口老龄化"两极分化"明显，低龄和高龄老年人口占比均有所提高，且低龄老年人占比居全国首位，西部地区低龄老年人口占比明显降低，但 70 岁及以上老年人口比例有所提高，而中部地区的老年人口占比增长集中在 80 岁及以上的高龄老年人口。也就是说，虽然各区域老龄化程度及高龄老年人口占比均有所提高，但就老年人的"年轻"程度（比例增长的年龄范围）而言，东部地区最为"年轻"，其次是西部地区，**中部地区老龄化最为严重**。具体见表 1-13。

表 1-13   2000—2020 年东、中、西部地区老年人口年龄构成　　　单位：%

区域	2010 年			2020 年		
	60～69 岁	70～79 岁	80 岁及以上	60～69 岁	70～79 岁	80 岁及以上
东部	54.40	32.32	13.28	56.87	29.30	13.83
中部	57.32	31.78	10.90	55.83	30.98	13.19
西部	58.09	31.67	10.24	53.49	32.98	13.54

---

① 任泽平：2019 年中国出生人口降至 1465 万，老龄化少子化加快 [EB/OL]. (2020-06-23)[2023-05-10]. https://www.sohu.com/a/683439299_121687414.

放眼未来，我国老龄化趋势会进一步加剧，地区差异将愈发明显，对于经济基础相对薄弱、养老服务体系建设相对滞后，且人口老龄化程度更为严重的中、西部地区，解决健康老龄化发展不平衡不充分问题的任务更为紧迫。主要体现在以下方面。

老年人口数量大幅增长。2020 年，我国 55 ~ 59 岁的人口有 10140.08 万人，占总人口数的 7.20%，这意味着之后五年内我国有大量人口步入老龄。目前，我国 60 岁以上人口数量为 26401.82 万人，占比为 18.73%，死亡人口以 2019—2020 年 60 岁以上人口死亡数量 654 万人来统计，预计到 2025 年，我国老龄人口将突破 33000 万人，约占总人口的 1/5[①]，**我国将进入中度老龄化阶段。**随着老龄化程度的持续加深，老年健康服务人群规模明显扩大，市场容量也将明显增加，这对我国未来的老龄健康服务提出了更高的要求，带来了更多的机会。

中部地区人口老龄化速度日益加快，西部地区人口老龄化程度明显深化，老年健康服务相关需求更为紧迫。相比东部地区而言，中、西部地区人口老龄化趋势更加凸显。近几年，西部地区人口老龄化进程虽有所放缓，但 70 岁及以上老年群体占比明显增长，中部地区人口老龄化进程最快，且大都为 80 岁及以上高龄老年群体。随着中、西部地区青壮年人口向东部地区迁移，这种"变老"态势还将进一步加剧，农村空心化、空巢化问题将更为突出，纯老年家庭占比居高不下，将给这些地区老年人的健康服务工作带来更大的挑战。

四、家庭照护功能弱化，社会照护服务压力增大

我国空巢、独居老年人规模迅速增加，家庭照料功能持续削弱，将催生更多差异化的社会服务需求。2015 年，中国独居或仅与配偶共同居住的空巢老人占老年人口的比重为 51.3%，比 2000 年提高了 16.2 个百分点。其中，高收入和高教育水平的老年人空巢比例更高，大学专科以上的老年人空巢比例为 60.8%，全部子女在省外居住的比例（7.9%）也高于其他群体。[②]受我国生育政策及社会发展的影响，未来，老年人空巢、独居的比例将会更高，社会化支持的需求会更大，主要体现在以下方面。

1. 独生子女家庭出现"养老倒挂"

独生子女是中国计划生育政策实施过程中产生的一个特殊群体，随着独生子女的父母逐步迈入老年阶段，独生子女在传统家庭养老中正面临持续压力。据第七次全国人口普查及相关统计数据，全国独生子女父母人数占比，已由 2010 年的 22.4% 增至

① 王健生 . 到 2025 年我国老年人口将达到 3 亿 [N]. 中国改革报，2018-07-26（10）.

② 国研中心 | 老吾老⑦老龄化形势严峻，医养需求更多元 [EB/OL].（2019-12-20）[2023-05-16]. https://www.sohu.com/a/361672482_260616.

2020 年的 28.5%。① 按照计算机仿真模型估计，2050 年中国独生子女总量会超过 3 亿人②，独生子女家庭数量也随之增加。更有调查显示，已婚独生子女配偶同为独生子女的比例为 54.2%③，"双独家庭"组成的"四二一""四二二"家庭，与多子女家庭养老相比，将遭遇更大的养老压力，传统家庭照护功能进一步弱化，在赡养与抚养结构上呈现"倒三角"，形成"养老倒挂"现象。

2. 家庭少子化侵蚀家庭养老基础

虽然，随着"全面二孩"生育政策的放开，我国出生人口数量有所回升，但生育率依然持续走低。国家统计局的数据表明，2020 年我国育龄妇女总和生育率为 1.3④，而 2022 年更是跌破 1.1，处于全球倒数⑤，远低于国际上总和生育率 2.1 的人口世代更替水平。这意味着，我国家庭少子化、结构核心化趋势正日益显现。从家庭户规模来看，自 1982 年开始，历次全国人口普查数据显示，我国家庭户平均人口规模不断缩小，从 1990 年的 3.96 人、2000 年的 3.44 人下降至 2010 年的 3.10 人。第七次全国人口普查数据显示，这一趋势继续，2020 年我国家庭户平均人口规模为 2.62 人，比 2010 年减少 0.48 人；从家庭结构来看，我国家庭户成员数量不断减少，从表 1-14 中可以看出，我国一人户、两人户家庭规模占比大幅提高，比 2000 年分别增加 17% 和 12%，而三人户及以上家庭规模占比均存在不同程度的下降。就总量而言，目前，我国家庭规模整体趋向于三人及以下，以两人户为主。这说明，一方面中国独居老人和空巢老人家庭数量增多，另一方面子女在成家以后越来越趋向于单独居住。这些变化趋势都表明**我国家庭结构朝着小型化、简单化、扁平化及多元化方向发展**⑥，传统承载家庭养老功能重要基础的大家庭已被小家庭逐步削弱，并在经济供给、生活照料、精神慰藉、疾病看护等养老需求各个方面对家庭养老带来挑战。⑦

---

① 睢党臣，程旭，李丹阳. 积极应对人口老龄化与我国独生子女父母自我养老问题[J]. 社会科学文摘，2022（6）：93-95.

② 王广州. 独生子女死亡总量及变化趋势研究[J]. 中国人口科学，2013（1）：57-65，127.

③ 姚引妹，李芬，尹文耀. 单独两孩政策下独生子女数量、结构变动趋势预测[J]. 浙江大学学报（人文社会科学版），2015（1）：94-104.

④ 总和生育率是指平均每对夫妇生育的子女数。国际上通常以 2.1 的生育率作为人口世代更替水平，也就是说，考虑死亡风险后，平均每对夫妇大约需要生育 2.1 个孩子才能使上下两代人之间人数相等。通常把低于 1.5 的生育率称为"很低生育率"。

⑤ 任泽平：当前放开并鼓励生育刻不容缓，应加大支持生育政策的力度[EB/OL]. (2023-01-19)[2023-05-16] https://www. sohu. com/a/632086064_114984.

⑥ 刘芳. 中国家庭结构变迁及发展趋势研究[D]. 北京：中国社会科学院大学，2022：26.

⑦ 穆光宗，茆长宝. 人口少子化与老龄化关系探究[J]. 西南民族大学学报（人文社科版），2017（6）：1-6.

表1-14　全国家庭户规模比重变化[1]　　　　　　　　　　　单位：%

家庭户规模	2000年	2005年	2010年	2015年	2020年
一人户	8.30	10.73	14.53	13.15	25.39
两人户	17.04	24.49	24.37	25.28	29.68
三人户	29.95	29.83	26.86	26.42	20.99
四人户	22.97	19.18	17.56	17.90	13.17
五人户	13.62	10.18	10.03	10.32	6.17
六人户及以上	8.11	5.59	6.63	6.93	4.59

目前，第一代独生子女父母逐渐步入老年行列，这意味着，未来30年间，高龄独生子女父母规模将进一步扩大，少子老龄化进程也在逐步深化，**我国即将迎来独生子女及小型化家庭养老高峰期，家庭和社会的照护负担将持续增加**，主要体现在以下方面。

3. 家庭经济及人力照护负担加重，社会保障机制需要及时调整、优化

首先，一般来说，按照"老人经济供给'填补'理论"，子女的经济净供给总金额，大体相当于"填补"年老父母维持正常生活所需的金额与老人各种非子女经济供给金额之间的"缺口"，即：每个子女经济净供给＝（老人维持正常生活所需金额 — 老人各种非子女经济供给金额）/子女存活数。因此，**和多子女家庭相比，独生子女或少子化家庭要面对的经济压力更大**。尤其是"双独家庭"，由于小家庭极易转变为倒金字塔形的家庭人口结构，因此，作为养老中坚力量的腰部人口，在承担底部人口成长发展需要的经济支出外，同时也需要承担顶部老年人口的养老支出。有调查显示，难以承受养老经济压力的独生子女夫妻比例高达37%，远高于非独生子女6%的比重。此外，还有54%的独生子女家庭忧虑经济条件不能满足养老的需要，家庭养老的经济压力已给独生子女带来了巨大的心理负担。[2]

其次，**人口少子化造成家庭养老人力资源紧张**。[3]老年人的生活照料、疾病看护，都需要人力支持。而在少子化家庭中，由于缺乏兄弟姐妹的支持，需要独自面对"上有老、下有小"的生活状况。而当双亲健康状况下降需要照护时，养老人力的匮乏，让家庭所面临的照护压力更大。这些都对我国的相关政策法规及补贴机制等社会保障方面提出了更高的要求。

---

[1]　数据来源：2000年第五次全国人口普查数据、2010年第六次全国人口普查数据、2020年第七次全国人口普查数据以及2005年、2015年1%人口抽样调查数据。

[2]　王回澜. 独生子女家庭养老的现状与问题——对青岛市部分城市青年独生子女的调查[J]. 市场与人口分析，2006（4）：62-68.

[3]　穆光宗，茆长宝. 人口少子化与老龄化关系探究[J]. 西南民族大学学报（人文社科版），2017（6）：1-6.

4. 需求日趋多层次，健康及养老服务供求不匹配问题更加凸显

受老龄观念变迁、积极应对人口老龄化政策的催化，"小型化"家庭父母的养老方式可能更为"自我"。有学者通过问卷的方式，对杭州市主城区常住居民进行调查后发现，居家养老和机构养老，是独生子女父母选择占比较高的两种养老方式[①]；还有学者在 2018 年"中国老年社会追踪调查"的数据分析中发现，城乡超过 40%的老年人有入住养老院的意愿，**拥有独生子女的老年人半数以上预期会入住养老院**，远高于拥有 2 孩及以上的多子女老年人，其中，需要照料、陪伴是其选择机构养老的主要原因。[②]有类似的其他研究同样也证实了，超半数的独生子女父母选择非家庭养老方式。[③]但也有不少研究表明，要应对大规模的老龄人口高峰，传统的家庭养老仍是主要的养老模式。由此可见，虽然居家养老依然是大多数中国老年人的主要养老方式，但在严峻的养老形势下，独生子女父母在养老方式的选择上出现多样化、多类型的趋势，开始逐渐从依赖养老向独立养老观念转变[④]，相比"多孩家庭"父母，**独生子女父母的养老意愿具有社会化趋势**。[⑤]

从目前情况来看，虽然我国近年来正大力推进老年人健康服务工作，但医养结合机构数、各类护理床位数、护理从业人员数量等社会健康服务资源依然供应紧张，且针对独生子女父母、空巢家庭或失独家庭的机构数量缺乏，显然还不能与未来快速增长的少子化家庭的养老需求相适应。

5. 新"空巢"家庭的社交需求提高，社会精神支持体系急需完善

在人口少子化的大背景下，人口流动与快速城市化，也加剧了小家庭的养老困境。在社会变革中，"一碗汤距离"的养老空间距离安排被打破，这在某种程度上大大增加了家庭成员给予老年人生活照料与精神慰藉的成本。

有调查研究表明，即使是城市多子女的老年父母，特别是高龄父母健在时，居家养老且与已婚子女分开居住成为主导，选择与已婚子女同住的只占 1/5。[⑥]由此可见，**我国老年父母均在世时，以"空巢"生活为主**。而独生子女家庭中，"空巢"现象依然普遍。研究显示，2020 年，80%以上的城市第一代独生子女父母都处于 60 ～ 70 岁

① 吴佳晨，童素娟，张嘉玉.独生子女家庭养老方式选择的影响因素及对策——基于杭州市五大主城区的实证调研[J].浙江树人大学学报（人文社会科学版），2022（4）：45-51.
② 伍海霞，吴帆.中国独生子女与多子女老年人养老意愿的比较分析[J].人口学刊，2022（2）：85-98.
③ 王学义，张冲.农村独生子女父母养老意愿的实证分析——基于四川省绵阳市、德阳市的调研数据[J].农村经济，2013（3）：75-78；张戈.我国城市第一代独生子女父母的养老焦虑[J].人口与经济，2008（S1）：39-41.
④ 黎秋菊.独生子女家庭老年人养老准备及其对养老压力的影响研究[D].杭州：浙江大学，2018.
⑤ 纪竞垚.只有一孩，靠谁养老？——独生子女父母养老意愿及影响因素分析[J].老龄科学研究，2015（8）：35-44.
⑥ 王跃生.城市老年父母生命历程后期居住方式分析[J].人口与经济，2018（4）：108-123.

的"低龄老年人"阶段，而其中，与子女同住的比例约为 40%，与子女分开居住而形成"空巢"的比例在 60% 左右。[①] 可以说，**居家养老、"空巢"，已经成为新一代老年父母养老方式的重要特征**。而中国自古以来深入人心的"养儿防老"观念，使得这样的新"空巢"家庭中的老年人的情感与精神慰藉较为匮乏。由于得不到子女亲人的陪伴与及时的关怀，他们缺乏必要的情感寄托和沟通环境，若长期处于这样的生活环境，对"空巢"老人的身心健康来说都极其不利。因此，在拓展老年人社交活动及文体项目的同时，加强对"空巢"老年人的精神慰藉，出台并实施相应的政策制度，帮助子女处理好工作和赡养老人的关系，逐步完善家庭、政府和社会责任共担的精神支持机制，也是新形势下我国构建老年健康支撑体系的应有之义。

综上所述，尽管我国的人均预期寿命持续延长，老年健康服务体系建设成效显著，未来老年人对健康长寿更加重视，健康服务市场需求庞大，但慢性病高发、精神障碍和失能失智人群数量随着老年人口的增长和人均预期寿命的延长而快速增加，未来需要着力改变目前"长寿却不健康"的状况。而老年人健康素养不足、老年医学专业人才严重短缺、社会照护资源和力量未来增长有限，则使得未来的老年健康保障问题将面临巨大的挑战。

---

① 风笑天. "空巢"养老？城市第一代独生子女父母的居住方式及其启示[J]. 深圳大学学报（人文社会科学版），2020（4）：120-130.

第二章

老年健康支撑体系的重要性

健康老龄化是健康中国和老龄化时代的重要命题，基于前文的数据分析可以看出，随着我国人口老龄化及高龄化进程的不断加快，如何解决老年人的健康保障问题，已然成为社会焦点问题之一。本章通过对新中国成立以来我国老年健康保障制度历史沿革和现行国内外老年健康理念的整合分析，结合新时期我国健康老龄化所要面对的现实问题，研究我国建设老年健康支撑体系的必要性，探索中国健康老龄化的实践方向及发展趋势。

第一节　老年健康保障制度发展沿革

改革开放以来，我国老年健康保障制度改革经历了五个阶段。从医疗保险和公费医疗起步，在人口结构老龄化、疾病谱系慢病化、社会保障完善化等宏观背景转换下，逐步完成了从注重治疗到注重预防的探索改革，相关政策不断完善、机制空白不断被填补，最终提出了与我国老龄化发展特点、老年健康服务体系发展现状、党和政府的政治主张、人民群众对美好生活的向往相适应的老年健康支撑体系。

一、从医疗保险和公费医疗起步

新中国成立之初，受到包括鼠疫、疟疾、伤寒等急慢性传染病、寄生虫病和地方病的威胁，1949 年我国人均预期寿命仅 35 岁左右。[①]当时的医疗卫生资源十分匮乏，加上经济条件的限制，社会保障体系不健全，卫生工作的重心在宣传卫生知识以及传

---

① 70 年来我国人均预期寿命从 35 岁提高到 77 岁 [EB/OL]. (2019-08-22)[2023-01-05]. https://www.gov.cn/xinwen/ 2019-08/22/content_5423534.htm.

染病防治上。1964 年第二次全国人口普查数据显示，当时我国 61 岁以上老年人口只有 3817.1 万人，占总人口的 5.5%。[①]

彼时，我国的老龄工作主要是采取一系列措施，为老年人设立基本的养老和医疗保障，满足老年人老有所养、老有所医的需求。1951 年颁布的《中华人民共和国劳动保险条例》，规定了职工生育、养老、疾病、伤残、死亡等保险待遇，保障对象是全民所有制企业正式职工及其供养的直系亲属。由此，我国开始逐步建立养老保险制度。1952 年 6 月，政务院印发《关于全国各级人民政府、党派、团体及所属事业单位的国家工作人员实行公费医疗预防的指示》，开始逐步建立职工医疗保险制度。1956 年，《一九五六年到一九六七年全国农业发展纲要（草案）》中，首次提出"五保"概念，优待烈属和残废军人，对鳏寡无靠的老年社员，实行"五保"（保吃、保穿、保住、保医、保葬）制度，使他们的生养死葬都有依靠。同时，建设农村合作医疗制度（通过集体和个人集资，向农村居民提供低费用的医疗保健服务）和农村三级医疗卫生保健体系（即覆盖整个农村地区的县、乡、村三级医疗预防保健网络，县级有县医院、防疫站和妇幼保健院，乡级有乡镇卫生院，村级有村卫生室），增进农民的健康福祉。1958 年 2 月，《关于工人、职员退休处理的暂行规定》发布，该规定对分别执行劳保、公费医疗的各类单位的医疗保障政策作出统一安排。自此，我国以劳动保险为代表的社保体系初步形成。

随着经济的发展，社会保障和医疗保障的健全，以及医疗卫生服务覆盖面的扩大，1949—1980 年间，国民健康水平显著提高，相较于其他同等收入国家，中国成为全球佼佼者。中国的平均预期寿命，从 1953 年的 40.3 岁较快增长到了 1963 年的 61.2 岁、1981 年的 67.7 岁。[②]

二、着力加强老年医疗卫生工作

1982 年，全世界 65 岁以上的老年人口达到 2.72 亿人，其中欧盟地区老年人口占世界老年人口总数的 19.41%。[③]中国作为发展中人口大国，由于受生产力及经济社会发展水平的制约，人口老龄化始发相对较晚[④]，据《中国统计年鉴 1983》数据，1982 年中国 65 岁及以上老年人口才 5000 万人左右，老龄化率只有 4.91%。但庞大的人口

---

① 孙兢新.第二次全国人口普查简介[J].统计，1981（5）：31-33.

② 桂世勋，陈杰灵.新中国 70 年人口平均预期寿命增高的特点、原因及未来[J].人口与健康，2019（9）：31-39.

③ 1982 年世界各国老年人（65 岁及以上）人口总数统计[EB/OL].[2023-01-08].https://www.kylc.com/stats/global/yearly/g_population_65above/1982.html.

④ 王桂新.中国人口老龄化：未来挑战与应对策略[J].国家治理，2022（10）：50-56.

基数，导致我国老年人口也占到了当时世界老年人口总数的 18.38%，仅次于欧盟地区。同年，老龄问题世界大会在维也纳召开。会议指出，老龄化问题绝不仅仅是发达国家特有的现象，今后发展中国家的人口老龄化，在规模和速度上，都可能会超过发达国家的已有水平。

随即，我国成立了老龄问题世界大会中国委员会，逐步开展老龄工作。加之当时我国正实行改革开放，经济社会高速发展，使得我国的经济基础有实力、有能力提供一定的社会服务，因此开始探索社会化的保障及福利体系。1983 年 6 月，六届全国人大一次会议的《政府工作报告》提出，要依靠各方面的力量，积极举办各种形式的养老事业。同时提出"预防为主、城乡兼顾、中西医结合"的卫生工作方针。

1984 年 8 月，全国首次老龄工作会议在北京召开，会上首次提出了包括老有所养、老有所医、老有所学、老有所为、老有所乐在内的"五个老有"，并将其确立为老龄工作目标，老龄工作的目标和范围开始逐渐扩大。民政部在同年 11 月的漳州会议上，明确提出"社会福利社会办"的指导思想，提倡社会福利事业由国家包办向国家、集体、个人一起办转变，对公办养老机构的经营和管理逐步实行"公建民营"改革。同时指出，要实现服务对象和保障形式的转变，即由过去单纯服务于"三无"人员，转为面向所有老年人、残疾人等弱势群体，由仅提供基本生存保障，转向提供生活照料、医疗保健、文化教育、休闲娱乐等全方位服务。

1985 年 1 月，卫生部发布《关于加强我国老年医疗卫生工作的意见》，鼓励多种渠道、多种形式举办老年医疗机构，积极开展老年病防治工作、大力开展家庭病床、改善医院管理、方便老年人就医等，着力推动老年医疗服务的发展。

1994 年，民政部等 10 部委发布《中国老龄工作七年发展纲要（1994—2000）》，首次把老龄事业纳入国民经济和社会发展的总体规划，同时提出大力发展老年医疗保健康复事业，完善老年医疗服务网络；改革、完善城镇医疗保险制度，发展农村合作医疗，统筹解决医疗经费来源，逐步形成完整的医疗保障体系，切实保障老年人的疾病防治与医疗。同年 4 月，国务院发布《关于职工医疗制度改革试点的意见》，医疗保险开始取代国家—单位保障中的公费医疗和劳保医疗。

1999 年 7 月，卫生部等 10 部委发布《关于发展城市社区卫生服务的若干意见》，明确要求将老年人作为社区卫生服务的重点服务人群，面向包括老年人群在内的社区居民，提供有效、经济、方便、综合、连续的基层卫生服务。社区卫生服务机构在政策扶持下逐步建立，卫生事业也不断进步。据 1999 年全国卫生事业发展情况统计公报数据，1999 年全国各类卫生机构总数 31.10 万个（含诊所、卫生保健所、医务室），全国床位总数达 315.91 万张，卫生技术人员 445.87 万人；全国设置医疗点的村数 65.48 万个，占行政村总数的 89.9%，全国乡村医生和卫生员 132.49 万人。其中，医院 1.67 万个（其中：县及县以上医院 1.54 万个），卫生院 5.03 万个（其中：城市街道卫生院 563 个，农村乡镇卫生院 4.97 万个），诊所、卫生保健所、医务室 22.20 万个。这在一定程度上满足了城乡居民的日常医疗服务需求，奠定了老年医疗卫生服务工作的基础。

这一时期，我国从计划经济体制开始向社会主义市场经济体制转型，"社会化""市场化"的观念，逐步进入社会发展的各个领域。因此，该阶段政府的养老服务功能也发生了巨大变化，由早期为特殊人群提供的注重生存、保基本的养老服务供给，进入探索建立社会化养老服务体系阶段，医保也开始步入社会化改革。同时，在经济飞升以及人口生育控制政策的双重作用下，我国人口老龄化快速发展。1999 年，我国 60 岁及以上人口达 1.26 亿人，占总人口的比例超过 10%，其中 65 岁以上老年人达到 8687 万人，占比 6.9%，这意味着我国即将开始进入人口老龄化社会。①

三、大力推动养老服务体系建设

21 世纪是人口老龄化的时代，我国的老龄事业也进入了全面发展时期。改革开放后，中国家庭结构核心化及家庭规模小型化，削弱了家庭养老功能。为维持和提高老年人的生活质量，就需找到功能替代性的养老支持系统。同时，以保障困难老人为主的公办养老服务体系，无法适应人口老龄化带来的规模化养老服务需求，迫切需要加大社会养老服务供给。因此，我国的老龄事业重心放到了社会养老服务体系的建设上。

2000 年，《中共中央、国务院印发关于加强老龄工作的决定》指出，老龄问题是关系国计民生和国家长治久安的一个重大社会问题。努力建立和完善有中国特色老年社会保障制度和社会互助制度；建立以家庭养老为基础、社区服务为依托、社会养老为补充的养老机制；逐步建立比较完善的以老年福利、生活照料、医疗保健、体育健身、文化教育和法律服务为主要内容的老年服务体系，切实提高老年人的物质和精神文化生活水平，基本实现老有所养、老有所医、老有所教、老有所学、老有所为、老有所乐。

同年，基于家庭养老的困境，《关于加快实现社会福利社会化的意见》发布，社会化养老加速推动，并将其作为政府养老和家庭养老的补充。在老龄事业"十五"（2000—2005 年）期间，工作重心主要是初步建立适应社会主义市场经济要求、体现

---

① 国际上通常把 60 岁以上人口占总人口的比例超过 10%，或 65 岁以上人口占总人口的比例超过 7%，作为一个国家或地区进入老龄化社会的标准。

城乡不同特点的城市和农村养老保障体系，建立以城市社区为基础的老年人管理与服务体系，以及初步建立以社区服务为基础的老年医疗保健体系，集中力量建设医疗卫生服务网络，消灭以传染病为主的重大疾病，让老年人享有初级卫生保健，保障人民健康。经过五年的发展，我国的养老保障体系逐步建立，养老保险覆盖面不断扩大，基本医疗保险制度在全国范围内基本建立。

为了适应我国养老服务体系建设的快速发展，全国老龄办、国家发展改革委等 10 部门在 2008 年联合出台我国第一个居家养老政策文件——《关于全面推进居家养老服务工作的意见》，目的是建立健全适应家庭养老和社会养老相结合的为老服务体系。2011 年，国务院办公厅印发《社会养老服务体系建设规划（2011—2015 年）》，目标是：到 2015 年，基本形成制度完善、组织健全、规模适度、运营良好、服务优良、监管到位、可持续发展的社会养老服务体系。2013 年国务院印发了第一个支持养老服务产业发展的文件——《关于加快发展养老服务业的若干意见》，开始逐步扶持老龄产业的发展，以繁荣老龄消费市场。

此外，健康政策也更为注重以老年人的健康需求为导向，提升健康服务供给质量。2013 年，国务院发布的《关于促进健康服务业发展的若干意见》指出，加强医疗卫生服务支撑；形成规模适宜、功能互补、安全便捷的健康养老服务网络；发展社区养老服务。该意见首次将健康理念融入了养老服务中。

四、开展老年健康服务体系建设

经济水平的提高、医疗环境的改善以及养老服务水平的提升，增进了我国老年人口的健康水平，从而进一步促进了人均预期寿命的提高。国家卫生健康委数据显示，2018 年我国人均预期寿命为 77 岁。尽管长寿是健康的标志，但长寿并不等于健康。2018 年我国人均健康预期寿命只有 68.7 岁，带病生存期为 8.3 年。

现代意义上的健康，不再局限于延长寿命，应当是免于疾病和残疾，包括体格、精神和社会各方面的健全。因此，如何实现健康老龄化，开始成为我国政策和研究关注的一个重点。与此同时，随着老龄化的日渐加快和高龄少子化等问题的并存，为了应对养老保障制度、服务能力、服务质量与老年人需求之间的供需矛盾，我国养老政策文件的焦点，开始注重老年健康服务。"十三五"时期，我国全面推进了医养结合和老年健康服务体系建设。

2019 年，国家卫生健康委等八部门联合印发《关于建立完善老年健康服务体系的指导意见》（以下简称《意见》），这是我国第一个关于老年健康服务体系的指导性文件。《意见》要求：到 2022 年，老年健康相关制度、标准、规范基本建立，老年健康服务机构数量显著增加，服务内容更加丰富，服务质量明显提升，服务队伍更加壮大，服务资源配置更趋合理，综合连续、覆盖城乡的老年健康服务体系基本建立，老年人的健康服务需求得到基本满足。《意见》明确，老年健康服务体系建设，主要包括加强健康教育、预防保健、疾病诊治、康复和护理服务、长期照护服务、安宁疗护服务这六个方面。

2022年1月，国家卫生健康委老龄办又发布《关于全面加强老年健康服务工作的通知》，强调提升医疗卫生服务体系的适老化水平，建立完善老年健康服务体系，推进老年健康预防关口前移，持续扩大优质老年健康服务的覆盖面，向内为能力不同的老年人提供精准健康服务，促进"以疾病为中心"向"以健康为中心"的转变。

五、提出构建老年健康支撑体系

老龄化发展速度快、老年人口基数大、未富先老等中国特色的老龄化特征，使得我国的养老负担尤为沉重。一方面，长寿却不健康的状况，对社会医疗资源和医疗保险提出了更高的要求；另一方面，我国"未富先老"，叠加老龄化速度快、老年人口基数大等特征，使得中国的养老缺乏相应的强大经济实力的支撑。日本进入老龄化社会的1970年，人均GDP为1957美元，已接近2000美元，而中国在2000年进入老龄化社会时，人均GDP只有958.58美元，尚不足1000美元。2010年，中国老龄化水平约为9.00%时，人均GDP为4523.95美元，而日本老龄化水平为9.00%左右时，人均GDP已达9308.86美元。2020年，我国老龄化水平提高到了13.52%，距离进入老龄化社会（14.00%）仅差不到约0.50个百分点，人口老龄化程度已高于世界平均水平（65岁及以上人口占比9.30%）。然而，我国2020年人均GDP为10484美元，低于世界人均GDP的11058美元。长寿不健康和未富先老，对我国老年健康工作提出了更多、更新、更高的要求，关口前移成为老龄工作的必然选择。

2021年重阳节之际，习近平总书记对老龄工作作出重要指示，强调"贯彻落实积极应对人口老龄化国家战略，把积极老龄观、健康老龄化理念融入经济社会发展全过程，加大制度创新、政策供给、财政投入力度，健全完善老龄工作体系，强化基层力量配备，加快健全社会保障体系、养老服务体系、健康支撑体系"[①]。首次提出建设"健康支撑体系"，并将健康支撑体系与社会保障体系、养老服务体系并列。随后，全国老龄工作会议要求构建"预防、治疗、照护"三位一体的老年健康服务模式，同年11月发布的《中共中央、国务院关于加强新时代老龄工作的意见》，提出要健全养老

---

① 习近平对老龄工作作出重要指示[EB/OL].（2021-10-13）[2024-11-08]. https://www.gov.cn/xinwen/2021-10/13/content_5642301.htm.

服务体系、完善老年人健康支撑体系、促进老年人社会参与、着力构建老年友好型社会、积极培育银发经济。在完善老年人健康支撑体系方面，提出要"提高老年人健康服务和管理水平；加强失能老年人长期照护服务和保障；深入推进医养结合"，着力解决老年健康服务中的薄弱环节。

我国从对老年医疗保障的关注逐步拓展到建立健全覆盖城乡的基本医疗保障制度、加快老年健康服务设施建设、深入推进医养结合、建立健全长期护理保险和照护保障制度、强化老年健康服务人才培养等，再到如今提出建设"老年人健康支撑体系"，把老年人健康管理的关口不断前移，力求以延长健康预期寿命为目标，加强老年人健康管理，提高老年人健康水平，着力改变"长寿不健康"的问题，在更好地满足人民群众对幸福晚年的向往的同时，破解现有的老年健康服务体系和社会保障体系难以支撑未来我国老年人群医疗和照护需求的难题。

第二节　积极老龄观和健康老龄化

在如何看待老年人这一问题上，在不同的历史发展阶段有不同的老龄观。从消极老龄观、成功老龄化、生产性老龄化，到健康老龄化、积极老龄观，人类对老年人的认识也在不断加深中。目前，积极老龄观和健康老龄化相辅相成，已成为我国积极应对人口老龄化的基本理论依据。

一、从消极老龄观到积极老龄观的转变

在传统的观念中，老年是人的生理和心理必然衰退的生命阶段，老年人被认为是低能的、落后的，老年人是需要照顾的群体，常常需要他人主动提供帮助。1969年，美国学者巴特勒（Butler）创造了老年歧视（ageism）一词，用来描述社会对老年人的歧视。**老年歧视**是指社会中一定程度上存在的对老年人的成见、偏见以及由此产生的思想和行为。它是一种来源于人类对年龄的偏见与刻板印象，是社会大众对老年人的一种负面评价和差别对待。针对老年人的负面刻板印象包括但不限于：行动迟缓，反应慢，记忆力差；保守固执，难以接受新事物；不会使用现代科技和电子产品，对新技术缺乏热情；生活单调，孤独感强，需要别人的陪伴和照顾；喜欢唠叨，爱管闲事；生病，虚弱，依赖，无性，孤独和社会孤立；等等。

"成功老龄化"概念的提出，促进了从"消极老龄观"到"积极老龄观"的转

变。[1] **成功老龄化**观点认为，在内在心理和外在社会因素对人的老化过程的积极影响下，老年人各方面的功能可以不变化或轻微衰退。"成功老龄化"最早由美国学者在19世纪50年代提出，但对这一概念广泛使用的却是约翰（John）和卡恩（Kahn）。他们在1987年发表了《人的老龄化：普通与成功》一文之后，于1998年又进一步将"成功"的含义扩展为：没有疾病和残疾、身体和心理机能正常、积极参与社会生活。

"生产性老龄化"是1983年由巴特勒提出的，这一概念注重老年人的社会参与，不把老年群体看作依赖者、服务的对象或消费者，而是认为老年群体也是家庭的"支持者"和社会经济的"参与者"，提醒人们要关注老年人的能力以及他们对家庭、对社会作出的贡献，打破了"老年人无用无能"的消极观点。此后，"生产性老龄化"的内涵不断得到丰富和完善，强调老龄群体是一种社会资源，可以在生产和生活中发挥重要作用，并鼓励老年人积极参与经济和社会生活，包括再次工作、志愿服务、照顾家庭等。"生产性老龄化"与我国经常使用的"老有所为"内涵相近。

随着世界老龄化问题的加剧，1987年5月，在世界卫生大会上，"健康老龄化"最早被提出。以"延长寿命和增加生活满意度"为目标，**健康老龄化**理论关注影响老龄健康的主要因素[2]，认为身体功能取决于一个人的内在能力（即人的所有身体和心理能力的组合）、他所生活的环境（基于最广泛意义上的理解，包括自然、社会、政策环境等）及其相互之间的互动。以健康的身体度过延长的寿命并继续参与和成为家庭与社会组成部分的人们，将增强社会凝聚力。反之，如果延长的寿命主要是在健康状况低下、社会孤立或依赖于护理的情况下，那么对老年人和社会的影响都大为不利。随后在1990年的世界卫生组织哥本哈根会议上，提出了以"健康老龄化"理念来应对人口老龄化。

"积极老龄化"则不仅强调老年人的健康与活动能力，更强调老年人的社会参与。主张人们在一生中能够发挥自己在物质、社会和精神方面的潜力，按照自己的需求、愿望和能力去参与社会服务，而且当他们需要帮助时，能获得充分的保护、保障和照料。[3]"积极老龄化"的观念正是在前述老龄化理论基础之上提出的。1991年，联合国第四十六届大会公布了《联合国老年人原则》，鼓励各国将"独立""照顾""自我实现""尊严"的原则，纳入关于老龄行动的国家方案之中。2002年，第二次老龄问题世界大会在马德里召开，大会通过了《马德里老龄问题国际行动计划》，建议各国

---

① 刘文，焦佩.国际视野中的积极老龄化研究 [J].中山大学学报（社会科学版），2015：167-180.
② 当时大会把"健康老龄化的决定因素"列为老龄研究项目的主要课题。
③ 宋金刚，宋卫军.关注我国老年人口，倡导健康老龄化[J].医学与社会，2002（6）：35-36.

建立应对老龄问题的三个优先行动方向，即老龄化和发展问题、促进老年人的健康和福祉、确保有利和支持性的环境。这次会议将"积极老龄化"观念写入其政治宣言中："老年人的潜力是未来发展的强大基础，这使社会能够越来越多地依赖老年人的技能、经验和智慧，不仅是为了让他们在改善自身福祉方面发挥主导作用，也是为了让他们积极参与整个社会的改善。"随后，世界卫生组织出版了《积极老龄化政策框架》一书，明确积极老龄化的目标是"尽可能增加健康、参与和保障机会的过程，以提高人们在老年时的生活质量"。此后，联合国将"积极老龄化"推广为全球的行动纲领。

从消极老龄观到积极老龄观的转变，是人类社会对老年生活的重新认识，是老龄社会研究视角的重大转变，也是人类社会老龄观的伟大变革，这一导向对我国应对老龄化问题产生了积极和深远的影响。

二、健康中国与积极应对人口老龄化

尊老敬老与老有所为，是中华民族的优良传统，是我国社会主义核心价值观的重要内容，也是积极老龄观的精神源泉。在中国传统文化中，一直以来不仅有尊老敬老的传统美德，也有"老骥伏枥""老当益壮"等历史典故，也就是说，在我国传统文化之中，一直以来存在着积极老龄化的精神基因。积极应对人口老龄化，事关国家发展全局，事关亿万百姓福祉，事关社会和谐稳定。中国共产党坚持"以人民为中心"的原则，致力于满足"人民对美好生活的向往"，也必然促使政府高度重视老年人的晚年生活。

随着全球老龄化程度的加深，中国人口老龄化进程同样迅猛。我国自2000年跨入"老龄化社会"后一直在加速行进。可以说，**人口老龄化是我国今后社会发展的重要趋势，也是今后较长一段时期我国的基本国情**。2016年2月，习近平总书记对加强老龄工作作出重要指示。强调"要立足当前、着眼长远，加强顶层设计，完善生育、就业、养老等重大政策和制度，做到及时应对、科学应对、综合应对"①。2017年10月，党的十九大报告明确提出"实施健康中国战略"。2019年11月，中共中央、国务院印发《国家积极应对人口老龄化中长期规划》，对应对人口老龄化作出了专门部署。2020年10月29日，党的十九届五中全会审议通过的《中共中央关于制定国民经济和社会发展第十四个五年规划和二〇三五年远景目标的建议》明确提出"实施积极

---

① 习近平：加强顶层设计完善重大政策制度　及时科学综合应对人口老龄化[EB/OL].（2016-02-23）[2024-11-11]. http://www.xinhuanet.com/politics/2016/02/23/c_1118133430.htm.

应对人口老龄化国家战略"。将积极应对人口老龄化上升为国家战略，这是基于我国人口老龄化即将从轻度向中度演变的趋势而作出的重大战略决策。2022 年 10 月，党的二十大报告再次明确提出，"实施积极应对人口老龄化国家战略"，以积极应对我国当前老龄化进程加快所带来的一系列复杂问题与重大挑战。

在此期间，健康理念融入积极应对人口老龄化的行动中，老年健康工作重心从"重治疗"转向"重预防"。2015 年，中国就已经意识到解决国民不生病、少生病、低成本治病，才是保障国民健康的根本方案，因而形成了"主动健康"这一基本观点，主张健康关口前移，关切个体独立性和能动性，重视生命个体行为的积极持续参与。**"主动健康"**强调通过对个体全生命周期行为系统进行长期、连续动态跟踪，对自身状态、演化方向和程度进行识别和评估，以个体选择生活方式各要素为主，充分发挥其主观能动性；以改善健康行为为主，综合利用各种医学手段，对人体行为进行可控的主动干预，促使人体产生自组织适应性变化。2016 年 8 月，全国卫生与健康大会召开，习近平总书记强调，要把人民健康放在优先发展的战略地位，以普及健康生活、优化健康服务、完善健康保障、建设健康环境、发展健康产业为重点，加快推进健康中国建设，努力全方位、全周期保障人民健康，为实现"两个一百年"奋斗目标、实现中华民族伟大复兴的中国梦打下坚实健康基础。[①] 全生命周期健康首次被提升到国家战略高度。公民是自己健康的第一责任人，公民需要树立"主动健康"的理念，强调个人健康责任。2016 年 10 月，《"健康中国 2030"规划纲要》提出，塑造自主自律的健康行为；落实预防为主，推进健康生活方式，减少疾病发生，强化早诊断、早治疗、早康复，实现全民健康。2017 年，科技部、国家中医药管理局等六部门联合印发《"十三五"卫生与健康科技创新专项规划》，将"主动健康"正式列入其中。随即《国务院关于实施健康中国行动的意见》明确指出，加快推动从以治病为中心转变为以人民健康为中心，动员全社会落实预防为主方针，实施健康中国行动，提高全民健康水平。这一系列的国家行为，标志着**主动健康将成为我国未来健康保障体系的重要组成部分**。

人口老龄化牵动全局，关系国计民生，关乎社会稳定。我国放眼国际，立足国内，将中国国情的特殊性与国际社会应对人口老龄化的经验相结合，探索出了一套积极应对人口老龄化的"中国方案"。

---

① 习近平：把人民健康放在优先发展战略地位 努力全方位全周期保障人民健康 [EB/OL]. （2016-08-21）[2024-12-30]. http://health.people.com.cn/n1/2016/1129/c408564-28909348.html.

三、促进健康老龄化的重要战略作用

促进健康老龄化是我国应对人口老龄化成本最低、效益最好的途径。"老龄化"是指个体从出生、发育、成熟到衰老直至死亡的"全生命周期"的一部分。[①]《"十三五"国家老龄事业发展和养老体系建设规划》提出，健康老龄化，主张从生命全过程的角度来思考，从生命早期开始，对所有影响健康的因素进行综合、系统的干预，营造有利于老年健康的社会支持和生活环境，以延长健康预期寿命，维护老年人的健康功能，提高老年人的健康水平。我国人口老龄化呈现出数量多、速度快、差异大、任务重的形势和特点，老年人口数量增多，占总人口的比重大，同时未富先老困局凸显。如此庞大的老年人口群体，如果健康能力不足，社会养老负担将持续加重，社会保障将难以支撑，老龄问题将更加严峻。促进健康老龄化，不仅强调老年疾病的治疗，而且更加重视疾病预防控制和健康促进。健康老龄化强调要想方设法让老年人不生病、少生病，尽量保持身心健康，从源头上最大限度地降低患病率和失能发生率，从而减轻人口老龄化给国家和社会在医疗卫生、社会照护等方面带来的负担。

将促进健康老龄化摆在突出位置，是积极应对人口老龄化最核心的举措，也是积极应对人口老龄化的长久之计。健康、参与和保障，是世界卫生组织提出的"积极老龄化政策框架"的三个支柱，其中健康是保障老年人独立自主和参与社会的基础，健康状况也是衡量老年人晚年生活是否幸福的重要指标。当前老年群体作为我国最大的"健康脆弱"群体，面临新旧健康危险因素并存、健康底子薄弱、医疗卫生资源分配不均等问题，存在病痛老龄化的境况。因此，老年人的健康和照护问题，是人口老龄化过程中最突出的问题。实施健康老龄化，能够提升全体公民的健康水平，提高全体公民老年期的健康预期寿命和生活自理能力，从而最大限度地降低健康问题对晚年生活质量带来的负面效应。

促进健康老龄化能够协同推进健康中国战略和积极应对人口老龄化国家战略。人口老龄化是人类社会发展到一定历史阶段必然出现的社会现象，积极应对人口老龄化带来的挑战，是我国社会经济可持续发展的重要基础，健康中国战略则体现着国家以人民为中心的发展理念和增进民生福祉的发展取向。**长寿且健康是老龄社会的发展目标，**但在当前阶段，老年人口持续增加，老年人口慢性病患病群体庞大，给我国公共服务供给、社会保障制度、医疗保障制度、经济可持续发展都带来了严重挑战。因此，习近平总书记指出，各级党委和政府要高度重视并切实做好老龄工作，贯彻落实

---

① 刘远立. 树立积极老龄观，促进健康老龄化[J]. 行政管理改革，2022（4）：15-20.

积极应对人口老龄化国家战略，把积极老龄观、健康老龄化理念融入经济社会发展全过程，加大制度创新、政策供给、财政投入力度，健全完善老龄工作体系，强化基层力量配备，加快健全社会保障体系、养老服务体系、健康支撑体系。[①] 健康老龄化，可以提升老年人的健康预期寿命和生活质量。通过预防疾病、促进健康，稳步提升老年人的健康水平，不仅可以使老年人及其家庭能够享有更高的生活质量，促进代际关系的和谐，同时也能极大地减轻政府和社会、家庭的经济负担和精神压力。健康、有活力的老年人的增加，还能进一步释放老年人口红利，促进社会经济在老龄化背景下的可持续发展，从而维护社会和谐稳定、经济的持续发展。可以说，促进健康老龄化，是推进健康中国战略的重要内容，也是实施积极应对人口老龄化国家战略的重要举措。

第三节　建设老年健康支撑体系的必要性

我国之所以在老年健康服务体系的基础上，提出建设"老年人健康支撑体系"，是因为**单纯地从老年健康服务着手，难以改变"越长寿，越不健康，越需要照护"的现象**，而"照护力量跟不上、医疗费用难保障"的局面也将难以改变。长此以往，随着我国老龄化程度的迅速提高，必然会产生越来越多的老年人长寿但不幸福的状况。建设老年人健康支撑体系的必要性，主要来自以下几个方面。

一、病痛老龄化带来的复杂社会问题

联合国人口预测显示，到 2030 年中国老年人口的数量将达到 3.58 亿人，占人口总数的 25.0% 左右；2050 年这一比例将进一步上升至 36.5%。[②] 更有学者预测，到 21 世纪末，中国人口中超过 40.0% 是 65 岁及以上老年人，接近一半是 60 岁及以上老年人。[③] 老人是养老服务体系、养老保障体系和医疗卫生体系的高依赖群体，如果不能改变老年群体的健康状况，随着其规模的快速扩大和比例的不断攀升，无形中将大大增加个人、社会和家庭的养老压力，养老服务和健康服务的供需矛盾将更加突出，维持代际公平、社会和谐的难度将持续加大。

---

① 习近平对老龄工作作出重要指示 [EB/OL].（2021-10-13）[2024-12-30]. https://www.gov.cn/xinwen/2021/10/13/content_5642301.htm.

② 杜鹏. 老年公平在中国 [EB/OL]. (2016-11) [2023-01-17]. https://china.unfpa.org/sites/default/files/pub-pdf/.

③ 陈卫. 中国人口负增长与老龄化趋势预测 [J]. 社会科学辑刊，2022（5）：133-144.

1. 老年自杀率攀升

随着人口老龄化程度的加深和人均预期寿命的延长，人们带病生存的状态越来越普遍，而身体健康问题，恰恰是自杀意念的重要影响因素。[①]在我国，**老年人已经成为自杀率最高的人群**，老年人自杀率随着年龄的增长而上升，在农村尤为严重。

老年人从工作岗位上退下来后，会产生迷茫和边缘感，心中忧郁不能抒发，憋在心里容易引发心理疾病。尤其是当身体健康产生危机，加上丧亲、丧失工作与丧失自理能力等负面生活事件，会进一步增加老年人的身心负担。患有疾病后，老年人不仅要忍受躯体上的痛苦，还要忍受心理上的折磨，疾病缠身且没有康复的希望，伴随痛苦、烦躁、忧郁、绝望，老年人会陷入自我否定。叠加疾病带来的经济负担，就会使老年人悲观地寻求解脱。如表 2-1 所示，65 岁以上老年人群的自杀死亡率远高于其他年龄段，85 岁以上老年人的自杀死亡率更是其余年龄段的数倍乃至数十倍。另有研究表明，日常生活需要别人照料的老年人，产生自杀意念的可能性是日常生活不需要别人照料的老年人的 2.3 倍。自理能力的减弱或丧失，导致有些老年人在日常生活中需要别人的照料，而过度依赖家人或其他人的照料，会让老年人产生强烈的负罪感，认为自己活着就是给家人增添负担，甚至认为自己活着是多余的，觉得自己早死可以减轻自己的痛苦和家人的负担，从而产生自杀意念。[②]

表 2-1 2019 年城市居民分年龄自杀死亡率统计[③]　　　　单位: 1/10 万人

地区	合计	60～64 岁	65～69 岁	70～74 岁	75～79 岁	80～84 岁	85 岁及以上
城市	3.27	6.25	7.97	9.65	15.27	15.97	24.60
农村	7.04	11.26	15.02	23.34	31.75	38.61	56.39

2. 社会经济负担加重

医保基金是保障群众享受基本医疗、实现公平正义的重大制度安排。老龄化、少子化的到来，叠加经济增速放缓，给医保基金的收支均衡带来了挑战。

进入老年后，随着年龄的增长，人的生理机能会随之下降和减弱，患病风险提高。老年慢性病存续期通常较长且大多无法治愈，这必然会导致老年人医疗和照护费用的增加。据 2021 年全国医疗保障事业发展统计公报数据，2021 年职工医保参保人员医疗总费用 14997.37 亿元，比上年增长 12.2%；其中医疗机构发生的费用为

① Zhang D, Yang Y, Wu M L, et al. The moderating effect of social support on the relationship between physical health and suicidal thoughts among Chinese rural elderly: A nursing home sample[J]. International Journal of Mental Healht Nursing, 2018, 27(5):1371-1382.

② 罗萌，李晶，何毅.中国城乡老年人自杀意念研究[J].中国老龄科学研究，2015（7）：41-57.

③ 数据来源：《2020 中国卫生健康统计年鉴》。

12936.45 亿元，医疗机构发生的费用中，退休人员医疗费用 7461.37 亿元，占总支出的 57.7%。按照现行医保基金缴费制度的规定，老年人退休后将不再缴纳医疗保险费用。随着人口老龄化程度的加深，医疗需求人口占比上升，劳动年龄人口即医保基金缴费人数和占比却在下降，这自然会导致医疗保险基金支出速度加快，将给医保基金平稳运行带来巨大压力。

此外，有数据显示，2018 年被调查老年人口慢性疾病经济负担（反映疾病给个人、家庭和社会带来的直接疾病经济负担）为 6.1 亿元，人均为 8813.3 元，相比 2013 年被调查老年人口人均慢性疾病经济负担 2481.8 元大幅增加。[①] 如果以该报告数据推算，将考察范围扩展到全国，按 2020 年末全国 60 岁及以上老年人口 2.64 亿人测算，全国老年人口慢性疾病经济负担达到 2.33 万亿元。老年人口数量的急速增长，患病率的提高，不仅加剧了社会经济和医保基金的支出压力，更有可能从根本上改变医疗卫生资源的代际分配格局，引发潜在的社会代际矛盾和利益冲突，深刻影响和谐社会的建设进程。

3. 家庭负担加重

家庭建设是社会建设的重要组成部分。虽然我国老年人已经享受相对完善的医疗保障和社会保障，但受国家经济实力的限制，面对不断增加的医疗费用和老年人多病共存的现象，这些保障依旧不足以抵御疾病风险。

晚年生活质量在经济脆弱性和健康脆弱性的交织下，可能急转直下。一场重大疾病在短时间内就可能掏空一个人的毕生积蓄，甚至有因病返贫的风险。目前，医疗费用仍是城乡居民的沉重负担之一。我国个人现金卫生服务支出占卫生服务总费用的比例，从 1980 年的 21.20% 提高到 2001 年的 59.97%，达到历史最高点，之后随着政府加大卫生投入，虽后续逐年下降，但 2020 年、2021 年连续两年卫生总费用中，个人支出的占比仍高达 27.70%（见表 2-2）。而 WHO 认为，只有当个人现金卫生服务支出降低到卫生总费用的 15.00% 以下时，经济困难和因病致贫发生的机会才能降低到可以忽略的水平。[②]

国务院扶贫办 2016 年公布的调查数据显示，因病致贫、因病返贫在所有贫困户中的占比达 44.1%[③]，尤其是农村老年人。罹患重病，不仅要花费巨额的医药费和看护费，看护人手也是必不可少的负担。家庭刚性支出超出家庭承受能力，会导致收不抵

---

① 国家卫生健康委统计信息中心. 全国第六次卫生服务统计调查专题报告（第二辑）[M]. 北京：中国协和医科大学出版社，2021：94.

② 许可，刘培龙. 2010 年世界卫生报告概要——卫生系统筹资：实施全民覆盖的道路[J]. 中国卫生政策研究，2010（11）：2-10.

③ 贫困户中超四成因病致贫、因病返贫 [EB/OL]. (2016-06-21)[2023-02-20]. https://www.gov.cn/xinwen/2016-06/21/content_5084210.htm.

表 2-2　2001—2021 年我国个人卫生费用统计[①]

年份	个人支出占卫生总费用的比例 /%	人均卫生费用 / 元	卫生总费用占 GDP 的比例 /%
2001	60.00	393.8	4.56
2002	57.70	450.7	4.79
2003	55.90	509.5	4.82
2004	53.60	583.9	4.72
2005	52.20	662.3	4.66
2006	49.30	748.8	4.52
2007	44.10	876.0	4.32
2008	40.40	1094.5	4.59
2009	37.50	1314.3	5.08
2010	35.30	1490.1	4.89
2011	34.80	1807.0	5.03
2012	34.30	2076.7	5.26
2013	33.90	2327.4	5.39
2014	32.00	2581.7	5.55
2015	29.97	2952.0	6.00
2016	28.80	3351.7	6.20
2017	28.80	3783.8	6.36
2018	28.61	4237.0	6.43
2019	28.36	4702.8	6.64
2020	27.70	5111.1	7.10
2021	27.70	5348.1	6.50

支或收支相抵后难以维持基本生活。特别是部分或完全丧失劳动能力和生活自理能力的老年人，一时间经济和照护的重担，不免都要加在子女身上。

与此同时，家庭趋向小型化、少子化，家庭内部养老的人力资源持续缩减。根据第七次全国人口普查数据，现在是 4 个劳动年龄人口（15 ~ 64 岁）供养 1 个 65 岁以上的老人。到 2035 年后，会减少为 2 个劳动人口供养 1 个老人，到 2050 年大概就只有 1.5 个劳动人口供养 1 个老人。不能忽略的是，这个劳动人口还同时担负着抚养孩子的责任。对于护理照料失能父母，不论是经济水平还是人力资源支持，子女都将会"心有余而力不足"。

4. 生育率受到抑制

通常我们一直在强调低生育率会引起人口老龄化问题，但事实上病痛老龄化问题同样也反作用于生育。我国传统的养老方式是"反馈模式"，即父代抚养子代，子代

---

① 数据来源：根据 2001—2021 年我国卫生健康事业发展统计公报及历年《中国卫生健康统计年鉴》整理。

赡养父代，子代抚育孙代，孙代又赡养子代，下一代对上一代都是反馈的模式。[①]

生养儿女在传统养老观念里，不仅是传宗接代，更是为了让自己的晚年生活可以有个保障。但事实上，从全国老年人口抚养比[②]的角度来看，2000 年全国老年人口抚养比为 9.9%，2021 年达到了 20.8%。我国老年人口基数大与年轻人养老负担重的问题并存。从家庭看，家庭养老功能弱化已经成为必然趋势，尤其是在经济还不富裕的今天，在工作压力、子女教育、住房负担的夹击下，不少年轻人自己在经济上其实已经"自身难保"。

在城市，有 65% 以上的家庭存在"老养小"的现象。[③]不论是"9073"还是"9064"[④]的养老格局，都意味着有 90% 的老年人是要在社会化服务的协助下，通过家庭照顾实现居家养老的。倡导回归家庭养老，意味着更多的养老责任需要个人和家庭来承担。然而前文也已经提到，当家庭中的老年人出现健康问题时，子女往往没有能力和时间精力去照顾父母。这样的现象，从家庭内部逐渐向社会渗透，也就不免传导出一个理念：养儿防老不可靠。

一边是生育子女带来的育儿、教育等巨大的经济成本支出，一边是自己的父母缺乏健康保障可能带来的巨大压力，让越来越多的年轻人开始发愁自己老了以后的生活是否会重复父母这种生儿育女却不防老的老路。这不免让处于婚育年龄段的年轻人产生不如少生育甚至不生育，为自己的晚年生活多存一点医疗照护经费以备不时之需的想法，从而进一步加重了生育率低迷的问题。

另外，作为应对社会压力、转移抚幼负担的家庭策略，隔代抚养对提高社会生育水平无疑具有促进作用。我国参与隔代抚养的老年人比例高达 66.47%。如果老年人自身的健康状况不佳，就会导致直接养儿育女缺乏长辈支持，从而也会间接影响我国的总体生育水平。

长期低生育率又会导致人口老龄化程度再次加剧，劳动力数量相对于需要抚养的老人数量迅速减少，从而将导致整个社会的养老成本增加，养老负担进一步加重。可以说，养老负担重挤压生育意愿[⑤]、生育率低又引发人口老龄化问题，从而陷入恶性循环。

[①] 费孝通. 家庭结构变动中的老年赡养问题——再论中国家庭结构的变动[J]. 北京大学学报（哲学社会科学版），1983（3）：7-16.

[②] 老年人口抚养比也称老年人口抚养系数，是指某一人口中老年人口数与劳动年龄人口数之比。

[③] 李连友，李磊，万叶. 积极老龄化视角下隔代抚养与社会参与的角色冲突及调适[J]. 行政管理改革，2021（5）：71-78.

[④] 9073（9064）养老格局是指：90% 的老年人在社会化服务协助下通过家庭照料（居家）养老，7%（6%）的老年人通过购买社区照顾服务（日间照料）养老，3%（4%）的老年人入住养老服务机构集中养老。

[⑤] 任泽平: 拯救中国人口危机刻不容缓——2019 中国生育报告 [EB/OL]. (2019-01-03)[2023-02-25]. http://finance.sina.com.cn/zl/china/2019-01-03/zl-ihqhqcis2624877.shtml.

二、现有体系难以应对未来的形势

随着我国老龄化、高龄化趋势的加深，人口总量由增长转向减少，人口老龄化进入老龄社会新阶段，社会养"老"的负担，反超养"小"的负担。据预测，我国用于老年人养老、医疗、照料等方面的费用占GDP的比例将升至26.24%。[①]健康养老、医疗服务、长期照料等问题，在城乡社会经济二元结构的背景下同步爆发，且超前于社会公共服务体系的发展，将导致现有的老年人服务体系压力重重。

1. 医养照护床位有限

根据WHO的研究，**老年人口失能**是指老年人生理功能受损、活动受到限制，以及参与社会交往的功能或活动受限制。随着人口老龄化程度的加深和人口预期寿命的增加，失能老年人的比例也将随之增加。据预测，按2030年我国失能老年人口在总失能人口中的占比超过57%计算，失能老年人口将超过7765.68万人，如果不施加预防和控制措施，这个比例将在2050年进一步增长到70%以上。[②]届时必然会形成庞大的治疗、康复和护理服务需求。

然而我国失能照护、护理型床位等，能够增长的数量有限，照护能力更是受到照护专业人员数量的限制。截至2020年末，全国两证齐全（具备医疗卫生机构资质，并进行养老机构备案）的医养结合机构5857家，床位数158万张，较上年增长21.7%；至2021年末，医养结合机构床位总数175万张，比上年增长10.4%。按此增长率推算，2019—2021年医养结合机构的床位数年均增长率为16.1%。即使是在这样的建设速度下，粗略测算，到2030年，我国护理床位数也仅有670.7万张。然而根据刚性需求，约有75%的失能老人需要接受机构照护。[③]据此比例估算，到2030年，我国至少需要5824.26万张护理床位。失能老年人最需要的养护型和医护型养老机构严重不足，护理床位需求量是我国现有的照护设施资源建设力量的近10倍，可以说，护理床位的可能建设量与海量的照护需求之间，有着难以逾越的鸿沟。

2. 专业护理人员明显不足

老年人的生活自理能力随年龄的提高而逐步下降，发生失能半失能的概率会不断上升。《中国养老服务蓝皮书（2012—2021）》预计，到2025年，我国将有7279.22万

---

① 刘远立，郑忠伟，饶克勤. 老年健康蓝皮书：中国老年健康研究报告（2018）[M]. 北京：社会科学文献出版社，2019.

② Luo Y, Su B, Zheng X. Trends and challenges for population and health during population aging—China, 2015–2050[J]. China CDC Weekly, 2021, 3(28): 593–598.

③ 蒋阿凤，潘金洪. 2011—2050年中国失能老人照护需求分析：基于全国第六次人口普查主观失能数据测算[J]. 医药前沿，2013（34）：156-157.

需要长期照护床位的失能半失能老人，2030年这一人数将上升至1亿人。另有专家预测，至2050年，失能半失能人数占老年人的总数将进一步上升至22%。[①] 养老护理员作为支撑老年人社会化照护工作的重要力量，将存在数量上的严重短缺。按照每3名失能老年人需要1名护理人员的国际标准计算，到2030年，我国至少需要护理人员2318万人，到2050年需要4202万人。近几年政府持续加大养老护理员队伍建设，而养老护理员在2021年也只有30.2万名。[②] 长远来看，随着人口老龄化的加剧、劳动人口绝对数量的减少，我国老龄服务人力资源将进一步短缺。与此同时，随着人均预期寿命的延长，失能半失能老人规模将快速扩大，未来的照护压力也将迅速加大。

除了养老护理员短缺外，居家养老对上门医疗服务的需求也较大，尤其是对失能失智老人的健康评估，需要大量的社区医护人员参与。国家卫生健康委印发的《全国护理事业发展规划（2021—2025年）》要求，采取有效措施增加护士队伍数量，特别是从事老年护理、儿科护理、中医护理、社区护理、传染病护理和安宁疗护工作的护士，以及在基层医疗机构工作的护士数量，目标是到2025年，全国护士总数达到550万人，每千人口注册护士数达到3.8人。即便如此，根据WHO 2020年的统计数据，每千人拥有的执业护士在各国分别为：英国8.46人，澳大利亚12.26人，加拿大10.06人，德国12.06人，日本12.1人[③]，我国与其他先行步入人口老龄化的发达国家之间，仍有不小的差距。

3. 医疗卫生支出压力巨大

基本医疗保险制度是我国多层次医疗保障体系的主体与核心。随着我国人口老龄化程度的不断加深，医疗需求持续增加，导致医疗保险基金支出速度加快。60岁及以上年龄组的医疗费用与60岁以下年龄组的医疗费用相比，世界各国的具体数字也各不相同，从德国的2.8倍到日本的5.3倍不等。[④] 一般情况下，60岁及以上年龄组的医疗费用是60岁以下年龄组的医疗费用的3～5倍，80岁及以上高龄老年人平均每人的照护与医疗成本开支约为65～74岁老年人的14.4倍。[⑤] 因此，人口年龄结构老化，也被视为人均卫生医疗健康支出增长的重要解释因素。

老年人的医治往往包括治疗、住院和护理，要比年轻人的治疗更复杂、周期更

---

① 李建伟，吉文桥，钱诚. 我国人口深度老龄化与老年照护服务需求发展趋势 [J]. 改革，2022（2）：1-21.

② 民政部：2022年底前培养200万名养老护理员 [EB/OL]. (2019-09-24)[2023-02-20]. https://www.sohu.com/a/343058732_362042.

③ Oecd stat extracts[EB/OL]. [2023-03-06]. https://stats.oecd.org/Index.aspx.

④ Stephane J. Ageing and the challenges of new technologies: Can OECD social and healthcare systems provide for the future? [J]. The Geneva Papers on Risk and Insurance，2003，28(2): 254-274.

⑤ 总报告起草组，李志宏. 国家应对人口老龄化战略研究总报告[J]. 老龄科学研究，2015（3）：4-38.

长。因此，老龄人口越多，所需医疗卫生费用在GDP中所占份额也越高。根据全国老龄委发布的数据，在不考虑住院率变化的情况下，预计2050年我国老年人门诊和住院的医疗卫生费用将达到130987亿元；如果考虑住院率的变化，2050年老年人门诊和住院的医疗卫生费用预计为155283亿元。[①] 全国老龄办2018年数据预测，到2050年，我国用于老年人养老、医疗、照料等方面的费用，占GDP的比例将达到26.24%。[②] 届时，医疗卫生费用支付压力之大，可想而知。

老年人的慢性疾病，在给患者、家庭和社会带来巨大经济负担的同时，也将使现有的卫生服务体系面临巨大挑战。未来几十年，中国人口老龄化进程将持续加速发展，在这种情况下，我国需要提供更多的医疗卫生资源，以满足老年人口的医疗卫生服务需求。根据《全国第六次卫生服务统计调查报告》的分析，假设2030年有3.98亿老年人口，按照2018年调查得出的两周就诊率推算，2030年60岁及以上老年人的就诊人次数将达到41.5亿人次，相当于2018年全国总就诊人次（83.1亿）的50%，即现有卫生资源的一半未来将用于老年人口的医疗服务。这不仅要求我国现有的医疗服务体系作出巨大的调整，而且也将进一步加大医疗卫生费用的支出。

4. 长期照护资金保障压力大

受到人口老龄化所带来的各种慢性疾病的影响，长期护理需求量会持续大幅增加，相关公共支出也将随之升高。在长护险支出上，2020年，我国长护险参保人数为10835.3万人，享受待遇的人数为83.5万人；当年基金收入为196.1亿元，基金支出为131.4亿元，参照医保资金结余标准，长护险基金当期结余5.9个月，稍显不足。根据《国家应对人口老龄化战略研究总报告》测算[③]，在高失能率、高照料价格（约2100元/月）下，"九一模式"（90%的非正式照料和10%的正式照料）的长期照料成本到2050年将增至25877.0亿元。若按"七三模式"（70%的非正式照料和30%的正式照料），则长期照料成本到2050年将增至47237.7亿元。在低失能率、低照料价格（约900元/月）下，"九一模式"的长期照料成本到2050年将增至17654.4亿元，"七三模式"的长期照料成本到2050年将增至24581.2亿元。据此测算，到2050年的长期照料总成本区间为17654.4亿～47237.7亿元，2050年长期照料总成本，占GDP的比重为0.64%～1.70%。我国老年人口比例大，无法仅依靠政府财政拨款和长护险缴费来承担长护险费用，而退休人员仅凭退休工资，也无法支付如此高额的长期护理费用。

---

① 总报告起草组,李志宏.国家应对人口老龄化战略研究总报告[J].老龄科学研究,2015（3）:4-38.
② 到2050年老年人将占我国总人口约三分之一 [EB/OL].(2018-07-19)[2023-02-20].https://www.gov.cn/xinwen/2018-07/19/content_5307839.htm.
③ 总报告起草组,李志宏.国家应对人口老龄化战略研究总报告[J].老龄科学研究,2015（3）:4-38.

三、促进健康老龄化已成为国际共识

人口老龄化是经济社会发展进步的产物。**20世纪70年代以来，人口老龄化已成为全球现象**。发达国家的人口老龄化程度持续加深，越来越多的发展中国家也加入了人口老龄化行列。

针对伴随老龄化、高龄化所带来的上述问题，国际社会提出了健康老龄化的理念。健康老龄化关注影响老龄健康的主要因素，把老龄化研究视角从结果移向进程，对于维护老年人口的基本健康和提高其生活质量具有积极的社会意义。2002年1月，世界卫生组织健康发展中心出版的《积极老龄化：从论证到行动》一书，对积极老龄化的概念、内涵进行了比较充分的阐释，不仅延续和发展了"成功老龄化""健康老龄化""生产性老龄化"的内涵，而且在"健康"和"参与"两个维度以外，基于老年人群的差异性，增加了"保障"维度。也就是说，除了健康的基本要求外，更加强调了保障和参与的重要性，目的是使所有老年人，包括那些残疾、虚弱和需要照料的老年人，都能提高健康预期寿命和生活质量。

积极应对人口老龄化已成为全世界共同的战略选择。各国人口转变步伐不一，人口老龄化发展趋势和特点也有差别。为了确保全球就健康老龄化问题采取协调一致的行动，联合国大会宣布2021年至2030年为健康老龄化十年，世界卫生组织引领全球实施《2021—2030年健康老龄化行动十年》。该行动计划以《联合国马德里老龄问题行动计划》为基础，概述实施健康老龄化十年的四个努力行动领域，包括：改变我们对年龄和衰老的看法及行为方式；确保社区培养老年人的能力；提供以人为本的综合护理和初级卫生服务；为有需要的老年人提供长期护理。这四个行动领域以公平视角为基础，目的是优化所有老年人的健康。

改变我们对年龄和衰老的看法及行为方式。这一行动领域的目的是促进更具年龄包容性的社会氛围形成。人们在幼年时期，就开始形成对年龄、性别和民族的观念。在整个生命过程中，自我指向性的年龄歧视，会对个人健康行为、身体和认知表现以及寿命，产生负面影响。而针对这个领域的行动（见表2-3），可以从源头上改变所有人对年龄和老龄化的想法、感觉和行为，助力全社会树立积极的老龄观。

确保社区培养老年人的能力。这一行动领域包括帮助所有人在整个生命过程中，促进健康并建立和维持身心健康的能力（见表2-4）。通过降低风险（例如空气污染）、鼓励健康行为（避免吸烟或饮酒过量、饮食健康、定期锻炼身体），消除影响健康行为的障碍（例如高犯罪率或危险交通）或提供可增强能力的服务（例如以人为本

表 2-3　改变我们对年龄和衰老的看法及行为方式的具体行动

负责主体	行动
会员方	通过或批准立法，禁止年龄歧视，并确保执行机制
	修改或废除允许基于年龄的直接或间接歧视（特别是卫生保健、就业和终身学习方面）
	支持制订和实施规划，减少和消除包括卫生、就业和教育在内的各个部门中的年龄歧视
	支持收集和传播按年龄分类的关于健康老龄化和老年人贡献的循证信息
会员方	支持教育和代际活动，减少年龄歧视和促进代际团结
	支持制定和实施减少自我指向性年龄歧视的活动
	根据关于年龄歧视的研究开展宣传活动，以提高公众对健康老龄化的认识和了解
	确保媒体能够客观公正地报道老龄化问题

表 2-4　确保社区培养老年人的能力的具体行动

负责主体	行动
会员方	在国家和地方各级建立或扩展多部门机制，以促进健康老龄化，处理健康老龄化的决定因素，确保政策连贯性和共同问责制
	支持在多部门和多方利益相关平台、进程、对话中，纳入老年人的声音
	促进和制订关爱老人的城市和社区规划
	开展针对特定部门的宣传，说明这些部门如何推动健康老龄化
	在各级和各部门采取循证行动，提升身体能力、强化社区能力，以便做到： 建立对年龄和老龄化的认识和了解，并促进代际对话、学习和协作 扩大住房选择，并对住所进行适老化改造 通过建立无障碍建筑物及交通、人行道和道路安全系统的标准，发展并确保促进性别平等、方便可及、可持续的出行方法 制定并确保遵守信息和通信技术及辅助技术的使用标准 提供休闲和社交活动信息及机会，促进包容和参与并减少孤独感，防止产生社会孤立现象 提供培训，以便提高金融和数字技能，在整个生命过程中支持收入保障和社会保护，保护老年人（特别是妇女）免于贫困 提供终身学习的机会，特别是针对老年妇女 促进年龄多样化，保障工作场所的健康和安全，并通过支持再培训和协助寻找工作，协助延长职业生涯 提供以人为本的综合卫生保健和社会护理 加强规划和服务，提高健康素养和自我管理，增加身体活动能力，提高营养，并促进口腔保健 预防和应对社区中虐待老人的行为
	制订人道主义的紧急情况应急计划
	调拨必要的人力和财力资源
	收集、分析和传播按地理位置分类的数据
	监测和评价有效行动

的全面综合护理）等，建立和维持内在能力。或者通过辅助技术和长期护理，使老年人即使在丧失能力的情况下，也能继续做他们认为有价值的事情。①

---

① 2020—2030 年健康老龄化行动十年 [EB/OL]. (2021-10-30)[2023-03-09]. https://ageing.tongji.edu.cn/info/1047/1329.htm.

提供以人为本的综合护理和初级卫生服务。如表 2-5 所示，为老年人提供平等可及、优质高效的基本卫生服务，包括预防、宣传、治疗、康复、姑息治疗和临终关怀以及安全、负担得起、有效、高质量的基本药物、疫苗、牙科保健、卫生和辅助技术，同时确保使用这些服务不会造成用户经济困难。

表 2-5　提供以人为本的综合护理和初级卫生服务的具体行动

负责主体	行动
成员方	采纳并实施 WHO《老年人综合护理》一揽子计划，包括以人为本的初级保健评估和途径指南，以及 WHO 的其他相关指导，例如减少认知能力下降和痴呆症的风险
	评估卫生系统实施老年人综合护理的能力和准备情况，包括在人道主义突发事件中的情况
	改善获得安全、有效、负担得起的基本药物、疫苗、诊断方法和辅助技术的途径，以便优化老年人的内在能力和身体能力
	鼓励在综合护理中使用安全、负担得起和有效的数字技术
	分析劳动力市场并制订基于需求的计划，以便优化当前和将来的劳动力队伍，满足人口老龄化的需求
	培养一支在老龄化问题上称职（包括能够对痴呆症等长期的复杂健康状况进行以人为本的综合评估和一体化管理）、可持续、得到适当培训、部署和管理的卫生人力队伍
	评估并使用公共、私人以及公私混合型卫生筹资模型，分析其与社会保护系统（养老金和医疗保险）和长期护理的联系
	收集、分析和报告关于国家背景下内在能力和身体能力的临床数据，并按年龄、性别及其他跨部门变量进行分类
	加强关爱老年人的初级卫生保健，为老年人提供全面的服务，包括接种疫苗、筛查、预防、控制和管理非传染性疾病（包括痴呆症）与传染性疾病，以及其他与年龄有关的疾病（例如虚弱、尿失禁等）
	确保为老年人提供连续的护理，包括促进和预防、治疗、康复、姑息治疗、临终关怀以及专科护理和长期护理
	确保不遗漏任何老年人，包括本土老年人、老年难民和移民以及老年残疾人，提高健康老龄化方面的跨部门合作能力，包括民间社会的参与等

为有需要的老年人提供长期护理服务。获得康复、辅助技术以及营造支持性和包容性的环境，可以有效提升老年人的生活自理能力和社会参与能力；满足老年人的长期护理需求，包括社会护理和支持，以协助他们的日常生活和个人护理，并使他们保持人际关系，在适合自己的地方老去，不受虐待；获得社区服务并参加富有生活意义的活动，例如日间护理、临时照护和家庭护理等，而且这些服务必须与卫生保健以及广泛的社区网络和服务联系起来。具体行动见表 2-6。

无论是站在国际视野的角度，还是立足我国人口发展趋势，现有的健康服务体系都不足以缓解我国未来深度人口老龄化所产生的社会问题及经济压力。通过建立老年健康支撑体系，推动预防关口前移，能大大减少老年人慢性病、失能失智的发生和发展，既从源头上控制重大疾病和失能，使人民更健康，又可以让医疗卫生服务能更从

表2-6　为有需要的老年人提供长期护理服务的具体行动

负责主体	行动
成员方	确保提供长期护理的法律框架和可持续的财政机制
	支持老年人及其家庭、民间社会和当地服务提供者积极参与设计政策和服务
成员方	监督长期护理的发展，并促进利益相关者（包括老年人、护理人员、非政府组织、志愿者和私立部门）之间在提供长期护理方面的合作
	在提供合乎伦理、可促进老年人及其护理者人身权利的社区社会护理和支持方面，制定国家标准、准则、规范和证书
	在以人为本的综合卫生保健、社会护理和支持方面，实施符合国家标准、准则、规范的社区服务
	开发和共享提供社区社会护理和支持（包括在人道主义突发事件中）的模式、使用指导与工具，防止在护理服务中出现年龄歧视和虐待老人的现象
	确保适当使用创新的数字和辅助技术并以可承受的价格获得其服务，以便改善需要长期护理者的身体能力，促进福祉
	培养现有的和新兴的正式劳动力提供综合卫生保健和社会护理的能力
	确保正式和非正式的护理人员得到必要的支持和培训
	实施战略，为非正式护理人员提供信息、喘息机会和支持，并提供灵活的工作安排
	构建支持和维持长期护理的融资模型
	在长期护理人员，包括男性、年轻人和非家庭成员以及老年志愿者和同龄人中，形成护理文化
	确保监测长期护理的质量以及对身体能力和福祉的影响，并根据结果持续改善长期护理的质量
	与其他部门合作，查明需求和缺口，改善生活条件，提供经济保障，并促进社会接触、融入和参与

容有效，是应对人口老龄化的最经济、有效的健康策略。因此，对于世界老年人口最多的中国而言，建设老年健康支撑体系势在必行。

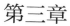

第三章
老年健康支撑体系的内涵与建设路径

世界卫生组织在《1997年世界健康报告》中提出，健康老龄化主张"老人生命的质量应该比生命的长短更为重要"。如上一章所述，通过经年累月的研究与实践探索，国际上关于健康老龄化已形成了一套相对完整的理论体系和行动指南。在我国，银发浪潮滚滚而来，老龄化、高龄化趋势加剧，"未富先老""未备先老"等社会问题长期存在，对我国现行的社会保障体系、医疗保障体系，都构成了直接挑战，仅仅依靠现有的健康服务体系，并不足以化解我国老年人口的"老龄危机"。因此，老年健康支撑体系的构建，成为更好地满足人民群众对幸福晚年的向往以及减轻社会照护压力和国家医保压力的必由之路。

《"十四五"国家老龄事业发展和养老服务体系规划》提出"加强老年健康教育和预防保健等举措，力求完善老年健康支撑体系"。然而，我国理论界目前并没有对老年健康支撑体系开展研究、作出明确的界定，相关部门在讲到老年健康支撑体系时，也还是常常停留于过往对老年健康服务体系的认识上。因此，我们有必要首先从理论上明确老年健康支撑体系的内涵和外延，明确老年健康支撑体系的构成及建设路径，以统一思想认识，加强系统设计，为切实有效地推进老年健康支撑体系建设奠定理论基础。

第一节　老年健康支撑体系及其构成

根据前一章对老年健康服务体系发展历程，以及国际社会健康老龄化理念和构建老年健康支撑体系必要性的分析，我们认为，所谓的**老年健康支撑体系**，是指通过改善影响老年人健康的各方面因素，以支撑老年人健康、延长老年人健康预期寿命的系统结构体系。根据"理念—行为—结果"框架，老年健康支撑体系具体可由老年健康观念体系、老年健康服务体系、老年健康监测评估体系三个子系统构成。

一、老年健康观念体系

老年健康观念体系由一系列人们正确看待老年阶段健康的观念构成，具体包括积极老龄观、健康生活观和晚年生命观，强调通过教育，让全社会树立对老年人和老年生活的正确认识，懂得健康的生活方式，并能够正确地对待衰老和死亡。

消极老龄观认为，老年阶段"人老体弱""老态龙钟"，只能被动地依靠他人的照护来"养老"，因此老年人是社会和家庭的"负担"和"包袱"。消极老龄观片面地强调了老年阶段或老龄化社会所带来的负面问题和挑战。不同于消极老龄观，**积极老龄观**是指社会和老年人自身对老年人的社会发展、自身保障，有一种积极乐观的态度，强调老年人群多方面的价值（而不是负担），包括对文化传承和社会稳定的贡献。[1]中国人讲的"姜是老的辣""不听老人言，吃亏在眼前"等，就突出强调了老年人丰富的人生阅历和经验。习近平总书记在中共中央政治局第三十二次集体学习时强调：积极看待老龄社会，积极看待老年人和老年生活，老年是人的生命的重要阶段，是仍然可以有作为、有进步、有快乐的重要人生阶段。[2]积极老龄观的树立，既能大力引导全社会增强尊重、发挥、接纳、帮助老年人的意识，形成尊老敬老爱老助老的良好氛围，又能引导老年人保持老骥伏枥、老当益壮的健康心态和进取精神，老有所为、老有所乐，保持健康身心，从而实现社会和个人福祉的最大化。

健康生活观，是指老年人自主树立科学生活理念，养成健康生活习惯，提高疾病预防意识，从而提升获得持续健康和社会适应的能力。健康生活观强调老年人"主动健康"，主张"享老""自立""参与"而不是被动"养老"。过去，在老年人的生活理念中，"节俭"占了很大的比重，他们在生活开销上更倾向于吃饱就行，能省则省；对于健康饮食、科学生活习惯、定期体检、心理健康、疾病预防等概念，没有强烈的认知；习惯于在生病之后，才不得不花更多的钱去治疗，忽视所患"疾病"的形成过程。健康生活观的建立，能够帮助老年人强化健康个人责任，将以"治疗"为主的观念转化为以"预防"为主，关注健康信息，自觉学习健康知识，养成健康文明的生活方式，科学养生，自强自立，自觉地维护和促进生命延续，安度晚年生活，同时减轻个人和整个社会的医疗资源负担。

---

① 刘远立.树立积极老龄观，促进健康老龄化[J].行政管理改革，2022（4）：15-20.
② 习近平在中共中央政治局第三十二次集体学习时强调：党委领导政府主导社会参与全民行动，推动老龄事业全面协调可持续发展[N].人民日报，2016-05-29（1）.

晚年生命观，是指人们如何看待晚年生命和如何看待死亡。我国传统生死观重视"生"而害怕"死"，妄想"长生不老"，主张"好死不如赖活"。这就导致了老年人及其家人，过度注重生命的延续，期望依靠各种保健品或偏方饮食延长生命；当死亡来临之时，要么不惜耗费巨资通过各种医疗手段延续生命，要么表现出过度的恐惧和悲伤。正确的晚年生死观的树立，能够帮助老年人及其家人，科学认识生命的终结和死亡，正确理解生与死的必然规律，消除死亡恐惧，从容面对生死，着力提高临终生命质量和尊严。同时，树立正确的晚年生命观，也可以让全社会正确对待生命，减少过度治疗，减轻临终阶段对医疗资源、照护力量、医保资金和家人身心的压力。

积极老龄观、健康生活观和晚年生命观共同构成了科学的老年健康观念体系，有助于全社会正确对待老年人和老年生活，有助于老年人及其家庭成员在正确观念的指引下，致力于掌握维护机体功能、保持自主生活能力的健康知识和技能，有助于降低全社会医疗、照护资源负担。我国目前的老年群体仍然以低龄老人为主，60～69岁的低龄老年人口占55.83%。这些低龄老年人大多具有知识、经验和技能优势，身体健康状况良好，发挥余热的潜力较大。[①] 积极老龄观的树立，可以让老年人群充分发挥余热，"各尽所能、能劳尽劳"，力求"自立"，减少依赖，增加主动"享老"而减少被动"养老"，在社会经济活动中争取更多的"参与"等。这不仅有利于让老年人增强获得感和幸福感，降低罹患各种身心疾病的风险，还能为社会持续提供有经验的人力资源，促进银发经济和老年友好社会建设。健康生活观把老年人健康管理的关口前移至未衰老前，力求通过预防保健，最大限度地降低疾病发生率，降低失能失智风险，从而有助于增强老年人的晚年生命质量，减轻老年人自身、家庭和社会的经济及抚养负担。同时，晚年生命观的树立，有助于全社会树立正确的生死观，接纳衰老过程，维护老年心理健康，减少临终过度治疗。三者相辅相成，促使全社会形成对老年、老年人、老年生活、老年健康、衰老死亡等的正确认知，为形成正确的老年健康生活方式、适宜的老年健康服务体系，奠定思想基础。

二、老年健康服务体系

老年健康服务体系是指社会根据老年健康观念体系，为老年人所提供的相应健康服务和支撑。按国家卫生健康委的表述，老年健康服务内容主要由健康教育、预防保健、疾病诊治、康复和护理、长期照护、安宁疗护等服务构成。这里的老年健康服务体系的侧重点，从原先侧重于以治疗为主转向以预防保健为主。

---

① 刘远立.树立积极老龄观，促进健康老龄化[J].行政管理改革，2022（4）：15-20.

表 3-1　老年健康服务体系的主要内容①

内容构成	具体内容
健康教育	面向老年人及其照护者开展的健康教育活动，促进老年人形成健康的生活方式，提高老年人的健康素养，营造关心支持老年健康的社会氛围
预防保健	建立健全老年健康危险因素干预、疾病早发现早诊断早治疗、失能预防三级预防体系。加强老年人的健康管理，做实家庭医生签约服务，改善老年人的营养状况，加强重点慢性病筛查指导，降低老年人失能发生率，重视老年人的心理健康
疾病诊治	完善老年医疗资源布局，建立健全以基层医疗卫生机构为基础、老年医院和综合性医院老年医学科为核心、相关教学科研机构为支撑的老年医疗服务网络。重视老年人综合评估和老年综合征诊治。全面落实老年人医疗服务优待政策，开展老年友善医疗卫生机构创建活动
康复和护理	发挥康复医疗在老年医疗服务中的作用，为老年人提供早期、系统、专业、连续的康复医疗服务。建立完善以机构为支撑、社区为依托、居家为基础的老年护理服务网络
长期护理	探索建立从居家、社区到专业机构的失能老年人长期照护服务模式。实施基本公共卫生服务项目，为失能老年人上门开展健康评估和健康服务。支持社区嵌入式为老服务机构发展。增加从事失能老年人护理工作的护士数量
安宁疗护	推动医疗卫生机构开展安宁疗护服务，探索建立机构、社区和居家安宁疗护相结合的工作机制，形成畅通合理的转诊制度。稳步扩大安宁疗护试点

老年健康服务体系面向全体老年人，以老年人健康需求为出发点，以提高人均健康预期寿命为目标，根据人均健康预期寿命的影响因素，从全生命周期出发，挖掘生命各个时期对老年期健康状况具有影响的关键和薄弱环节，精准定位服务内容，提供预防、治疗、康复、健康促进等公平可及、整体连续、便捷高效的全程健康服务，通过全程全方位的健康服务和保障，减少老年病痛和失能失智，努力实现"无疾而终"。

三、老年健康监测评估体系

老年健康监测评估体系由老年人整体健康状况监测、老年健康服务体系建设成效评估、老年健康投入评估三方面构成，具体又分为七个维度（见表 3-2）。反映某一地区在某一时期的老年健康支撑体系建设情况，体现因素治理、要素保障、社会参与、多方协同情况和建设绩效。

健康目标维度选取健康预期寿命指标，因为老年健康支撑体系是以延长老年人健康预期寿命为目标的结构体系，该指标相较于"预期寿命"，更能体现老年阶段的生命质量，它反映了一个人在相对健康状况下的平均寿命，是衡量一个地区健康老龄化的重要标准。

---

① 国家卫生健康委员会举行新闻发布会 介绍建立完善老年健康服务体系指导意见有关情况 [EB/OL]. (2019-11-02)[2024-11-11]. https://www.gov.cn/xinwen/2019-11/02/content_5448445.htm.

表 3-2　省级老年健康监测评估体系

维度	序号	指标名称	2025 年预期目标（示例）	数据来源
健康结果	0	健康预期寿命 / 岁	≥ 72	省卫生健康委
	1	65 ～ 74 岁老年人失能发生率 /%	有所下降	自理能力筛查数据
	2	75 ～ 84 岁老年人失智症发生率 /%	有所下降	自理能力筛查数据
	3	65 岁及以上老年人双周患病率 /%	≤ 5	省医保局
	4	65 岁及以上老年人慢性病发生率 /%	≤ 60	省医保局
疾病预防	5	老年癌症患者早期发现率 /%	有所提高	省医保局
	6	参与老年痴呆症免费早筛比例 /%	有所提高	省卫生健康委
	7	老年参保人员体检率 /%	≥ 70	省卫生健康委
健康促进	8	55 ～ 64 岁老年人健康素养水平 /%	≥ 15	省卫生健康委
	9	老年健康专项行动平均参与率 /%	有所提高	省卫生健康委
	10	经常性参与体育活动的老年人口比例 /%	25.5	省体育局
	11	政府推动的适老化改造数 / 万户	累计 10 万户	省民政厅
健康管理	12	65 岁及以上老人健康管理率 /%	≥ 72	省卫生健康委
	13	老年人意外伤害发生率 /%	有所下降	省疾控中心
	14	慢性病管理率 /%	≥ 80	省卫生健康委
医疗服务	15	二级及以上综合性医院和二甲及以上中医医院规范设置老年医学科的比例 /%	≥ 60	省卫生健康委
	16	每百名老年人拥有医养结合床位数 / 张	≥ 6	省民政厅
	17	每万名老年人拥有持证养老护理员数 / 名	≥ 25	省民政厅
	18	65 岁及以上老年人家庭医生签约率 /%	≥ 90	省卫生健康委
健康投入	19	长护险覆盖率 /%	显著提高	省医保局
	20	老年公共卫生经费人均补助标准 / 元	≥ 110 元	省财政厅

健康结果维度选取 65 ～ 74 岁老年人失能发生率、75 ～ 84 岁老年人失智症发生率、65 岁及以上老年人双周患病率、65 岁及以上老年人慢性病发生率这四个关键指标，以力求通过健康支撑体系的建设，做到少失能、晚失智、少生病。因为影响老年人健康预期寿命的因素主要来自失能失智、多病共存和慢性病高发。在失能上，首先要降低 65 ～ 74 岁老年人失能发生率，将失能的发生尽可能延迟到生命末期，这也是 WHO 提倡的健康老龄化的一个指标。在失智上，由于其通常始发于 75 岁以上人群，因此首先要减少 75 ～ 84 岁老年人失智发生率，尽可能地延缓失智出现。[①] 此外，65 岁是身体健康的分水岭，根据《2018 年全国第六次卫生服务统计调查报告》，我国 65 岁及以上人口慢性病患病率是总人口慢性病患病率的 1.81 倍，因此要重点关注 65 岁

---

① 我国老年人失能发生率为 18.3%，这个事情很关键！[EB/OL] (2019-08-04) [2023-03-15]. https://www.sohu.com/a/331434058_99921889.

及以上老年人，降低其双周患病率以及慢性病发生率。

疾病预防维度之所以选取老年癌症患者早期发现率、参与老年痴呆症免费早筛比例以及老年参保人员体检率这三个指标，是因为体检是实现早筛的常规手段，而心血管疾病、脑血管疾病、癌症和失智症，并称为老年人的四大健康杀手。[①]因此，通过这三个指标，可以突出早筛的重点，实现老年健康问题的早发现、早诊断、早干预和早治疗。

健康促进维度选取 55～64 岁老年人健康素养水平、老年健康专项行动平均参与率、经常性参与体育活动的老年人口比例以及政府推动的适老化改造数这四个关键指标。由于健康促进离不开"知、信、行"，"知"即健康知识的获取，"信"即产生相关感知和信念，"行"即健康行为的建立，这三者相互作用，共同推动健康促进。健康素养是指个人获取和理解健康信息并运用这些信息维护与促进自身健康的能力，通过提升健康素养，能强化个体健康知识储备及健康责任意识，因此健康素养主要代表了"知"和"信"。老年人参与以视力功能、口腔健康、认知状况等为主题的老年健康专项行动，能积极推动疾病预防关口前移；经常性参加体育活动，能显著减缓生理功能退化；进行适老化改造，能有效降低其在居家生活中的意外伤害。因此，这三个指标都是促进健康的"行"的具体体现。

健康管理维度遵从适应性原则，选取国家基本公共卫生服务提供的老年人健康服务——"65 岁及以上老人健康管理率"作为指标之一，同时结合老年人的群体特点——慢性病高发、意外伤害频发，选取慢性病管理率以及老年人意外伤害发生率这两个指标进行针对性管理。根据国家卫生健康委的调查，2018 年，我国有近 1.5 亿老年人患有慢性病，且 91.2% 的已故老人死于慢性病。此外，由于生理功能的退化以及慢性病的伴随，摔倒、跌落等意外伤害也在老年人中频发。[②]中国疾病预防控制中心编写的《社区老年人跌倒预防控制技术指南》显示，在我国 65 岁以上老人中，平均每 10 人就有 3～4 人发生过摔倒，其中每万人中就有 8 人因摔倒而过早死亡，并且依据《2021 中国卫生健康统计年鉴》的数据，2020 年，我国 65 岁以上老年人意外跌落的死亡率为 32/10 万人（0.032%）。由此可见慢性病和意外伤害管理的重要性。

医疗服务维度选取了二级及以上综合性医院和二甲及以上中医医院规范设置老年医学科的比例、65 岁及以上老年人家庭医生签约率、每百名老年人拥有医养结合床位数以及每万名老年人拥有持证养老护理员数这四个政府本来就在考核的指标。老年人

① 李国徽，陈凌，麦凤香，等.阿尔茨海默病病因病机研究进展[J].中国老年学杂志，2015（20）：5955-5957.
② 蔡伦，林岑，周蕭，等.老年人跌倒的公共卫生研究进展[J].中国老年学杂志，2018（9）：2265-2268.

健康服务主要是要满足老年人持续增长的养老和医疗双重服务需求。因此，以老年医学科比例、家庭医生签约率、医养结合床位数以及持证养老护理人员数为主要抓手，通过提高设立老年医学科的比例，提升综合性医院为老服务能力；通过提升老年人口家庭医生签约率，提升老年人对基层医疗卫生的利用率和获得感；通过增加医养结合机构床位数，提高养老机构的医疗卫生服务能力；通过提高持证养老护理人员数量，保障老年人对养老专业照料的需求。

健康投入维度选取长护险覆盖率以及老年公共卫生经费人均补助标准这两大资金保障性指标。遵循适宜性原则，选取老年公共卫生经费人均补助标准指标，反映政府对老龄人口投入的基本公共卫生服务力度。同时，通过长护险覆盖率，可反映对失能老人的健康支撑程度。

整体健康状况评估能够动态监测某一区域老年群体的健康水平，反映老年健康支撑体系的建设成效，同时通过整合老年人群的健康信息并对其进行管理，可以发现潜在的管理薄弱环节，为后续老年健康支撑体系建设提供决策支持。疾病预防、健康促进、健康管理、医疗服务等健康服务体系建设成效评估，有助于规范健康服务体系建设，突出重点，力求以比较少的投入，满足老年群体的基本健康支撑需求。健康投入评估能够保障老年健康支撑体系建设所需的必要资金投入，为疾病预防、健康促进、健康管理、医疗服务的开展提供资金保障。三个方面相互支持相互保障，构成了老年健康监测评估体系。

老年健康监测评估工作是一项系统性的工作，是推进某一地区老年健康支撑体系建设的指挥棒。通过设立老年健康监测评估体系，可以指明老年健康体系建设的方向、目标和重点；可以以指标体系为指引，增强老年健康支撑体系建设的协同性，避免顾此失彼；通过明确多主体间的定位、目标和分工，优化资源配置，充分发挥不同主体间的积极性与主动性，最终实现不同主体各扬其长、各显其能、各尽其责、各得其所。同时，通过设立老年健康监测评估体系，可对老年健康支撑体系建设成效进行定期评估，并进一步进行纵向和横向比较，及时发现差距和薄弱环节，加以持续改进；可以根据评估结果，在区域间进行奖优罚劣，鼓励比学赶超，从而更好地推动全国老年健康支撑体系建设。

四、三个子体系之间的关系

观念影响行为、行为决定结果、结果反作用于观念，老年健康观念体系、老年健康服务体系、老年健康监测评估体系三者结合，形成了老年健康支撑体系。

老年健康观念体系，突出了人生观、价值观对老年健康行为和结果的影响，强调要正确对待老年人和老年生活，将老年作为人生的重要阶段加以正确对待；树立"主动健康"和"积极享老"的意识，改变被动"养老"和"等待照护"的消极观念，为老年健康服务体系从重治疗、重照护的健康服务，转向重预防、重健康保持的健康支撑，奠定了思想基础。在老年健康观念体系的指引下，老年健康服务体系强调从影响健康的前因着手，进行健康干预和促进，通过预防与健康促进，兼以连续性的健康服务，缩短老龄化过程中老年人口的残障期或者患病期，提高和保障老年生命质量，最大限度地减少失能失智人群和时间，追求以最小的成本和代价，最大限度地实现老年群体的"无疾而终"。而老年健康监测评估体系，则通过对老年健康整体状况和健康支撑体系建设情况的监测评估，来分析评价老年健康观念和老年健康服务体系建设工作进展和所取得的成效，以评促建，及时发现老年健康观念体系和老年健康服务体系建设工作中的薄弱环节，不断改进老年健康支撑体系建设的工作质量，从而更好地提升老年人的健康水平。

第二节　老年健康支撑体系的主要特点

从上述老年健康支撑体系的构成中可以看到，尽管老年健康支撑体系中包含了老年健康服务体系，但并不等同于以往的老年健康服务体系。单纯的健康服务，是一种被动式的、短时的动作，是为他人做事、满足他人需要，将老年人看成健康服务的需要者，其中蕴含的潜台词是老年人缺乏健康或自我健康管理。而支撑的原意是"顶住物体使其不倒塌"，有维持、支持的含义。这种"支撑"，可以来自外人的帮助，但也可以是自我支撑。"支撑"强调的是一种向上的力，蕴含了一种积极的态度。它不仅表明老年人可以本来就是健康的，而且还主张老年人自身提高"主动健康"和"预防保健"的意识，做好自我健康管理。

老年健康支撑体系与老年健康服务体系的区别主要体现在以下几个方面。

一、从积极老龄观的视角看待健康问题

健康"支撑"即"使健康不倒塌"。它以"老年人是健康的"为出发点，用积极的观点来看待老年人，体现了积极老龄观的理念。

积极老龄观是多层面的，包括宏观层面的国家老龄观和微观层面的个体老龄观。在宏观层面的国家老龄观，习近平总书记提出，要着力增强全社会积极应对人口老龄化的思想观念，积极看待老龄社会，积极看待老年人和老年生活。老年是人的生命的

重要阶段，是仍然可以有作为、有进步、有快乐的重要人生阶段。①这两个"积极看待"，深刻揭示了积极老龄观的内涵，要求我们更加积极、辩证地看待老年人与人口老龄化。人口老龄化的直接原因，是人均期望寿命的延长和出生率的下降，这是一个国家经济社会发展到一定阶段后必然会出现的客观趋势。健康长寿是人类共同追求的目标，随着医疗技术水平的提高和物质生活的丰裕，在很多情况下，人的身体状况在老年阶段并不一定有显著的衰老和病变。然而在传统观念、社会舆论、年龄标准的影响下，人们往往会不自觉地接受自己已经变老、变弱的心理暗示。《联合国老年人原则》强调老年人工作的五个核心思想是"独立、参与、照顾、自我充实、尊严"。研究证明，老年人社会参与和自我身心健康之间存在着正相关关系，社会参与越活跃，身心健康状况越好。②因此，积极老龄观扭转了公众对老龄生活的消极认识，主张不仅不能将老年人群视作社会的负担，还应当引导全社会消除年龄歧视，承认在增龄过程中，老年人有机会均等和处理生活各个方面的权利③，给予老年人在经济社会中发挥作用的空间，尊重个体差异，从简单的提供健康服务和照顾，转变为引导老年人树立主动健康和终身发展的理念，赋予老年人主动寻求健康的权利与渠道，充分调动老年人的主观能动性，自立自强，避免过度依赖。

从微观层面看，伴随年龄增长而出现人体机能退化是自然规律。死亡不可避免，个人能做到的是如何延长生命、提高生命质量，追求健康的最高目标——"无疾而终"。积极老龄观把老年时期看作人生的一个正常的生命历程，认为衰老并不意味着疾病和无能，从而引导老年人减少负面情绪，积极提早筹谋、提早规划，主动寻求健康、保持自理能力。通过提升健康素养，自主掌握健康知识，根据自身生活习惯和身体状况，对自己的健康问题作出科学判断和决定，积极实践健康生活方式。④尽早干预控制慢性病，借助辅助器具和应用科学技术等，代偿和补偿功能退化，尽量长久地保持生活自理能力，维护身体、精神和社会功能方面的良好状态。

二、从全生命周期的视角看待健康服务

"支撑"不是仅仅着眼于老年人产生健康问题后如何解决，它强调的是从全生命周期角度看待老年人的健康问题，着重考虑的是人在进入老年后如何维持健康的状态，是长期性、全过程地重视老年人的健康问题，着力提供全方位和全周期的健康服务。

① 党委领导政府主导社会参与全民行动，推动老龄事业全面协调可持续发展[EB/OL]. (2016-05-29) [2023-03-20]. http://politics.people.com.cn/n1/2016/0529/c1024-28387438.html.

② 联合国老年人原则[EB/OL]. (1991-12-16)[2023-05-28]. http://www.un.org/documents/treaty/A-RES-46-91.

③ 牟新渝，董彭滔. 新常态下的积极老龄观[J]. 中国老年学杂志，2017（7）：1812-1814.

④ 吴玉韶，李晶. 积极老龄观的理念与建构[J]. 行政管理改革，2022（11）：71-78.

《"健康中国 2030"规划纲要》首次把全生命周期健康管理提升到了国家战略高度，纲要中指出："要覆盖全生命周期，针对生命不同阶段的主要健康问题及主要影响因素，确定若干优先领域，强化干预，实现从胎儿到生命终点的全程健康服务和健康保障，全面维护人民健康。"

全生命周期是指"从胎儿到生命的终点"，即从生殖细胞的结合开始，一直到生命的最后终止，包括孕育、成长、成熟、衰老直至死亡的整个过程。按照不同的目的和方法，全生命周期可以划分为不同的生命阶段，如可将全生命周期划分为胎儿期、儿童期、青少年期、中年期和老年期。[①] 人生的不同年龄阶段是一个相互关联的过程，每个阶段都是生命周期的组成部分，存在内在联系。老年期的健康水平，在很大程度上也受到年少时的行为习惯、饮食习惯、社会环境等因素的影响。因此，通过对生命各阶段进行合理干预，可以使个体在老年期的身体机能值达到理想状态。覆盖全生命周期的健康服务，可以根据幼年、青少年、中年及老年时期居民所面临的不同健康问题，对影响健康的因素进行监测和干预，从而提高人群各时期的整体健康水平。针对进入老年期的人群，可以针对老年生命历程的不同阶段、不同需求，提供更具针对性的健康支撑和服务供给，最终实现少得病、少得慢性病与大病、少失能、少失智，尽量延长健康预期寿命，保障老年人群整体健康状况。

覆盖全生命周期的健康服务，对象由老年群体转变为所有人群，健康服务过程从治病到预防、从保障到促进的转变，既能聚焦当下老年人的健康保障需求，又能鼓励中青年主动为老年期做好物资储备、健康积累和精神准备，让我国老龄事业在"未富先老"的情况下，呈现"边富边老""边备边老"的和谐局面。

三、从多元化共治的视角看待健康治理

2002 年 WHO 发布的《全球健康治理概念考察》白皮书提出，**健康治理**是指一个国家采取的用于促进和保护其人群健康的所有行动和措施；强调治理主体多元化，政府卫生部门与社会组织、政府间组织、社会公众等主体共同参与，主张在治理过程中各方分工合作、对话协商，共同融入。"支撑"强化了多元共治的老年健康治理模式，主张政府、市场、社会、家庭、个人都是老年人健康的支撑之柱。

健康共治是中央及各级政府及其相关部门引导社会组织、企业和公众，为了全民健康和福祉而建立的一种平等互动的合作关系。

健康治理不同于单纯的健康管理。 健康管理的行动主体，主要来自卫生相关行政

---

① 宋新明. 全生命周期健康：健康中国建设的战略思想[J]. 人口与发展，2018（1）：3-6

部门、医疗服务提供组织、其他与健康相关的专业组织机构或个人，而健康治理强调多元化的参与者，因此主体往往涉及更多的领域和方面，由多主体协商，达成健康治理的合作状态。这是因为影响健康的因素，不只是疾病一个因素，而是涵盖政治、经济、社会、物质环境和行为方式等多个层面，远远超出了医疗卫生系统的范围，因此，必须依靠政府各个部门和全社会的共同努力。另外，与传统的健康管理相比，健康治理并不仅仅依靠政府的行政权力，而更多的是依靠各级政府的合作协商机制、全员参与和问责机制。只有"政府主导、机构运作、社会参与、家庭支持、个人主动"多方协同的健康治理格局，才能保证政治环境、政策环境、经济保障、社会环境、技术支持、服务供给、家庭支持和个人力量等各个因素之间的有效衔接，从而增强各相关要素的协同性，通过发挥整体效能，保障一致性行动目标的达成。

其中，**各级政府在健康治理体系**中起主导作用。通过把握健康老龄化战略目标，实施宏观战略布局，为我国健康治理体系掌舵；把握政策方向、筹集资金、组建队伍，为老年人提供基本健康保障，为市场和社会主体提供有序的发展环境，同时进行规制与监管。市场则在政府主导下，以老年人需求为导向，在政府和社会等多方监管下，有序开展健康产业运营和技术革新，提供丰富多样的健康服务及产品。各类社会组织、社会团体，则是积极参与健康教育、健康促进，通过志愿服务、慈善基金等支持早筛早检、综合能力评估、关爱服务和健康服务供给。充分发挥家庭的载体功能，帮助老年人形成健康的生活方式，积极面对老年期，给予老年人享有健康服务的物质基础，并充分发挥家庭的服务功能，成为加强个人和市场、社会和政府多维互动的纽带。老年个人则要树立积极老龄观，及时了解自身健康状况和身体机能的变化，养成良好的生活习惯，并为自己的老年健康生活做好充分的物质和精神准备。

多元共治，是指将碎片化的健康行动转变为推动社会"共建共享"、有效支撑健康协同治理，有助于应对健康复合风险，让包括老年人在内的全体人民"人人尽责、人人享有"优质健康服务，实现"全民健康、全人健康"。

第三节　老年健康支撑体系建设路径

组成老年健康支撑体系的老年健康观念体系、老年健康服务体系、老年健康监测评估体系"三道横梁"的构建，需要通过全因素治理、全过程服务、全要素保障、全社会参与、全方位协同这"五大支柱"的建设来支撑，最终形成完整的老年健康支撑体系，实现让老年人健康长寿、"无疾而终"的目标。

一、全因素治理，关口前移

全因素治理，是指政府不同部门、医疗卫生服务提供者、企业和社会组织、公众等众多利益主体，根据世界卫生组织对影响健康的因素的分类，对表 3-3 中所示的影响老年人健康的生物学因素、环境因素、卫生医疗因素、行为和生活方式因素等进行精细化治理，制定一系列正式和非正式的制度和规则安排，以推动协调一致的健康政策，解决公共健康问题。

表 3-3　影响老年人健康的因素

健康影响因素	定义	占比
行为和生活方式因素	因自身不良行为和生活方式，直接或间接给健康带来的不利影响	60%
环境因素	强调人体与自然环境和社会环境的统一，强调健康、环境与人类发展问题不可分割	17%
生物学因素	基因遗传对身体健康的影响	15%
卫生医疗因素	社会卫生医疗设施和制度的完善状况	8%

随着工业化、城镇化、人口老龄化以及疾病谱、生态环境、生活方式等的不断变化，影响健康的因素变得越来越复杂。近年来，国家针对影响健康的复杂因素，提出了一系列解决方案。比如，在《"健康中国 2030"规划纲要》中明确提出，从供给侧和需求侧两端发力，统筹社会、行业和个人三个层面，形成维护和促进健康的强大合力"。

健康不仅包括生理健康，还包括心理健康、道德健康、社会健康、环境健康等方面，影响健康结果的因素又涵盖诸多方面，不同因素对老年人最终的健康结果产生的影响也各不相同。例如，对于老年群体衰老与疾病的基础研究不足，就无法清晰掌握老年人的健康发展规律；老年医疗服务可及性不足，就无法满足老年人及时就医的健康保障需求，小病会发展成大病；健康监测相关产品和服务发展缓慢，就无法对老年人的健康状况，及时作出精准评估和干预；不能根据影响老年健康的不同因素展开干预行动，就无法促进和保持老年人的健康。因此，**想要达到全方位的健康结果，就需要加强对影响健康的全因素治理**。例如，加大对老年医学研究投入，提高疾病预防诊治能力；深入开展老年人健康改善行动，全面实施老年人心理关爱项目和常规体检；实施家庭健康颐养工程，推进老年人家庭适老化改造和宜居社区环境建设；活跃老年人社会交往，加强对老年人失能失智和慢性病的预防等。

二、全过程服务，系统连续

全过程服务，是指从老年阶段全生命历程的角度，针对老年阶段生命不同历程的主要健康问题，所建立的身心健康支持与健康促进服务的总和，具有跟踪性、接力性和全程性的特点，涵盖从初老、中老到临终的全过程，提供包括健康促进、健康管理、疾病预防、医疗治疗、康复护理、临终安宁疗护的全方位服务。

《"健康中国 2030"规划纲要》指出，要覆盖全生命周期，针对生命不同阶段的主要健康问题及主要影响因素，确定若干优先领域，强化干预，实现从胎儿到生命终点的全程健康服务和保障，全面维护人民健康。《关于建立完善老年健康服务体系的指导意见》提出，着力构建包括健康教育、预防保健、疾病诊治、康复护理、长期照护、安宁疗护的综合连续、覆盖城乡的老年健康服务体系。《"十四五"健康老龄化规划》也强调健康优先，全程服务；强调以连续性服务为重点，提升老年医疗健康服务水平。

老年期是生命的特殊阶段。随着年龄的增长，人体的各项身心健康指标均呈现不同程度的下降。老年人容易成为慢性病高发人群，这些疾病具有高发病率、高患病率、高致残率、低治愈率等特点，严重影响生存质量，加重社会医疗照护负担。然而，大多数此类疾病都可以在早期进行控制和干预。因此，全过程健康服务就是要遵循积极老龄观和健康老龄化理念，根据人均健康预期寿命的影响因素，坚持预防为主，关口前移，加大健康教育、预防保健、医疗服务等方面的制度创新、政策供给、投入力度，针对健康老龄化的实际需求与服务短板，**以连续性服务为重点，积极构建"预防、治疗、照护"三位一体的老年健康服务模式**，强化老年人健康管理，提升老年医疗服务水平，推动医养结合发展，加强康复和护理服务，稳步扩大安宁疗护试点，以更好地满足老年人的健康服务需要，支撑老年人保持身心健康。

三、全要素保障，保驾护航

全要素保障，是指将健康理念融入所有政策，是针对健康的宏观社会和经济决定因素，采取跨部门行动的一种策略。[①]它要求社会各部门在制定政策、开展项目和实施工程时，充分考虑其对人口健康的影响，同时为决策的落实提供所需的政策、土地场所、资金、人力、技术、设施器具、信息系统、标准等各要素保障。

2010 年，WHO 在《阿德莱德声明》中正式提出"将健康理念融入所有政策"。2013 年，WHO 把"将健康理念融入所有政策"作为第八届全球健康促进大会的主题。2016 年，第九届全球健康促进大会把"将健康理念融入所有政策"推荐为实现可持续发展目标的重要方法。在国际健康理念的影响下，2016 年 8 月召开的全国卫生与健康大会上，"将健康融入所有政策"正式列为我国新时期卫生与健康工作六项方针之一。2019 年 12 月，《中华人民共和国基本医疗卫生与健康促进法》正式颁布，该法第六条

---

① 2013 年世界卫生组织（WHO）在第八届国际健康促进大会上提出的发展理念。

规定"将健康理念融入各项政策"。其重要性不言而喻。2022年，党的二十大报告强调："人民健康是民族昌盛和国家强盛的重要标志。把保障人民健康放在优先发展的战略位置，完善人民健康促进政策。"

加强影响健康的全因素治理以及完善全过程健康服务，都离不开政策、资金、技术、人才、信息等各种要素的投入。因此，在全要素保障方面，需要明确卫生健康委或民政部作为主管"老年健康支撑体系建设"的统一领导机构，捋顺多头管理机制，加强各部门的横向联系，对"老年健康"进行政策统筹管理；鼓励社会资本参与或承接老龄健康服务项目，在政府预算中，加大对老年健康支撑所需资金的投入，加大土地、金融、人才培养、技术研发等方面的政策支持力度；大力促进老龄健康科技研究，发展适宜的老年预防保健、疾病早筛、康复护理等技术，提高老年健康服务质量；持续培养老龄健康专业技术人才，弥补目前医疗照护、预防保健、健康管理等人才的缺口；推动老年健康与养老领域的数字化集成改革，加快实现卫生健康、养老服务等数据共享，让老年人能够普惠共享数字健康红利。

四、全社会参与，各展其能

全社会参与，就是要求社会的生产服务部门、各类机构、非政府组织、志愿者组织和广大民众，都采取有利于健康的生产方式、消费方式和生活方式，建立健康与经济社会协调发展、健康为人人和人人为健康的良性互动关系，形成以健康和福祉为核心的社会可持续性发展形态。①

健康不仅关乎老年群体的晚年生活质量，同时也是经济社会发展的基础条件，是国家富强和人民幸福的重要标志，是广大人民群众的共同追求。《"十四五"国家老龄事业发展和养老服务体系规划》强调，要树立"坚持党委领导、政府主导、社会参与、全民行动，实施积极应对人口老龄化国家战略，以加快完善社会保障、养老服务、健康支撑体系为重点，把积极老龄观、健康老龄化理念融入经济社会发展全过程"的老龄工作指导思想。在基本原则上，强调**"多方参与、共建共享"，即坚持政府、社会、家庭、个人共同参与、各尽其责。**

影响健康的因素复杂交织，跟每个人的生活习惯、工作学习生活环境密切关联。由于个人和各方面环境都可能影响健康以及健康公平，因此，老年健康支撑体系的建设，就必然要求全社会共同参与。需要推动"每个人都是自己健康的第一责任人""家庭是健康的第一道关口"等健康理念的普及，提高老年人自身与家庭维护和

---

① 傅华，陶沙，等.以健康共治实现全民健康管理[J].上海预防医学，2016（10）：673-676，692.

促进健康的意识、知识和能力；提升公众守护健康的责任意识和共同体意识，鼓励邻里互助、代际互动、志愿帮扶；强化政府职能，治理环境、促进经济社会发展，突出政府以及公立医疗机构、养老机构在老年健康支撑中兜底线、保基本的重要职责，着力提升老年人健康保障、服务和支撑水平；支持公益性社会机构或市场主体，承接政府购买服务项目，开展普惠性老年健康教育和健康管理服务等；调动多元市场主体的参与积极性，推动老龄健康产业发展，加大多品类老龄健康产品与服务供给，满足老年人多元化、个性化的健康消费需求。

五、全方位协同，统筹联动

全方位协同，是指协调两个或者两个以上的不同主体，包括但不限于民政、经信、发改委等部门，协同卫生健康部门，以建设老年健康支撑体系为目标，建立协同工作机制，共同推动。需要指出的是，健康的跨部门行动并不等同于健康的公共政策，因为跨部门行动可以建立在共享利益或共享价值观的基础上，包括但并不必然包括政策内容，健康的公共政策也并非必须跨部门行动。[①]

1978年，国际初级卫生保健会议在阿拉木图召开，并发表了《阿拉木图宣言》，这是国际上首次正式提出卫生部门和非卫生部门协作治理，共同增加人口健康产出。该宣言强调初级卫生保健工作，不仅包括卫生部门，还包括农业、畜牧业、食品、工业、教育、住房、市政工程、通信等部门，跨部门行动是增加健康产出的关键所在。《中共中央关于制定国民经济和社会发展第十四个五年规划和二〇三五年远景目标的建议》中，"健全覆盖全民、统筹城乡、公平统一、可持续的多层次社会保障体系""构建居家社区机构相协调、医养康养相结合的养老服务体系""完善社会治理体系"等，都是从系统观念出发提出的要求。每一个体系都是一个系统，都有其内在结构，各个子系统之间又都存在相互作用的关系，这为我们进行跨部门协作，提供了思想和行动遵循。[②]党的二十大报告再次重申"系统观念"，健康中国与实施积极应对人口老龄化国家战略要协同，养老事业和产业要协同，老有所为与老有所养要协同，传统服务和现代服务手段要协同，居家社区机构要协同，医养康养要协同，这些都是对系统观念的贯彻落实。[③]

由于健康支撑体系的建设，涉及政治、经济、社会、文化等多个领域，远超医疗

---

① 郭建，黄志斌."将健康理念融入所有政策"的价值意涵和实现路径[J].中州学刊，2020（6）：76-82.

② 深入理解"坚持系统观念"[N].人民日报，2020-11-12（9）.

③ 把积极老龄观健康老龄化融入中国式现代化全过程[EB/OL].(2023-03-08) [2023-03-29]. https://www.mca.gov.cn/n152/n166/c47970/content.html.

卫生系统所覆盖的范围，因此需要卫健、民政、教育、医保、人社、体育、经信等多个政府主体之间的横向协同。不同主体的不同层级之间，也需要各种各样的纵向协同和横向协同。例如，基层、社区、疾控、医院、护理院、养老院等各类机构合理分工，发挥各自的优势和特长，有效协作。因此，需要增强跨部门沟通和协调，推动社会保障体系、养老服务体系、老龄产业发展、老年友好型社会全方位协同推进老年健康支撑体系建设。如加强基本医疗保障体系建设，全面推进长期护理保险制度试点，开发老年人健康专属保险产品，为老年人健康管理、治疗、康复护理，提供更多的服务和更坚实的资金保障；深入推动居家社区机构相协调、医养康养相结合的养老服务体系与健康支撑体系的融合，实现健康服务和养老服务资源有序共享；加快社区和家庭适老化改造，建设老年友善医疗机构，大力推动老年医疗、照护服务、辅具开发等老年健康领域新产业、新业态、新商业模式的发展，为老年人提供更高品质的健康支撑和服务；打造老年人安全活动场所，大力支持老年人社会参与，提高老年人社会适应性，促进老年人社会健康。

综上所述，如图 3-1 所示，老年健康支撑体系"三大横梁"的建设，离不开全因素治理、全过程服务、全要素保障、全社会参与、全方位协同这"五大支柱"。其中，每一个个体，作为全社会参与和全方位协同的最小分子，既是全因素治理和全过程服务的受益者，也是全因素治理和全过程服务的参与者，更是各个要素保障间的串联者。

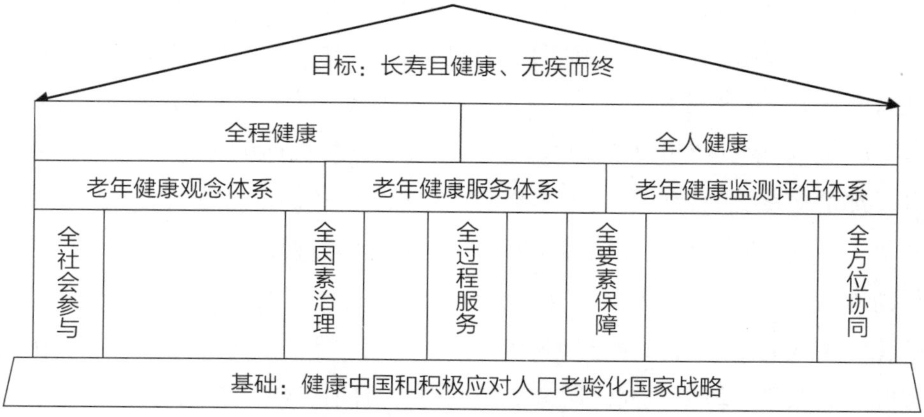

图 3-1　老年健康支撑体系

全因素治理和全过程服务，是健康支撑体系建设的落脚点，共同构成健康支撑行动。以人从胚胎、出生、成长发育直至死亡全周期为基准，全因素对生命的每个阶段的健康，都有着重要影响。因此，通过全因素治理，能够有效干预影响健康的风险因素。而通过对老年期全过程连续的全方位健康服务，则能有效保证老年健康支撑行动的实施。可以说，全因素治理与全过程服务相互配合，才能提升人民群众的整体生命质量，协力化解健康问题给社会带来的诸多困境。

全社会参与和全方位协同，是健康支撑体系建设的切入点，共同构成健康支撑行动的实施主体。老年健康不只是老年人的追求，也与全人群息息相关，更是国家和政府为了经济发展和社会稳定、实现共同富裕所努力的方向。因此，老年健康支撑行动，离不开包括政府、企业、社会组织、家庭、个人等各类主体在内的全社会参与。政府在老年健康支撑体系建设中起着主导性作用。由于健康支撑行动牵涉覆盖面广，在政府发挥主导作用时，需要除老龄工作主管部门和卫生健康主管部门以外的其他各类各级政府部门的有机整合与统筹，全方位协同配合，进而实现健康支撑效益最大化。

全要素保障，是健康支撑体系建设的发力点。全因素治理和全过程服务离不开健康支撑主体的实施和落地，更离不开人、财、物、场地、数据、政策等全要素的保障。

健康支撑主体为健康支撑行动提供全要素保障，精准保障健康支撑行动策略的有效性，健康支撑行动又保证参与健康支撑的每个个体都拥有健康，为主体提供源源不断的健康力量。彼此形成良性循环，相互推进，最终实现老年健康社会的构建。

因此，老年健康支撑体系的构建，是通过政府、企业、社会组织、家庭、个人的全社会参与和政府、老龄、卫健等各部门的全方位协同，汇聚人、财、物、场地、数据、政策等各类要素，进行影响老年健康的全因素治理和为老年群体提供全程全方位的健康服务，最终实现全人全程健康和延长人均健康预期寿命目标的过程（见图3-2）。

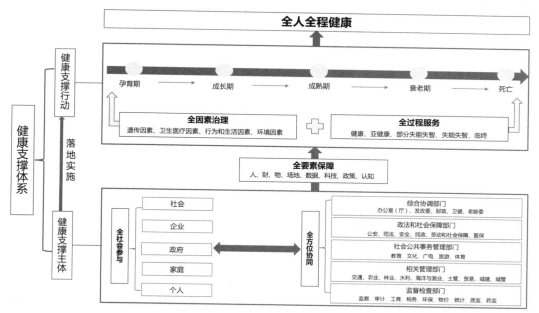

图 3-2　老年健康支撑体系建设路径

第四章
提高对老年人健康影响因素的治理能力

前面提到，老年健康影响因素主要包括生物学遗传因素，医疗服务可及性、社会与自然环境因素，以及老人自身的生活方式与健康行为因素。通过提升对这些老年健康影响因素的治理能力，可以增强老年人的身体素质和心理健康程度，降低卫生医疗支出，为最后无疾而终奠定良好的基础。

我国在生物学遗传因素和自然环境因素治理、老年医养服务供给可及性、老年健康生活方式倡导上，较过去已取得了显著进步。目前我国在老年健康影响因素的治理上，主要还面临着以下三大挑战。

老年医学研究和临床跟不上老年人群健康保健需要。当下政府部门对于老年医学研究的资金投入虽有不少增加，但 2022 年国家自然科学基金和哲学社会科学基金中，涉及老年医学的研究项目占比不足 1%。[①] 由于与老年群体衰老相关的疾病的基础研究成果不足，加上在基础研究成果向临床应用转化上，还存在着各种体制机制问题，导致临床上仍无法清晰地掌握老年人的健康发展规律，难以向老年人提供像婴幼儿那般系统的健康预防保健服务。另外，尽管国家在近几年加大了老年专科、基层医疗的建设力度，同时，又积极倡导老年友好型医疗机构的建设，但限于相关人才的不足和能力提升、观念转变的滞后，导致目前老年医疗服务的宜老化程度不高、老年人群最需要的家门口的医疗服务能力不足。

适老化改造、家庭健康安全监测产品与服务发展缓慢。对家庭、社区、城市进行适老化改造，有助于提高老年人的出行便利，保障老年人的身心健康。但目前全社会对适老化改造的必要性认知不足、意识不强，导致覆盖面有限。同时，我国独居、空

---

① 数据根据 2022 年国家自然科学基金与哲学社会科学基金公示项目名单整理。

078

巢老年人数量多，现有为老服务还未能充分利用智能硬件产品、物联网、大数据、人工智能等数智技术产品，个人、家庭、社区、机构、公共部门还未实现有效对接和资源优化配置，无法为老年人提供实时动态的健康监测与安全防护管理。

尚未建立老年人日常功能维护管理的长效机制。健康教育、健身锻炼、膳食营养、口腔健康、视听觉维护以及心理健康等，都是影响老年人健康生活质量的重要因素。目前，这些面向老年人日常功能的维护管理，仍主要依靠政府每年的专项行动，阶段性、运动式开展，缺乏持续性和长期性。同时，缺少对造成老年健康问题的原因的全面认知与研究，对老年群体生活方式与行为的关注度不足。

因此，为进一步提升对老年健康影响因素的治理能力，政府应针对这些薄弱环节，充分发挥政策法规的导向意义和推动作用，加大对老年医学基础研究的投入和专业人才的培养力度，促进基础研究成果向临床应用转化，创新老年健康社会宣传手段，鼓励全社会创建老年友好型社会，为老年健康治理提供有力支撑；企业和各类科研机构应积极投身老龄产业，研制开发各类保障老年人日常健康生活需求的产品和服务，并利用数智技术和科技产品为老年健康保驾护航；有老家庭及老人个人也应不断提升对老年健康管理的正确认知，创造良好的生活环境，努力打造和谐幸福家庭，成为保障老年身心健康的第一责任主体。通过不断倡导和干预老年健康生活方式，投入和完善老年医学服务和预防保健，落实和推广老年健康监测与安全防护，建设老年健康管理长效机制，持续提升我国对老年群体健康影响因素的科学治理能力，从而缩短老年带病生存期，让老年人拥有更加幸福健康的晚年。

第一节　深化医学研究，加强科技支撑

老年医学基础研究和老年医学临床专科的发展，有利于保障人民的晚年健康。老年期的病患者，往往多病共存、慢性病长随，在现在越分越细的专科医疗服务体系中，老年人往往需要跑多个科室看病或经常跑医院配药。同时，老年期生理机能会持续衰退，如何加强健康监测和评估，及时分类给予相应的健康支持，也是保持老年健康、延缓衰老有待解决的问题。

为此，未来需有组织地加强老年医学基础研究，加强对生命衰老现象及其发生、发展规律的研究，以形成老年健康监测评估标准和相应的老年预防保健体系；继续加大老年友好型医疗机构和老年医学专科建设力度，深入开展老年病诊疗临床研究，提高老年病早筛、临床诊治、康复护理等医疗技术水平和医疗质量，满足人民对于保障

老年健康日益增长的需要；同时，鼓励医疗机构、科研院所、企业，加大对老龄健康服务产品和技术的开发与应用，通过建立常规化的老年健康监测评估体系和统一的健康管理档案，为老年群体提供动态、分类、准确的健康管理和健康支撑。通过发展老年医学、加强老年医疗服务、建设常规化的老年健康管理体系，为老年人的健康保持、疾病救治、康复，提供必不可少的专业支撑。

一、加强整体规划，促进基础研究

作为主要研究老年性疾病发生和发展规律的科学，老年基础医学通过对人体衰老机理以及抗衰老机制的研究，可为老年预防保健以及老年病临床诊治等奠定理论基础。对比国际上发达国家和地区对于抗衰老机制等老年基础医学研究的高度重视，我国由于进入老龄化的时间较短，尽管一些老年基础医学研究成果和进展也不落后于先行国家，但整体上而言，研究热度和相关支持仍有不少差距。为加快老年衰老机制等基础研究步伐，政府应加强顶层设计，加大相关政策支持与资金投入力度，支持和鼓励各研究机构优先开展老年基础医学研究，并建立相应机制，促进基础研究成果向临床应用转化。

1. 加大政策支持和研究资金投入

发展老年医学基础研究的关键在于提高社会整体认知水平。为提高全社会对老年医学基础研究的重视程度，首先应充分发挥政府的引领作用。在顶层设计上，各地政府应加大整体规划力度、强化政策导向与工作指引，同时增加财政资金投入和项目布局，鼓励和引导社会资金投向老年医学基础研究。如合理加大政府科研基金对老年医学基础研究的投入与支持力度，吸引更多的科研机构和人员从事老年医学基础研究，促进老年医学及相关学科的发展；设立国家老年医学基础研究重大或重点基金项目，集中力量开展衰老机制和抗衰老机制中的关键问题研究；加快国家老年疾病基础研究中心及区域中心建设，建立长期性、规范化、高水平的研究队伍，打造老年医学科研高地，持续开展老年医学研究。同时，加强老年医学教育，增加相应的研究生招生名额，以培养更多的老年医学基础研究者，充实老年医学研究队伍；加大国际合作和交流以及人才引进支持力度，使国内的老年医学基础研究能够同步于国际先进水平。

2. 聚焦衰老机理和抗衰老机制研究

社会老龄化程度的不断加深，使得与年龄相关的疾病的发病率和开支逐步提升、医疗保健负担不断增加。医疗系统以往大多是以器官和疾病为对象，忽略了衰老及老化进程对器官和疾病的重大影响。为区分健康影响因素到底是由疾病还是由衰老本身引起的，就必须对衰老机制进行更深入的研究。

加强衰老机理的基础理论研究。为了有更多更加全面和优质的指标来区分疾病和衰老，应加大对衰老机理和检测评估方法的研究，以及对衰老与疾病的关联性的研究，为衰老的预防、老年病的治疗提供科学依据。

积极开展抗衰老技术的研发与运用。加快建立衰老干预综合研究中心，鼓励社会各界加入，汇聚各学科力量，开展药物和相关干预技术研发，从衰老机理和抗衰老机制的研究成果中寻找靶标，开发抗衰老药物和干预技术。

开展从个体、组织、细胞到分子等不同层次的老年医学基础研究，重点攻关老年运动功能障碍（帕金森病、衰弱综合征、老年肌少症、运动神经元病等）、精神功能障碍（继发性精神分裂症、老年期抑郁症、阿尔茨海默病等）类疾病。

3. 加强老年预防保健体系研究

重点关注衰老过程中老年人认知、情感、机能、行为等方面的指标变化，依据指标变化，科学划分老年前期、老年期和长寿期。研发设计相关量表和检查工具，为通过认知、情感、机能、行为等的变化，判断衰老进程提供简易便捷的工具支持。研究并总结不同衰老阶段老年人的身体机能弱化程度、心理状态特点；研究衰老与疾病的关系，探究不同衰老阶段，老年人普遍易感易患的生理性和精神性疾病；研究老年人的生活方式对健康状况的影响机制，综合运用医学、公共卫生、心理学、社会学等学科知识，结合老龄化社会的特点，建立科学的预防保健模式，针对老年人的健康状况，提出有针对性的预防措施。

科技部门应将相关课题列入国家及各省区市重点科技研发计划予以支持。由卫健部门组织专家座谈会，对上述研究成果进行评审和讨论，形成专家共识。依据专家共识，拟订《老年人预防保健指南》，在征求专家意见后予以试行。《老年人预防保健指南》的主要内容应包括老年人预防保健的原则、内容、方法等，旨在为老年人及其服务人员提供科学规范、细致周到的指导与支持，有效提升老年人预防保健的系统性和科学性。

二、支持临床研究，推动成果转化

老年临床医学主要依据老年人常见病的病理和临床特点，从整体出发为老年性疾病提供有效的诊疗和防治，同时也包括老年康复护理内容。老年性疾病往往具有慢性病高发、多病共存以及失能失智等特点，复杂度高、专业性强。由于我国老年人口基数大、高龄化趋势明显，未来对于老年性疾病的临床诊治服务，以及相关治疗康复工具的需求将会显著提升。因而，未来需加大对老年临床医学的研究力度与相关技术的研发和应用，通过加快建立老年疾病临床医学研究中心与老年医学科、提升老年医学人才培养数量和质量、推动老年常见病早筛技术及疫苗的研发与应用、支持老年常见病治疗方法和药物的研究、发展老年康复护理等老年专项服务等，多项并举提升老年性疾病的预防与诊治服务能力，全力保障我国老年人的健康和生命质量。

1. 加强老年临床医学研究

建设老年临床医学研究中心和老年医学科，主要是为了依据对人体衰老机制的研究成果，结合老年疾病的临床特点，及时发现老年患者的病情变化，提早预防、发现和科学诊治老年病，以改善老年人的健康水平。

未来，需在财政资金投入上，建立对于老年临床医学研究中心的稳定支持机制，做好地域分布和协同网络的精准布局规划，避免重复冗余与资源涣散。国家与地方的老年临床医学研究中心，除积极开展临床研究外，还应基于技术创新和成果转化的核心定位，与老年基础医学研究机构做好协作与配合，聚焦老年健康领域疾病防治的重点需求与共性，突破难点，加快平台建设与科研立项工作，创新老年健康管理、疾病诊疗等服务模式，全力推动老年临床医学的发展。

2. 提升老年医学科人才培养的数量和质量

老年医学科人才数量不足、行业从业者在老年临床医学上的专业度欠缺，严重制约了当下老年临床医学的发展。为了及时填补人才储备空缺，以更好地应对未来老龄化社会的健康服务需求，教育部和各省份应进一步提高对老年医学人才队伍建设重要性的认知，加大高等院校及省级重点医院老年医学人才的培养力度。

积极推动覆盖专科、本科、硕士、博士阶段的老年医学学历教育。加快制定老年医学本科教育和考核标准，在临床医学专业本科教育中，加强老年医学知识和能力的传授。扩大老年护理专科护士及老年医学专业硕士生、博士生招生指标，包括中医、中西医结合老年医学硕士生和博士生招生指标，培养更多的高素质老年医学学科医生和护士。

通过出台各种鼓励和激励政策，吸引更多的人才加入老年医学领域。各地可根据医疗卫生机构的实际情况，有针对性地加大对老年医学学科建设的支持力度，通过完善老年医学职称晋升通道、薪酬分配制度和绩效考核机制，稳步提高老年临床医学从业人员的薪酬待遇，以吸引更多的人才加入。

促进职业发展，培养具有全国影响力的老年医学领军人才。将老年医学人才纳入卫生行业紧缺人才预警和管理机制，加强财政投入力度。出台《老年科医生转岗培训实施方案》等，实施老年医学转岗培训和老年科医生能力专项培训项目。各地加快做好老年医学高层次人才发展平台建设，建立完善的人才选拔、培养、管理与评价机制，提升老年医学专业层次建设，加大老年医学专业人才储备。同时，实施老年医学领军人才培养项目，遴选各地优秀的资深与青年学科专业人才，组建国家级、省级老年医学创新团队，以发挥领军人才在老年医学人才队伍中的引领作用，全面提升老年医学服务供给能力。

3. 推动老年常见病早筛技术及疫苗的研发与应用

早期筛查与科学接种疫苗，是最经济、简单的预防感染性疾病，减缓或阻断慢性病进展，降低慢性病并发症风险的有效手段。相对于婴幼儿成熟的早筛与疫苗预防接种管理体系，目前针对老年人群的早筛普查与疫苗接种体系发展较为滞后。未来还应更加重视预防在健康管理中的作用，促进早筛早诊，以降低老年病发病率或减轻病症，提升老年健康质量。

加强老年常见病便捷早筛技术的研发。加大经费投入与支持力度，提升研发质量，支持如肌少症、青光眼、心脑血管疾病、肿瘤、失智症等老年常见病早筛技术的研发。传统早筛技术主要包括影像学检测、内镜、组织活检等手段，存在流程复杂、存在伤害等问题，且不少老年常见疾病并无有效的筛查检测手段。为提升早筛技术的可普及性以及在老年群体中的渗透率与依从性，未来需加快推进老年常见病低成本便捷早筛技术和产品的发展，加快在例如microRNA、ctDNA、APOE基因检测、POCT快速诊断等早筛监测技术上的突破与前瞻性验证研究。

推动老年常见病早筛技术的落地应用。受制于相关老年病发病机制研究、产品开发成本和大众认知度，老年健康相关早筛技术的发展并未成熟。为积极推动科技创新成果和适宜技术的推广和应用，政府应牵头组织高校、各类研究机构以及企业研发部门，成立创新概念验证中心，进行资助与支持，弥补科研成果与市场转化之间的空白。充分发挥临床医学研究中心的平台优势，汇集各大老年医学相关机构和技术（服务）人员资源，加速临床试验，积极推动老年健康领域科技创新成果和适宜技术的推广与应用。可依照《中华人民共和国促进科技成果转化法》，优化科研成果注册使用登记流程、畅通投融资相关政策，落实科技成果转化权益相关政策规定，构建更好的老年医学科技成果转化的生态环境。为加快技术的商业化落地，需建立覆盖从市场教育到监督管理的老年健康早筛体系。各方应通过加大市场教育与推广，提升大众、医护人员对于早筛产品的认知，政府可通过发布早筛指南、从重点人群开始实施医保支付、促进企业与体检机构等相关单位的合作等方式，全面提升老年常见病早筛产品的市场渗透率。

大力推进老年常见病疫苗研发和应用。疫苗市场空间广阔，但由于技术欠缺、行业壁垒高、市场认知度低、行业政策变动风险大等原因，目前我国在老年常见病疫苗的研发与应用上，仍处于早期探索阶段。对此，政府未来应积极推进对带状疱疹、肺炎球菌性疾病、阿尔茨海默病等老年常见病的疫苗研究。科技部可通过设立相关疫苗技术研发与应用类重点专项，支持企业疫苗研发，鼓励临床试验。同时，应通过启动老年免疫规划、疫苗接种体系规范等政策、标准，提高老年家庭的接种意识，开展老年群体预防接种行动，推动老年常见病防治关卡前移，逐步提升老年人的接种率。

4. 加强老年常见病治疗方法和药物的研究

相较于中青年人，老年人由于机体功能衰弱、免疫力下降、多病共存等复杂情况，在医疗诊治与用药上，更容易出现安全性和耐受性问题。据《国家药品不良反应监测年度报告（2021年）》显示，在患者药品不良反应报告中，65岁及以上的老年患者比例高达31.2%。

为确保老年群体在接受医疗救治以及药物使用过程中的安全有效性，未来还应加强临床研究，研制更安全有效、简便低价的宜老治疗方法和药物。各地政府可通过加强健康行业的政策联动，深入推进多部门协作，建立老年常见病治疗方法和药物研究的合作机制。通过多种途径鼓励和支持医护人员提升优化针对性治疗方法和技能，创新探索老年药物的研究发展，发挥中医药在老年医疗保健服务中的作用，科学指导合理用药、完善治疗方案。各研发机构和企业也应积极引入国内外发达地区对于老年常见病治疗方法和药物研究的先进技术方法，以推动我国老年常见病治疗方法和药物研究的快速发展。

5. 加快发展老年康复护理服务

康复护理服务既可以减轻老年人的病痛，也可以通过病后护理以及康复管理来修复改善其身体机能状况，从而提高老年人病后的生活自理能力。康复护理环节的薄弱，将对老年人的健康生活质量造成显著影响。例如，据世界卫生组织的研究，脑卒中已成为成人首要的致残因素，并且是人类第二位的致死病因。而国家卫生健康委统计数据显示，我国脑卒中患病总人数超过2800万人。据国家卫生健康委脑卒中防治工程委员会的数据，2020年，我国40岁以上居民中风患病率为2.61%，发病率为505.23/10万人，死亡率为343.4/10万人。具有高致残率的脑卒中，已成为严重威胁我国老年居民健康的头号杀手。如果缺少专业的健康护理，突发脑卒中的老年患者，在术后可能会形成肢体活动能力或语言文字能力丧失等多项后遗症，且容易复发，造成更为严重的伤害。据我国疾病防控中心的相关数据，在我国脑卒中存活患者中，约75%的患者留下了后遗症，有近40%的患者出现了中重度残疾的后遗症，超过25%的患者会在2～5年内复发。[①]而据杭州彩虹鱼康复医院的数据，如果能够及时地跟

① 中国疾病预防控制中心. 脑卒中的防治 [EB/OL]. (2018-10-29)[2023-02-25]. https://www.chinacdc.cn/jkzt/mxfcrjbhsh/jcysj/201810/t20181029_196707.html.

进脑卒中患者的术后康复和管理，则能大幅降低致残率和复发率，提高脑卒中患者的术后生活质量。

目前国内老年康复护理服务市场仍处于早期发展阶段。社会对于康复护理的重要性意义认知不足，康复护理服务机构建设不足，康复医学科床位和人才供给短缺，无法支撑老年群体愈发庞大的康复护理需求。对此，未来需全面提升对于康复护理服务重要性的认知，大力推动我国老年康复护理服务的发展。政府相关部门应加大对老年康复护理的重视与投入，把老年康复护理作为一项重要的老年健康支撑工作来抓。出台相关举措，鼓励、支持康复医院、老年医院等专科医院的建设，鼓励医疗机构将康复治疗融入老年相关疾病的诊疗流程中，推动康复医师、护理师人才的培养与康复护理相关技术的发展。支持社会力量加入老年康复护理医疗等细分服务领域，加快打造一批具有竞争力的品牌服务机构。同时，应加大宣传教育的力度，提升公众对于康复护理重要性的认知，知晓有哪些康复护理服务和到哪儿获得相应的康复护理服务。老年人及其家庭也应提升自我认知，明白及时的康复护理，对于患者、家庭以及社会的积极意义，并主动、积极地参与康复护理，为有需要的老人寻找合适的专业康复护理服务。康复护理能最大限度地减缓老年人失智症和肌无力的发展进程，提高脑卒中的康复程度以及肿瘤等疾病的生存率和生活质量。

康复护理等相关服务机构，除加大床位、提高康复护理技术人员配备等软硬件设施建设外，还应持续提升康复综合服务能力。例如，提升服务管理能力，制定护理流程规范、仪器技术操作规范、应急方案规范等服务标准；提升康复服务能力，对于已患疾病的老人，在控制其疾病进展的同时，通过物理治疗、心理治疗等综合干预手段，尽最大可能帮助老人恢复机体功能；注重人才建设，通过定向培养、专项培训、专家带队指导等形式，提升机构从业人员的素质；加强技术研发，加大相关技术研发/引进的资金预算，利用前沿科学技术提升疾病诊疗、健康促进、康复护理等服务能力；积极推动"互联网+康复"模式的建立，有效整合服务资源、提升服务效率与品质。

三、实施分类管理，提供精准服务

对不同健康状况的老年群体进行分类，针对不同的类别，选取不同的健康管理服务供给，可以提高健康管理服务资源的配置效率，有效提升服务供给的精准度，以能够获得的有限投入，最大限度地提高老年群体的健康状况与满意度。

为此，首先需要建立统一的健康管理电子档案，根据老年人的健康数据，形成个人健康画像，在确保共享完整性和安全性数据的前提下，打造政府可管理、市场可利用、个人可查询的健康档案。其次，需要制定合理的分类管理机制，以统一的分类管理标准，对老年人进行健康层级分类，同时构建动态评估机制，定期更新老年人的健康状况，以确保健康画像的准确性。最后，打造高效资源配置系统，并通过建立服务标准，有效提升服务供给的精准性和质量。

1. 建立统一的健康管理电子档案

健康档案是个体健康管理过程的规范记录，是医疗卫生保健服务中不可缺少的工具。在当下，由于医疗机构之间数据不共享、相应的数据法规和数据安全保障制度未建立、可用的数据服务平台缺乏，人们一般都只有历年的体检数据和分散的就医检查诊疗记录，而未能拥有完整的个体健康档案。

完善的健康档案应以统一的数据格式和接口全面记录涵盖基础身体健康状况、健康评估和管理情况、家庭支持情况等在内的老年人健康状况，同时可在合规的医养服务机构、老年用户与家庭，以及政府部门等之间，按一定的权限和规则，实现共通共享、安全流转。为建立完善的老年健康档案、实现对老年健康数据的充分利用与管理，从而更好地服务于老年群体，首先，政府部门应**建立统一的健康档案数据服务平台**，接入所有的数据，以供机构、个体以及政府各部门对老年人的健康数据进行查询、提取与引用；建章立制，特别是建立数据安全、权利保护、数据流转、安全认证等相关的基础制度和标准规范，明确不同机构、部门以及个体对老年健康数据获取的权限范围，以实现对居民数据更好的管理、利用和保护。其次，做实健康档案，进一步压实基层医疗卫生机构的主体责任，**明确由基层医疗卫生服务机构负责牵头辖区内老年人群健康档案的建立**，依托国家基本公共卫生服务中 65 岁及以上老年人的健康管理和城乡居民健康档案管理服务，做细做实辖区内老年人内容完整、准确、动态更新的健康档案，为实行全域老年人健康管理提供可靠的基础信息。通过家庭医生制度建立老年人健康管理档案，由此完成老年人健康档案基础信息的收集和建档；同时通过妇幼公共卫生服务项目，建立辖区内每一位居民从孕期检查开始的基础健康档案，从而形成全民健康档案基础信息的收集和建档，为后续形成全生命周期的健康档案奠定基础。再次，**通过数据服务平台，动态归集医疗和养老服务机构等所形成的老年医疗和健康管理数据**，当老年人在医疗和养老服务机构享受医疗健康服务时，老年人的体检评估记录、就诊治疗记录等所有与健康相关的信息，都应能自动上传至健康档案数据服务平台，以实现健康数据的归集和共享。后期还可以实现老年人可穿戴设备日常健康管理数据的上传与更新，实现健康管理信息的完整性，为个性化精准健康管理奠定数据基础。

2. 构建常规化动态评估机制

老年人的身体机能状况是在不断变化的，服务供给与管理的有效性，均需建立在对老年人健康状况的真实准确评估基础之上。因此，建立老年人健康状况常规化动态评估机制，根据实时更新的健康评估数据，对老年人的健康管理进行及时调整，对于保障老年人的健康是非常重要的。为此，需要及时获取和记录老年人最新的健康信息数据，并按照科学统一的评估标准，对老年人的健康状况进行定期评估更新，以准确掌握老年人的身体素质情况，有针对性地提供健康管理方案。

构建动态评估更新机制，除了要有统一的电子健康档案和健康分类评估标准外，还需要解决由何人在何时以怎样的方式对健康状况进行分类评估更新的问题。为此，**可由基层医疗卫生机构作为老年人健康状况定期评估的组织实施责任单位**，由基层医疗卫生机构在执行政府公共卫生服务项目中的老年人每年常规体检时，对老年人的健康状况进行动态更新和综合评估。在此基础上，通过每年的"线上自查＋行政补查""自主申请＋行政申请＋公共卫生复查确认"的方式，持续及时地更新辖区内老年人的健康状况。

3. 制定合理的分类服务标准

首先，卫健、民政、医保等相关部门，可以参考《老年人能力评估规范》（GB/T 42195—2022），根据老年人健康管理档案中的综合数据或每年的体检评估，将老年人的健康状况分为能力完好、能力轻度受损（轻度失能）、能力中度受损（中度失能）、能力重度受损（重度失能）、能力完全丧失（完全失能）五个等级；或从健康维度，将老年人划分为健康老人、虚弱老人、功能受限老人、患病老人和失能失智老人等。

其次，需加快建立完善的服务供给统一标准。需要**明确对不同健康程度的老人提供的服务内容**，如对于健康老人，提供以健康管理（教育、预防）以及文娱社交为主的服务；对于虚弱老人，提供以日常照料和健康保健为主的服务，在保障其正常生活水平的同时，减缓其器官功能的退化；对于功能受限老人，提供以康复护理及照护为主的上门护理服务；对于患病老人，提供疾病诊疗和疾病管理服务，助其提升健康程度，培养其自主预防和管理的素养；对于失能失智老人，提供长期照护和康复护理服务，最大限度地提高其生活质量。需要**建立详细规范的服务流程和标准**，明确各类老年人健康服务的具体步骤，并规定服务的质量标准，以确保服务的质量和效率。服务供给标准作为服务指南，应对服务对象、服务供给者的责任和义务，服务内容，服务范围，服务质量评价指标，服务价格及收费标准等内容作出具体规定。**建立完善的服务监督评价管理体系**，加强服务过程的监督管理，对服务结果进行评估和监控，并建立完善的投诉处理程序，积极维护老年人的合法权益。

第二节 发展防护产品，提升安全保障

仅仅提升医疗卫生机构诊疗、健康管理服务能力，对于保障老年人的健康而言，是远远不够的。为提升和维持老年群体的健康状况，还需要建立关口前移的安全预防管理机制，避免和减少危及老年健康的因素或事件出现。随着现代老年群体独立生活情况的越来越普遍，独居、空巢老人越来越多，如何保障老年人独立生活的安全性，避免意外事故的发生，这是未来保障老年人无疾而终需要着力解决的问题。

为此，未来需不断深化居家、社区和城市的适老化改造，以改善老年人居住和生活的环境，避免因跌倒等可能导致失能等意外事故的发生。同时，借力数智技术的不断发展，普及居家远程监护、实时监测、自助报警、随身健康预警等安全监护服务，为老年群体的日常安全和健康保驾护航。

一、深化家庭适老化改造，减少居家意外伤害

传统的家庭养老观念和国家规划的"9073"养老模式，决定了我国90%以上的老年人晚年的大多数时间，都将在"家"中度过。因此，居家养老的安全性与生活品质，决定了我国健康老龄化社会的建设水平。

由于骨骼退化、神经系统衰退、眼睛等感觉器官功能减退等综合原因，老年人群发生意外伤害的风险要远高于普通成年人。看起来熟悉且貌似安全的家，实际上对于老年人来说，潜藏着种种危险，如凹凸不平的地面、过亮或过暗的照明、干湿不分的卫生间。据《柳叶刀》子刊的相关研究文献报道，意外跌倒是导致我国65岁及以上人群致命和非致命伤害的主要原因。[①] 跌倒已经成为老年人意外伤害致死的最主要原因，随着高龄化和少子化程度的日益深入，老年人居家安全已越来越受到社会的关注。因此，为保障老年群体的居家安全，防止意外伤害对自主健康生活的损害，未来还需加快有老家庭的适老化改造，以使老人可以安全地居家生活。

家庭适老化改造，是指根据老年群体的身体机能、行动偏好以及心理需求变化，对室内空间、建筑设施等进行改良设计，以提升对老年人日常生活适宜性的改造活动。改造内容主要包括室内空间改造（地面平整、防滑，出入通道无障碍改造等）、家装改造（安装扶手及抓杆、配置浴室防滑垫、调整室内灯光照明等）、辅具配置（轮椅、浴凳等）以及安全监控改造（安装安全监控、紧急呼叫设施等）。适老化改造，不仅可以通过增加扶手、调整灯光、改善地面等方式，减轻老年人因身体机能

---

① 老年人摔一跤真的很严重！近十年来我国老年人跌倒的死亡趋势在增加![EB/OL]. (2022-03-06)[2023-03-24]. https://www.medsci.cn/article/show_article.do?id=36df3001e974.

变化而带来的行动障碍，进而降低老年人因摔倒而受伤的可能性，还可以根据老年人的实际需求，通过安全监控和报警装置等提升独居安全性，改善空间的使用功能和摆设，提升生活的便利性，从而让老年人能够在家中更加安全、方便、舒适地生活。适老化改造不仅能够降低老人发生意外伤害的概率、提高自主生活的独立性，同时还能够促进老龄产业发展，推动社会经济发展。

由于我国人口众多、老龄化发展速度快，适老化改造涉及面广、资金需求量大，在人民群众普遍还不富裕的情况下，需要全社会的共同努力。政府可发挥公信力和政策引领作用，通过政府补贴、税收减免等措施，激活适老化改造需求和市场供给力量；企业应在政府的支持下发挥主导作用，不断提升适老化改造的供给能力，为广大人民群众提供高品质、可负担的改造服务；有老家庭则应提升对适老化改造必要性的认知，积极参与改造活动。通过全社会的共同努力，对适老化改造进行提质扩面，可最大限度地减少老年群体的居家意外，提高健康晚年生活质量。

1. 政府加大支持，发挥引领促进作用

为避免老年人居家意外伤害，相关部门应加大政策支持与资金投入力度，建立民政、建设、发改、财政、卫健等多部门联合工作机制，将居家适老化改造纳入每年的民生实事工程，持续推进和扩大家庭适老化改造。

家庭适老化改造可聚焦老年人安全、健康等方面的需求，区分基础改造服务包和拓展改造服务包，以满足不同场景、不同消费水平的适老化改造需求。除浴室地面防滑防摔倒处理、室内地面平整、墙体安装扶手（抓杆）、加装夜间感应灯等避免老人居家意外伤害的基础性适老化改造项目之外，还可鼓励推进远程监测、紧急呼救、智能水电网等智能监护系统的改造，全方位呵护老人居家安全、降低意外事故的发生率。

鉴于目前人民群众对于老年人家庭适老化改造必要性和重要性的认知不足，政府除对困难老人等特殊群体，通过财政出资，由政府购买服务，免费提供基础的适老化改造、发挥示范和宣传教育作用外，**还应建立普惠型家庭适老化改造政府补助机制**，对广大的其他老年家庭，依据老年人健康状况、年龄、家庭经济条件等进行分类，**提供不同程度的适老化改造补贴，通过政府公信力和补贴等政策，激活家庭适老化改造需求，持续扩大适老化改造面**。各地政府可率先为独居空巢、低收入、部分失能老人提供基础适老化改造补助，后续再逐步扩大到全体 70 岁及以上老年人。分户建立居家适老化改造项目档案，按相关标准给予基础服务包适当补贴，超出补助标准的费用由个人承担。补贴以家庭为单位，每户家庭补贴基础服务包不超过改造总额的 50%、拓展服务包不超过 25%，合计最高金额不超过 3000 元（即不超过目前大多数地方政府为困难老年人采购的适老化改造服务包金额的 50%）。在推广前期，具体的政府补贴比例建议如表 4-1 和表 4-2 所示。

表 4-1　基础服务包改造政府补贴比例建议

经济情况	居住方式	自理	部分失能
A 类（困难及特殊家庭）	独居、两栖	100%	100%
	其他	100%	100%
B 类（低收入家庭）	独居、两栖	50%	50%
	其他	40%	40%
C 类（普通家庭）	独居、两栖	30%	30%
	其他	20%	30%

表 4-2　拓展服务包改造政府补贴比例建议

经济情况	居住方式	自理	部分失能
A 类（困难及特殊家庭）	独居、两栖	100%	100%
	其他	100%	100%
B 类（低收入家庭）	独居、两栖	25%	25%
	其他	20%	20%
C 类（普通家庭）	独居、两栖	20%	25%
	其他	15%	20%

同时，政府也可通过给予适当补助、减免相关服务供给企业税收负担的方式，促进更多的企业参与市场化的家庭适老化改造服务；通过建立统一的老年家庭适老化改造评估机制与补贴标准，发布改造指导方针与服务管理监督方案，持续推进家庭适老化改造服务扩面提量。

2. 企业携手政府，提升服务供给能力

根据住房和城乡建设部的指标，我国居家适老化改造的直接市场份额超过 3 万亿元[①]，但目前我国家庭适老化改造仍主要依靠政府集中购买、兜底补贴、发放统一产品包的形式，产品服务无法满足实际个性化需求，市场化程度不高。

根据《浙江省老年报》和浙江大学健康产业创新研究中心联合开展的面向全省老年报读者的调研数据，"适老环境改善产品"是所有适老产品类中需求排名最高的，且明显高于对其他产品和服务的需求。其中，住房环境改造、无障碍通道与电梯、安全防控居前三。超过半数的老人希望有关部门能提供诸如家中重点位置（如浴室）安装扶手、防滑垫等装置这类服务（产品），来减少摔跤等意外伤害事件的发生。可见，

[①] 30000 亿市场规模亟待挖掘，适老化改造又有突破与机遇[EB/OL]. (2020-08-18)[2023-04-08]. https://m.thepaper.cn/baijiahao_8774812.

目前老年群体对于居家适老化改造服务是有较大需求的。但调查也显示，目前老年人对于适老产品的消费，整体上比较保守；对于纯市场化的产品和服务，持怀疑和谨慎的态度；对于家庭适老化改造，虽有需求但不敢轻易让企业来做。

因此，从事或有意从事家庭适老化改造服务的企业，应借助当下社会对于养老话题的高关注度与政策支持，主动寻求与政府机构以及相关协会合作的可能性，联合进入社区，借助政府和社会组织的公信力，更好地对接老人需求，改变当下只能承接政府采购合同被动提供服务的处境。室内设计装修行业的从业者，可优先考虑拓宽业务范围，加强家庭适老化改造的必要性和重要性宣传，并加强专业研究，在全面综合考量老年群体生理与心理双重需求、老年人衰老过程的基础上，从老年人的综合能力评估结果、基础疾病、日常生活线等基本要素和老年人的实际需求出发，提升家庭适老化改造服务的专业能力，以点拓面，以优质的服务与有效的使用效果，建立适老化改造和服务企业的口碑，吸引更多的老年家庭进行市场化的居家适老化改造，并进而保障企业适老化改造业务的可持续发展。

3. 家庭提升认知，适时进行适老化改造

由于以前平均寿命不长，大多数家庭和人民群众对于老年人与一般成年人在居家生活中有什么不同以及关于适老化改造是什么、为什么要进行适老化改造等，都缺乏必要的认知，这也在很大程度上制约了家庭适老化改造的进程。

近年来，政府对困难老年人等特殊老年人家庭实施的免费的居家适老化改造行为，以及通过适老化改造服务企业的主动宣传，人民群众对于居家适老化改造有了一些认知，并看到了适老化改造对老年人日常生活所带来的好处，但大家对于何时要进行何种程度的适老化改造、适老化改造是否很麻烦以及找谁来改造等，仍然心中没底。因此，不到万不得已，大城市中的绝大多数老年人及其家庭，对于适老化改造仍持观望态度，而三四线城市及乡镇老年人及其家庭，则仍处于对适老化改造及其作用与价值缺乏认知的阶段。这些都成了当下适老化改造市场主动性需求匮乏、良性市场无法建立的制约因素。

实际上，家庭适老化改造不仅可以对老年人起到安全防护、失能预防的作用，同时还可以减轻老年人家属照护压力，提升老年人自主生活能力和生活舒适度。因此，老人需改变适老化改造麻烦、等同于花费高作用少的简单装修和没有必要的认知误区，自发提出改造需求。老年人家庭成员或子女，应该加强对居家适老化改造及其必要性的学习和了解，根据自家老人的居住环境，适时为其安装扶手、购买洗澡椅等，并咨询参与政府采购项目服务的相关适老化改造服务企业，适时为老人提供整体的居家适老化改造，为老人营造更加安全、适宜的居家生活环境。

二、发展智能化监护设备，时时刻刻保障健康

人口老龄化与高龄化，导致慢性病人群比例上升、老年疾病高发，并引起医养照护需求与医疗支出的持续扩大。智慧健康监护设备，可以通过定期监测、远程监护与实时报警等健康监控智慧服务功能，助力于及时发现老人的健康问题、提高医疗救助的及时性，减少对贴身陪护人员的依赖，更好地为老年人健康保驾护航。

根据工信部等部门发布的《智慧健康养老产品及服务推广目录（2020年版）》，目前我国市场供给的智慧健康监护设备，主要集中于血压血糖、心电监测等基础便携式设备，对于早筛与预防、远程监测、陪护机器人等技术要求较高的产品的生产研发较少。为了更好地发挥智能健康监护产品和系统对老年健康的支撑保障作用，需联合政策端引领与市场端发力的协同力量，以创新研发环境培育、产业集群打造与质量标准建设，推动老年智慧监护设备朝着适老化、品质化、规范化的方向发展。

1. 强化政策引导，全方位推动适老化产品研发

根据工信部、民政部和国家卫生健康委三部门联合发布的《智慧健康养老产品及服务推广目录（2020年版）》[①]，当下我国便携式养老健康监测设备项目仅有36个。为促进老年智慧健康监测设备商业化发展、加快市场的推广普及，还需加强政府对适老化智慧健康监测产品研发的鼓励与引导力度，以吸引更多的科研机构和企业进行老年健康自助监测产品的研发，提升相关产品的适老化性能，提高老年健康监测设备的智慧化升级。

政府应完善政策环境，通过立法支持，利用科研立项、财政补贴、税收优惠等政策手段，鼓励企业从事老年智能健康监测产品的开发，引导企业在技术创新、产品研发及市场开发等方面增加投入；做好技术研发的支持工作，组织攻关老年健康监护的共性难题，开展科研与技术开发项目，鼓励地方政府设立专项发展资金，建立起科研机构和企业之间的合作，协助适老化智慧产品的创新开发；推广相关智慧健康监护设备，除加大对适老化健康监护产品的宣传教育外，政府还可通过率先试用，为特殊、困难老年人采购相关产品和服务，推动新产品和相应服务进入市场。

2. 提升创新能力，打造老年用品创新产业集群

为加快老年智慧监护产品的产业化发展，应加快建立市场化机制，改革和完善市场结构、改善投资环境、建立合理的市场竞争机制，以促进相关企业的创新生产。横向打通工信部、民政部、卫生健康委、市场监管总局、全国老龄委等部委的协作机

---

① 2022年中国智能养老行业便携式健康监测设备市场现状及发展趋势分析 [EB/OL]. (2021-11-02)[2023-04-12]. https://www.qianzhan.com/analyst/detail/220/211101-6e3e06d6.html.

制，纵向协同各部委共同指导各地方政府的不同分管部门，推进建设地方老年智慧监护用品产业园区、培育创新龙头企业、建立中国老年智慧监护用品指导目录、开展重点产品应用试点示范工程、创建"孝老爱老"购物节等措施的落地。

对于企业自身来讲，应加强对老年人健康管理需求和居家环境的研究，以提高智慧健康监测产品的宜老化程度；重视研发并加大投入力度，加强智能化监护设备的研发，通过技术引进、自主创新等手段提高产品的技术含量，全面提高设备的性能和功能；培育专业的人才团队，打造创新型人才队伍，促进企业创新能力的建设。建立设计模式，制定设计标准，加强对智能化监护设备的技术支持，保证其可靠性和安全性；积极拓宽营销渠道，加强智慧产品宣传，同时为客户提供更好的服务体验，以增强老年人及其家庭对智慧健康监测新产品的认同，提高销售量和普及率。

3. 构建智能设备标准体系，全面提升质量保证水平

标准建设，不仅能保护行业参与者与消费者的合法权益，还可以促进行业保证产品质量，从而推动行业的可持续发展。目前，我国的养老服务智能设备类标准，除了 2020 年住房和城乡建设部发布的行业标准《养老服务智能化系统技术标准》（JGJ/T 484—2019）以外，仅有《用于老年人生活辅助的智能家电系统　架构模型》（GB/T 40439—2021）和《用于老年人生活辅助的智能家电系统　通用安全要求》（GB/T 41529—2022）这两份国家标准。整体而言，亟须加强工信部、国家标准化管理委员会、行业协会、专业机构以及行业头部企业之间的统筹协调和配合工作，加快对老年智能监护设备标准的研制速度，并推进标准的有效落实。

三、提高服务专业化能力，促进监护服务升级

智慧健康监护服务的发展，既需要智能硬件设备的研发制造支撑，同时也需要与智慧养老综合服务供给相结合，以实现资源配置的最优化。在当下，产品、部门、机构之间存在数据壁垒障碍，综合服务供给能力不足，智慧健康服务标准化建设滞后，服务适老性不足，这些都阻碍了智慧健康服务行业的发展。因此，未来还需从打通数据互联互通、优化综合服务供给能力、加快智慧服务标准体系建设、提升智能服务适老化水平这四大方面进行改进与完善，全面助推智慧健康服务对老年群体健康生活的保障。

1. 打通数据互联互通，强支撑促协同

老年健康支撑体系的健全完善，依托于老年人健康数据的充分利用。然而如前文所述，当前我国老年群体的健康数据存在着记录不完整、不准确、不及时等诸多问题，同时，我国的老年健康数据还存在格式不统一、数据存储环境不一致、数据安全

性低等问题。从各地政府公共服务部门到各大医疗卫生机构、养老服务机构，对于数据存储的记录规则各不相同，数据格式的不同导致了彼此之间数据调取存在障碍；同时，各级政府和服务供应商积累的数据存储于不同的系统中，没有共享的数据库或云存储环境，数据接口不一，阻碍了数据的有效交互和共享；进一步来说，当下各大服务机构的数据安全技术能力落后，易产生数据泄漏等安全问题，这导致一些部门与企业对于数据共享存在排斥和犹豫现象。标准化的数据管理流程与合理的数据共享机制的缺失，导致各级政府与各大服务商都不能充分有效地整合、分析和利用数据。可以说，数据的互联互通，是实现老年健康支撑服务体系化、品质化发展的基础支撑条件。

因此，政府应做好数据共享的顶层设计支持，加强数据互通的战略规划与相关政策的支持。如：建立为老服务大数据标准体系，制定统一的数据格式、数据接口与数据存储标准，规范各级政府的数据管理流程，使各部门与服务商的数据都可以在一个统一的环境下共享和交换，打破数据使用壁垒；出台相关的政策法规，鼓励促进不同健康监护产品之间以及产品与服务系统之间医养健康数据的互联互通；完善法律法规，制定数据隐私保护政策，通过立法，确立健康电子档案的数据使用权限、数据使用者职责、数据使用标准等；各大公共服务部门与为老服务供给机构加大数据安全技术研发，防止数据泄露，保障数据的安全性。通过共同努力，实现数据互联互通，有效地改善信息和数据的共享，充分发挥各部门和服务机构之间的协同作用。

2. 优化综合服务供给能力，优体验强服务

智慧健康综合服务供给，是指以现代数字技术为基础，通过整合医疗服务资源，为老年人提供全方位、个性化的全人全程的健康服务。智慧健康综合服务以数字化、智能化为特征，涵盖老年人所需的健康管理（预防早筛）、生活照料、日常护理、医疗康复、文娱社交、安宁疗护等全人全程健康服务，通过系统化运营管理，实现各类技术与服务的无缝对接和有效联合，从而满足老年群体个性化、多元化的健康服务需求，有力支持老年群体的健康生活。

近几年，我国在政策上不断推动居家健康和安全监护服务的发展，但从实际使用反馈来看，目前市场上供给的居家智慧健康服务并不"智能"。就市场供给端来讲，居家健康服务体系的建立是不完善的。如目前推动的居家健康监护服务，主要是通过"政府采购服务+监管"的形式，依靠政府采购、企业运维的服务运营模式，由财政购买基础养老服务和智慧健康监测终端产品（如智能手环、紧急呼叫等安全测控设备），免费发放给刚需困难等特殊老人群体，由企业提供日常监测运行和服务，这不仅使得居家智慧健康服务商的盈利完全依赖于政府的采购价格和采购规模，而且企业

在服务的设计开发以及应用情景上，也主要以满足政府的诉求为主，并没有从老年群体的切身实际需求出发，服务流程设计不符合老年人的行为习惯和使用能力。由于主要是由政府作为公共服务的提供者，虽然智慧技术的发展为智慧健康监测服务需求与供给的对接提供了全新的可能，但由于市场化供给能力与专业化发展的不足，当下普通老年群体尚无法低成本地获取自己所需要的智能健康监测设备，及时快速地获取优质连续的服务。

未来，空巢、独居养老是大趋势，优化老年人居家健康和安全监护服务管理，时不我待。为有效推动居家监测管理服务升级、提升居家健康服务质量，除通过政策与资金支持推动，加强智慧健康监测服务技术的改造和升级、加快智慧健康监测技术落地外，还需完善分层分类的政府采购与补贴模式。除落实兜底保障、满足特殊老年群体的基本需求外，还需改变一切由政府托底的定式思维，加快推出分层分类的、按需补贴的健康监护服务模式，利用政府在老年人群中的公信力，撬动市场需求、调动为老服务供给商的积极性，实现可持续发展。同时，加大对居家健康和安全监测服务的宣传，以更多的渠道，触达居家健康和安全监测服务的消费用户和支付用户。企业应注重老年人群真实需求和使用场景的调研，加大技术研发投入，以提高智慧健康监测设施的性能和效率，建立契合老年人群需要的智慧健康监测服务系统，加强运营管理，同时通过与社会服务机构、各大养老机构合作，打造"一体化"服务，或者通过建立"智慧养老服务综合体"等方式，创新智慧健康监测服务供给模式，保障智慧健康服务供给的连续性与安全性，全面提升智慧健康服务综合供给能力。

3. 加快智慧服务标准体系建设，打基础谋发展

我国养老智能设备服务标准体系建设整体仍处于初级发展阶段。北京、上海、浙江、江苏、广东等地，已在积极探索推动智慧健康服务标准的建设，但目前缺少在国家层面统一的智慧健康服务行业标准的建立，同时各地市已有的服务标准，也无法在省级层面实现统一，标准的内容建设与统一适用度不足。

智慧健康服务标准的建立，有助于提高健康支撑服务的安全性、可操作性及可靠性。通过明确规范健康服务供给者的职责，可以更好地规范服务行为，确保服务提供者的专业性及可靠性，并增强老年群体的信任度，为智慧健康养老的发展提供可靠保障。同时，服务标准的建立，将有效地规范企业运作，为行业整体质量的提升提供重要助力。因此，政府、医疗服务机构、社区组织和为老服务机构等多方力量应联合起来，在国家和省级层面，共同建立一套完善的智慧健康养老服务统一标准，明确服务内容及质量要求，完善服务监督和评估机制。

标准的服务内容建设，除包括对于智慧健康监护设备的配置标准和产品功能、参数、资质等细化要求外，还需根据老人的健康状况、居住场景、养老需求等情况，分类精准制定对应的规范，涵盖健康管理、生活照料、日常护理、医疗康复、文体社交，覆盖居家、社区和机构养老的全人全程健康管理服务内容。同时，逐步推行智慧健康支撑服务标准目录，分类制定服务套餐标准与资金投入力度，引导为老服务供给商提升专业化服务水平。

4. 提升智能服务适老化水平，立根本重品质

数字化时代，由于"不在线""不会用""不适用""不信任"等原因，使得老年人与智能科技的距离在逐渐拉大。这不仅削弱了智能健康支撑服务的有效性，甚至还会给老年群体带来享受健康服务上的不便。因此，智能健康支撑服务的供给，也需从"适老"和"宜老"出发，助力老人跨越数智鸿沟，普享数字健康红利。

改善长者用户界面设计。智能健康服务的用户界面设计，需要考虑老年群体的特殊需求，比如界面不要太复杂、文字不要太小、按钮不要太小、栏目不要经常变动等。应尽量保持界面栏目不变、采用大号字体、使用简单易懂的语言，尽可能地减少输入步骤或实现一键启动，便于老年人的使用。同时，鼓励语音、人像识别等技术的应用，实现无感、智能启动，降低老年群体的使用门槛。

提供适老个性化服务。老年人的需求和普通成年人有所不同，因此智能服务提供者需根据老年群体的特点和生活习惯进行设计，为老年人的特殊需求提供个性化的服务。比如在设备上张贴人工服务电话，提供操作指导卡和更多的安全保障措施，加强提醒功能和设置自动关机功能等，对较为复杂的操作，提供图示或慢视频详细操作指导等。充分了解老年用户的智能服务使用场景和现实困惑，加快满足实际需求的服务场景的开发设计。

加强和改善技术支持。对于智能服务而言，技术支持也很重要。除加大老年数字教育培训以外，要尽可能提供专业的技术支持，以便老年人在使用智能服务时，能够获得及时的帮助。如提供24小时电话呼叫帮助、坚持线下人工传统服务和线上创新服务"多条腿"走路的发展方针等。

第三节 强化健康管理，保持健康水平

日常生活习惯是影响人体健康的最重要因素，其中的日常饮食、锻炼和社交，是保障老年人身心健康的最主要因素。老年人由于机体生理功能以及活动能力的退化，易患各类慢性疾病，加上牙齿脱落、牙周炎等口腔问题，消化吸收能力减退，加上

"舍不得吃"或偏食等不良饮食习惯，往往容易导致营养不良；同时，由于退休后出现的社会地位落差、独居或空巢等家庭因素，加上肌无力、活动能力和视听觉功能下降，导致人际交往减少；伴随着衰老所带来的记忆力衰退、疾病困扰带来的焦虑担忧，以及由于独居或出门困难、人际交往减少带来的孤独感，老年群体普遍具有一定的心灵"小感冒"。而社会大众由于缺乏对老年衰老进程和老人晚年生活的普遍认知，对于这些老年群体基础的身心健康问题，老人及其亲属往往容易忽视，或者认为"眼花""耳背""食欲不振""不愿出门""经常忘记"等，都是年纪大了以后的正常现象或者是"无足轻重"的小毛病，缺乏对于这些老年人基础身心健康问题进行管理的重要性的认知与相关早筛预防类健康管理知识的掌握。

老年健康管理，通过对老年群体进行健康教育、膳食营养干预、口腔疾病防治、视听觉健康筛查以及常规体检、老年病等早筛预防与专项干预服务、心理健康服务等，为老人提供有效的健康指导与早筛预防，起到保持健康、减缓衰老、尽早预防、尽早干预的作用。老年健康管理体系的建立，不仅可以改善老年群体的健康状况，提高老年群体的自主生活能力，而且还可以减轻有老家庭的照护负担、减少社会医疗支出、提高老年人的晚年生活质量。可以说，做好老年健康管理，是实现"无疾而终"的最重要一环。

一、加强日常膳食管理，保障营养均衡摄入

伴随着衰老所带来的牙齿脱落、消化吸收能力减退等问题，老年群体容易发生代谢紊乱与营养缺乏。一旦生病，就更容易加速身体健康状况的恶化。因此，老年群体更需要关注日常饮食营养均衡问题，在食物的选择上更为注重食物的粗细搭配与营养保证。合理的膳食营养结构和良好的饮食习惯，可以更好地保障老年人的健康，提高免疫力和康复能力。

以往由于经济条件较差，加之缺乏相关的教育，我国老年群体的整体膳食营养意识水平较低。尤其在农村地区，老年人对膳食营养均衡摄入的重视程度不高，往往在经济条件较差时，只注重是否有的吃和能否吃饱，在经济条件较好时，只注重是否好吃或是自己喜欢吃的或者过分注重保健品的摄入，而不注重日常饮食和膳食中的营养搭配。同时，老年人缺乏必要的膳食营养知识，对饮食中的膳食营养成分往往缺乏认知，不能恰当地搭配饮食或乱吃保健品。不少老年人经常依赖高热量的米饭、面食等，热衷于吃各种保健品，而缺少对于营养丰富的蔬菜、水果、坚果、优质鱼肉蛋类等的摄入。

虽然近年来我国在老年健康教育、营养风险筛查与营养干预上的投入力度在逐步

加大，但仍然存在许多不足，如：公众对老年人的合理饮食仍普遍不重视，只关注吃了没有而不在意吃了什么；老年人的营养状况筛查不普遍，只有少数地区开展了营养状况筛查，而且局限于体检；缺乏有效的老年人营养干预机制，尤其是基于社区的营养干预机制尚未建立，缺乏有效的营养干预模式；加上我国目前医院的营养科室建设不足，具备营养保健知识与干预指导能力的医护人员与为老服务工作者较少，无法为老年群体提供专业的营养健康持续指导与建议；老年人及其家庭也没有掌握在其牙口不好、食欲不振、经济条件有限的情况下，如何合理搭配食物以保障营养的基本知识。因此，未来还需在不断加强全民老年营养健康教育的同时，建立老年人营养状况定期筛查制度，加快构建有效的社区营养干预指导机制和模式，以全面提高营养干预的为老服务质量。

1. 加强全民膳食营养教育，普及老年膳食营养知识

为进一步普及老年膳食营养科学知识，可利用全国老年健康宣传周、全民营养周、全国食品安全宣传周、重阳节和敬老月等节点，大力开展科普宣教活动，增强全社会对于老年膳食营养重要性的认知程度，提升全民和老年人的健康素养，引导老年人及其家庭养成健康饮食的习惯，提高老年人及其家庭对于如何为老年人提供合理膳食的认知。同时，各地应将老年营养健康宣教活动常态化开展，全面推进"老年膳食健康主题讲座"等活动，定期聘请专业人士为社区老人及其家人进行老年营养健康知识的宣传和普及，并对在老年人群体中或网络上流传的伪科学进行辟谣和纠偏，对于老年人在膳食方面遇到的难点或疑点进行解答。社区、老年食堂或养老服务机构，还可定期积极组织开展"老年营养健康厨房"等实践活动，通过健康粗粮糕点制作、家常健康菜品烹调、日常饮食营养搭配比赛等寓教于乐的现场教学与体验活动，在丰富老年人日常生活的同时，指导老年群体及其家庭，提高对于日常饮食中食物多样性、口感清淡度以及营养均衡性原则的把握。

不仅要在全民中普及膳食营养知识，而且由于绝大多数的老年人及其家人不知道如何根据老年人的身体情况制作适合老年人吃的膳食（例如，面对老年人因"牙齿无力咬不动蔬菜或肉，因而不吃蔬菜或肉，导致经常便秘或蛋白质摄入不足"的状况，很多家庭并不知道可以将菜或肉切碎，或者换成类似奶白菜、生菜或牛肉卷、蛋饺之类容易咀嚼的食物），各地还应加快建立面向老年人及其照护者的老年膳食营养技能培训教育体系，以普及和提升群体老年膳食营养技能。在**将老年膳食营养和技能教育纳入老年教育体系和全民教育体系**的同时，鼓励社会针对老年人在日常膳食营养中容易遇到的各类问题，设立相应的社群或公众传播平台，以通俗易懂的方式，制作相关宣传、交流、指导视频，供大众学习和交流。相关部门也可整理常见问题及其解决方案，将其列入老年健康教育教材或读物中，以提高全民老年健康膳食知识与技能。

2. 开展营养风险筛查，做好群体营养膳食干预

营养风险筛查，是规范实施临床营养诊疗和日常营养管理的第一步，是掌握老年群体营养健康状况，对老年人进行营养评估和营养干预的基础。为消除营养不良对老年人身体机能带来的负面影响，需加快确立简便可行、价格合理的营养评估项目与方法，以试点先行、逐渐落实到全省（自治区、直辖市）、全国的方式，将老年人营养筛查分步分批列入每年的基本体检项目之中。通过了解老年人饮食、吸烟、饮酒等生活习惯，结合体格检查和营养检查，加快实施覆盖城乡的老年营养评估与调查。通过对老年人的营养摄入量、营养摄入质量和营养状况的评估与调查，精准把握地区老年人群体的营养风险状况，为精准实施群体营养干预奠定基础。

有了老年人营养状况的基础数据，就可以考虑采取适当的老年群体营养干预措施。如加强膳食指导，相关部门可组织专家，根据各地各季节容易获取的大众食材以及当地老年人群营养评估状况，研发和推荐经典的老年营养食谱，供大众参考。鼓励有条件的地方，将老年群体营养干预纳入家庭医生团队签约服务项目。逐步在健康档案中建立起老年人群营养健康档案，并通过家庭医生团队，为其提供针对性的个性化营养管理服务：对于有营养风险的老年人，进行有针对性的膳食教育，或引导老年人及其家庭学习相关饮食管理方法；对于有严重营养问题的老年人，为其提供个性化膳食营养改进方案，跟踪检查落实改进情况，或者引导其到医疗机构作进一步检查，进行治疗性膳食干预。

同时，组织制定统一的为老服务机构或老年食堂膳食营养标准，开展养老服务机构、老年食堂和老年助餐配送点膳食营养达标活动，加强对养老机构、老年食堂和老年助餐配送点膳食营养的指导、检查和监督，打造一批示范老年食堂和老年助餐配送点，逐步实现养老机构、老年食堂和老年助餐配送膳食营养全达标。鼓励尝试通过对机构中服务对象每天膳食情况的数据分析，有意识地提醒或重点关注有问题对象的膳食，帮助其改进膳食习惯。通过对服务机构的膳食营养监督管理，实现其服务对象的膳食营养保持与改进。

3. 加强营养学科建设，壮大专业服务人才队伍

随着我国社会经济的发展，人们对于营养专业人才的需求也在不断增大。目前，我国大部分医院都已建立了营养科，但由于以前对营养学科的重视程度不足，导致目前营养科的能力和水平有限，特别是在老年营养学的临床医学建设上，专业人员配备、设施设备、技术能力等，距离满足人民群众实际需求，还有较大差距。例如，服务人员数量不足，医师配备数量难以支撑社会上的营养健康教育等公益活动要求；交

叉型高层次服务人才缺失，现有服务人员缺乏专业技能和经验，只能提供最基本的健康支撑服务，老人无法得到有针对性的营养指导；相关医疗服务设施规模较小、设备落后，老人无法便利地在基层医疗卫生机构获取精准营养诊疗。根据中国教育在线统计数据，2023 年全国开设食品卫生与营养学专业的高校仅有 37 所[①]，不少院校本科专业的实际招生人数都在个位数。后备人才培养力度匮乏，将进一步制约我国未来营养健康管理服务的发展。

因此，未来需加大力度，推动各级各类医疗机构加强营养临床科室建设。如鼓励公共营养和临床营养专业技术人员向老年营养健康领域发展；加大财政资金支持，用于设备购买、老年营养方向高层次人才招募，加大老年营养临床医学的建设力度；鼓励营养临床科室与老年医学临床科室合作，加大共治方案的参与力度，实施营养支持诊疗方案，充分发挥营养在治疗康复过程中的重要支撑作用；健全临床营养科室的规章制度，明确培训进修与晋升奖励机制，加大对于老年营养方向专业人才的吸引力度；鼓励营养科加大力度开展老年营养健康科研工作，鼓励科研机构和临床合作，开发简便的营养检测评估器具，提升营养检测和评估服务能力。同时，提升高校对于老年营养医学专业的建设能力，通过扩大招生规模、实施"1+X"培养模式、建立校企合作的专项人才培养基地等方式，培养更多满足新时期社会发展需求的复合型营养科学专业人才。

二、保持口腔清洁卫生，保障老年人营养摄取

"民以食为天，食以'牙'为先"。作为拥有博大精深美食文化的国家，广大人民都很清楚用餐体验与牙口健康之间的重要关系。但牙齿健康问题，影响的远不只是口腹之欲。牙齿作为人体的重要器官，口腔卫生健康，与身心健康有着密切的关系。作为消化系统的第一道关口，牙齿健康对于食物营养的消化吸收有重要作用。牙齿是消化系统中最早参与食物加工的器官之一。牙齿健康有助于有效咀嚼食物，使食物更易咽下；同时通过咀嚼，可以刺激唾液的分泌，有利于淀粉的初步消化；食物被切分为更小的颗粒，增加了其表面积，有利于后续消化酶的作用；充分咀嚼也有助于将食物颗粒与唾液充分混合，从而有利于食物中营养物质的消化吸收。可以说，牙齿健康对于食物的初步加工、消化酶的作用、消化液的分泌以及食物营养物质的消化吸收，起着重要的辅助作用。牙齿不健康，则会影响食物的咀嚼和初步消化，进而影响食物中营养物质的吸收和利用。进一步地，根据世界卫生组织的报告，口腔的感染和炎症问

[①] 2023 全国营养与食品卫生学专业大学排名 [EB/OL]. (2021-11-02)[2023-05-26]. http://www.e4221.com/zhuanye/11217.html.

题，将导致或加剧心脑血管疾病、糖尿病、阿尔茨海默病等老年病的发生，口腔健康问题引发的口齿不清、口臭等，则会阻碍社会交往，对人的心理健康产生伤害。①

与其他年龄段相比，老年人口腔疾病发生的概率更高，并且与全身系统性疾病的关系更为密切。当下对于老年口腔健康管理，在社会认知、医疗机构服务能力、预防早筛机制建立等方面，都还比较滞后。因此，为全面提升老年口腔健康水平，全社会应积极通过老年口腔健康科普讲座活动，提高老年群体对口腔健康的认知；通过加大基层相关科室的建设力度，提升老年口腔疾病的诊疗服务能力；通过免费口腔检查、纳入医保和体检等民生实事的落实，提高老年群体口腔早筛预防工作建设，实现早检查、早预防、早治疗；通过加大老年口腔健康领域相关产品（服务）的研发与企业慈善捐赠等，持续降低老年人口腔健康的经济负担，助力全体老年人全面提升口腔健康。

1. 加强社会宣传与教育，提高老年群体口腔健康素养

当下社会对于老年人口腔健康问题的认知还严重不足。例如，大多数人认为，老年人牙齿一颗接着一颗掉，是岁数大了以后的正常现象，而不知道很多时候是因为牙周疾病没有及时治疗而导致的牙齿损坏；以为饭后漱个口就清洁了口腔，而没有想到很多食物残渣很难通过漱口清理，累积多了就会导致牙周炎……老年人对于口腔疾病、口腔护理方式、口腔健康预防筛查的相关知识，都不甚了解。同时，在相关政策的制定以及行业研究上，都欠缺对于老年口腔健康问题的重视。如国家卫生健康委于 2019 年公布了《健康口腔行动方案（2019—2025 年）》，针对老年群体的工作指标，停留在 65 ~ 74 岁老年人存留牙数上，而对于老年群体常见的龋病、牙周疾病、口腔黏膜病等老年口腔疾病的预防治疗，并无明确的行动任务指标。同时，截至目前，并未出台全国性的针对老年群体口腔健康的相关政策纲要。从地方政府来看，仅有北京、上海、浙江、江苏等个别发达地区，在逐步开展针对老年人口腔健康的相关行动。

为提升全社会对于老年口腔健康的认知，各地公共卫生部门应在公共卫生工作计划以及"为民生办实事"工程中，加大对老年口腔健康的重视和投入力度，从顶层设计层面，提升全社会对于老年口腔健康的重视和关注程度。在每年的 3 月 20 日世界口腔健康日以及重阳节等特殊节点，加大对于老年口腔健康的宣传力度，并可专门设立老年口腔健康日，提升老年群体对于口腔护理、口腔疾病早筛等口腔健康认知的素

---

① 引导老年人树立口腔疾病早防早治的健康理念[EB/OL]. (2023-09-18)[2023-10-01]. https://baijiahao.baidu.com/s?id=1777338107025053113&wfr=spider&for=pc.

养；根据老年人的生理特点及口腔特殊状态，发动相关医疗单位和研究机构，研制适合老年人使用的口腔清洁卫生工具，制定适合老年群体的个人口腔卫生清洁手册和适老化宣传视频，并在社区和老年社群中进行发放和传播；定期组织"牙科医生进社区"的义诊和宣讲活动，帮助老年人掌握正确的刷牙方式，宣传定期更换牙刷、进行口腔日常护理等口腔日常保健行为，引导老年群体提高日常口腔自我保健意识和技能。

2. 提高基层医疗机构服务能力，完善口腔服务体系建设

对比口腔专科医院、综合性医院口腔科等医疗卫生机构对于老年口腔医学的建设能力，社区等基层医疗卫生机构的老年口腔医学诊疗能力薄弱，基层卫生服务机构通常缺乏口腔医疗设备和专业人员。这使得老年人很难在基层获得洗牙等日常口腔保健服务和高质量的常见口腔问题诊疗服务。基层医疗卫生服务机构的医护人员也普遍缺乏口腔医学方面的专业知识和技能，难以为老年人提供全面的口腔健康服务。由于口腔保养和疾病治疗往往需要反复多次，为方便老年群体进行牙周炎治疗、牙口修复、残根拔除、牙结石清理等诸多老年常见口腔问题的诊治，未来还需提升基层医疗卫生机构对于老年群体口腔健康的服务能力。

可依托各地口腔专科医联体建设，充分发挥国家口腔医学中心和各省区市口腔区域医疗中心在口腔疾病防治中的技术指导作用，逐步建立省、市、县（区）三级口腔疾病防治指导中心；提升基层机构的能力构建，落实分级诊疗制度，打造各层级各司其职、优势互补的诊疗合作机制，便利老年人就医；充分发挥中华口腔医学会、中国牙病防治基金会等机构的专业资源和人才优势，加强对基层口腔健康教育、口腔疾病防治和口腔护理等实用型、复合型人才的培养培训，提高为老服务人员的专业素质。同时，可加快面向基层的远程口腔诊疗技术的发展。通过远程口腔诊疗技术，基层卫生服务机构可以与口腔专家进行远程会诊，从而提高基层医生对口腔疾病的诊断和治疗水平。

在政策端，鼓励社会办医，有序推动合格民间资本、社会资本的进入，推动牙科连锁专科医院的发展，提升诸如洗牙、补牙等老年专项口腔健康服务能力建设，保障老年口腔医疗服务资源的可及性。

3. 优化老年体检项目，逐步建立老年口腔健康检查机制

为防患于未然，未来还需不断贯彻落实"预防为主、防治结合"的发展方针，加大老年人口腔健康早筛预防管理措施。目前，我国为65岁及以上老年人提供的年度免费体检中包括的口腔检查，主要是通过医生目测判断，较为粗糙，难以起到及早发现口腔问题从而加以预防的目的。为此，各省区市应加快老年口腔健康行动的实施方案建设，通过试点先行，开展针对65岁及以上老年群体的"口福"行动，在年度免费体检中，逐步增设全景拍片、牙周组织、咬合关系等的全面口腔检查，及时发现老年人群口腔健康问题，并为老年人建立口腔健康档案，提供专业的口腔健康指导方案。

另外，目前我国口腔诊疗医保政策覆盖项目少、报销比例低、报销限制多。除拔牙、根管治疗等部分口腔治疗项目外，我国医保对于牙科诊疗项目的覆盖范围有限，口腔保健类的项目更是少之又少，且纳入医保的项目报销比例也有限。较高的口腔诊疗服务费用阻碍了老年群体对于口腔健康的维护。未来可开展试点先行，在逐步全面覆盖基础口腔检查的同时，将部分治疗、保健项目纳入医保，如洁牙、镶牙、种植牙等常见老年口腔服务项目，从政策源头上减轻老年群体治疗口腔疾病的心理与经济负担，促进老年群体主动进行早筛预防和及时诊治。将口腔健康内容纳入现有慢性病与营养监测体系，逐步建立覆盖全国各省区市的互联互通的口腔健康监测网络，以定期开展老年口腔疾病防治信息的收集和调查，加强数据分析利用，有效评价防治措施效果和成本效益。加快建立口腔健康信息网络报告机制，逐步实现居民口腔健康基本状况和防治信息的定期更新与发布，以实时掌握老年人群口腔健康情况，提升老年人群口腔健康政策的针对性和整体服务能力建设。

4. 发挥市场与社会力量，降低老年人口腔健康支出成本

目前我国口腔健康类医疗器械的供给多是进口，特别是在高端诊疗器械和材料上，导致诊疗和康复保健的费用较高。同时，我国居民的骨骼总体较小、牙齿形态以铲形为主，多有内侧内陷的情况，口腔清洁等健康管理的难度更大。因此，需要加大适合我国老年人的口腔健康保健和诊疗、康复产品的研发，加快种植体、生物3D扫描打印等高端器材的自主研发，持续深入地加强优质低价器具和耗材的生产能力建设，加快适宜技术和创新产品的遴选、转化和应用，推动我国口腔健康制造业的升级转型。同时，鼓励慈善机构建立老年人口腔健康专项基金等，为困难老年人种牙、补牙等治疗提供更多补助，基层医疗卫生机构在开展老年人体检期间，由体检医生向缺乏口腔清洁卫生习惯的老年人提供免费的清洁工具和使用教程卡片，宣传口腔清洁卫生的重要性，提升老年人口腔清洁行为，提高老年人群口腔健康度和种牙率、降低口腔疾病发病率，为保障老年群体的日常营养摄入创造条件。

三、维护视觉听觉健康，续享有声多彩世界

视听觉功能上的障碍，不仅将导致老年人产生沟通障碍，引发各种心理问题，而且还会严重损害老年人的生活质量。例如，在由"全国防聋治聋技术指导组"等单位联合发布的《老年听力损失诊断与干预专家共识》中指出，听力下降会导致交流困

难、社会交往减少、焦虑与抑郁风险增加，导致避险能力下降，认知功能衰退加速。视力下降也同样会导致老年人避险能力下降，影响其社交活动，进而对心理健康产生负面影响。

随着近年来我国老龄化进程的日益深化，老年群体视力障碍、听力损失的人数在不断增长。相关数据显示，我国罹患青光眼、白内障及黄斑变性等眼部疾病的老年人群数量在不断上升，且随着年龄提升而快速上升。据中华医学会眼科分会统计，我国 60～89 岁人群中，患有白内障的比例已高达 80%，90 岁以上人群中，比例超过90%。[①] 同样，我国首份老年听障社会问题调研报告数据显示，我国 65 岁及以上老年人中，患有中度以上听力障碍的比例超过 30%，75 岁及以上老年人群中，比例上升至约 50%，而与此同时，我国仅有不足 10% 的中、重度听力障碍老年人使用助听器，远低于发达国家和地区 30% 以上的比例。[②] 因此，对老年群体的视听障碍问题加强管理已刻不容缓。

相对于面向婴幼儿群体的完善的视听筛查诊疗机制，我国对于老年视听功能健康管理的建设较为欠缺，目前尚未形成老年视听功能统一诊断标准，对于老年视听功能的早筛预防管理，以及重点疾病诊治的服务供给欠缺；公众对老年人的视听功能管理缺乏必要的认知，不少老年人及其家人都普遍认为，老年人耳聋眼花是年老后的正常现象，不需要治疗和进行功能补偿。实际上，及时有效的防治，将大大延缓老年人视觉与听觉功能的衰退，避免造成永久性耳聋、不可逆性视力伤害等问题，并避免老年人因为缺少视听神经系统刺激而加速大脑萎缩，帮助老年人重返正常社会生活，重新获得享受有声多彩世界的权利。因此，未来应加强对国民的教育，不断推动关口前移的视听觉预防管理，在全国积极推进老年听视力体检筛查工作，鼓励开展老年人视听觉重点疾病的公益诊治活动，以减少和控制老年视听残疾的发生和发展。

1. 确立老年人视听筛查统一标准

确立统一规范的老年人视力与听力筛查诊断标准，是进行老年人群视听觉健康管理服务的第一步。在视力筛查检测中，除结合老年群体特殊身体状况，制定符合老年群体矫正视力指标的标准以外，还需加快对于老年白内障、青光眼、视网膜病变等检测评估工具以及对应指标的确立，建立老年群体视力评估技术应用共识，形成全国统一的诊断评估标准。

---

① 我国 60 岁以上人群白内障发病率超八成，眼健康不该遗忘老年人 [EB/OL]. (2023-10-26)[2023-11-01]. https:// export.shobserver.com/baijiahao/html/304204.html.

② 报告发布｜2022 年国内首份老年听障社会问题调研报告《敢问天籁：关于老年人听力健康的十个问题》 [EB/OL]. (2022-09-26)[2023-09-01]. https://www.sohu.com/a/588080695_455313.

由于老年听力障碍患者具有相对固化的听觉经验，对音质变化普遍敏感、对助听效果的要求更高，同时又易出现重振现象，这决定了传统的纯音筛查无法准确反映老年群体的听力受损程度。因此，针对老年听力筛查检测，政府需发挥主导作用，以"全国防聋治聋技术指导组"出台的《老年听力损失诊断与干预专家共识》、"中国老年保健医学研究会"和"老龄健康服务与标准化分会"制定的《中国老年人听力健康评估技术应用共识（草案）》为基础，加快组织建立"适老化"听力筛查技术规范与听力损失等级评定标准，联合相关专业医疗机构与研究组织，开发适合我国老年群体的听觉功能统一评估标准，为后续的筛查、干预诊疗等健康管理服务奠定基础。

2. 加快老年人听力筛查和干预服务体系建设

各省区市可由当地权威三甲医院牵头，专业打造"老年听力研究中心"，加强对老年人听力衰减规律和机制的研究，开发适合老年人的听力筛查方法、仪器设备和标准。确立符合当地实际的《老年人听力筛查与干预指南》，落实具体工作的展开与推广。包括：鼓励各地将老年听力筛查纳入老年人常规体检项目；鼓励医疗机构或医共体定期开展巡回检查，为城乡老年人提供听觉免费检查，特别是对高危人群定期开展相关检查，通过早期发现减缓相关疾病的进展，通过干预减少听力功能丧失人群的比例；鼓励在综合性医院或专科医院设立听力诊断中心，为老年人纠正听力缺陷提供便利；试点先行，将老年听力检查与干预服务纳入医保门诊统筹，构筑起保护老年人听力健康的防线。

同时，针对听力已有一定程度受损的老年人，积极鼓励、支持老年人通过手术进行治疗与功能改善。如人工耳蜗植入手术，此项手术是重度神经性耳聋患者恢复听觉的主要方法，术后康复效果好，将显著提高老年人的独立生活能力，在国外已是一种常规的门诊手术。可通过设立"听力受损老年人人工耳蜗植入"补助活动，由政府发起组织，每年救助一定数量的重度听力损伤老年人：对户籍60岁及以上符合手术指征的困难及特殊老人，由政府承担全部医疗诊治费用（普通水平器械配置，对超出基准补助的特殊要求部分，自行负担额外费用）；对于其他普通参加医疗保险的老年患者，各地可开展定点医院单病种付费结算方法、出台相关医保政策，减轻患者经济负担。

3. 强化老年人视力筛查和白内障等重点疾病治疗行动

白内障、青光眼、老年性黄斑变性，作为在老年群体当中最常见的三种眼部疾病杀手，会使老年人视力出现病理性下降，严重时甚至会导致失明。

随着科学技术的发展，目前常规的眼科疾病已经可以通过手术进行治疗康复。例如，白内障可以通过手术得到治疗，且术后效果明显，老人基本上都能通过手术恢复基本视力。虽然目前针对这些常见老年视力障碍疾病的治疗手段已相当成熟，但由于缺乏检查以及经济负担和当地医疗资源等的阻碍，不少患病老人仍无法得到及时有效的治疗。对此，各地政府应积极响应国家"光明行动"，开展老年人白内障、青光眼等疾病的治疗活动。同时，相关部门应牵头发起惠民补贴，对符合条件的患有白内障的老年人进行手术费用补贴，减轻老年人的医疗负担，降低不可逆视力损失的老年人群比例，提升老年人的生活品质。

同时，为有效预防与及时发现老年人视力疾病问题，应定期在社区开展眼睛健康讲座与义诊服务，宣传眼健康医疗知识，提供眼健康防控体检服务，针对白内障、青光眼、糖尿病视网膜病变等的发病原因、预防及治疗，由专业医护人员进行通俗易懂的讲解与互动答疑。同时，在现场免费为老年人提供裂隙灯检查、眼底照相等义诊服务，实现眼部疾病的早发现、早治疗，有效降低青光眼、糖尿病视网膜病变等严重威胁老年群体视力的眼部疾病的发生率。

4. 加强视听宣传教育工作，鼓励爱心慈善活动助力

受传统观念的影响，我国老年群体的视听障碍问题还没有广泛引起全社会的重视，导致大多数老年人及其家庭都没有主动寻求检查和治疗的意识。

为防止由于不及时检查和治疗可能造成的不可逆损伤以及一系列并发症的产生，政府还需加强全面而持续的宣传，进一步提高全社会对老年群体视听健康的管理意识。除通过在爱耳日、重阳节等时间节点进行集中宣传，鼓励基层卫生医疗机构在辖区村镇和社区开展视听健康讲座等传统方式外，还可通过借力数字科技和互联网，在微信等现代老年人常用的互联网社交平台上，以短视频等形式开展科普宣传，普及视力和听力健康理念，并进行相关干预诊疗知识的讲解。

同时，可鼓励更多的社会福利机构、企事业单位以及志愿者，参与老年视听能力保持与改善活动。例如，政府可联合相关爱心组织设立慈善基金，开展各类公益活动，为困难老年人提供免费检测、助听器配备、白内障手术等全流程服务。在北京市，由北京市政协委员发起、同仁堂集团出资赞助的为革命老区白内障老人免费送光明活动，自2011年开始，已组织多次，帮助上百名年龄在70岁左右的老人重见光明；上海市2020年也举办了"申城2020白内障复明工程"活动，对沪籍60岁以上、符合手术指征的老人，给予治疗费用等相关援助，通过手术治疗，帮助老人走出黑暗、重见光明。

进一步地，鼓励相关器械生产企业，在社区内开设视听健康活动馆，场馆内除配备专业检测、保健硬件设施外，还可设立寓教于乐、充满互动创新的用眼保健等科普宣传。当地政府可对相关企业给予场地租金免除、税收减免等激励政策。这样不仅可以帮助更多的老年人建立视听保健科普知识，同时也能方便老年人体验到科学技术带

来的全新感受，并在增强老年群体幸福感的同时，促进产业的发展。

四、重视维护心理健康，乐享老年幸福生活

由于缺少家人关爱而造成孤独感、缺少社会活动而产生孤僻感，以及身体衰老与疾病伴随造成无力感等，老年群体的心理健康往往会受到诸多威胁。伴随着近年来高龄化、独居化、少子化等社会发展趋势，老年群体心理健康问题日益突出。据中国科学院心理研究所和社会科学文献出版社共同发布的《中国国民心理健康发展报告》相关数据，抑郁是老年群体中常见的心理症状之一，且我国近 1/3 的老年人都处在抑郁状态。心理健康是生理健康的基础，心理问题不仅会影响居民的生活幸福感，同时也易诱发其他身体疾病。如多项研究已经证明，抑郁症与心血管疾病之间存在着密切联系：抑郁症患者的心理健康问题，将导致患者生活方式的不健康改变，如饮食不良、缺乏运动等，从而增加心血管疾病的发病风险和中风风险；由于焦虑可能导致肠道功能紊乱，进而引发消化系统疾病，焦虑症患者也更容易出现胃肠道问题，如胃溃疡、肠易激综合征等疾病。[①]

为提升老年群体生活幸福感，未来还需发动全社会力量，全面促进老年群体心理健康建设。从"通过宣传教育以提升全民认知""通过社会各方面的重视以做到'尽早发现、尽少发生'""通过加大专业服务人才培养以提升健康服务供给能力"这三大方面着手，逐步建立全社会参与、覆盖城乡的老年心理健康服务网络，从而为打造幸福老龄社会奠定基础。

1. 加强宣传与教育，提升全社会认知

认知的缺失，导致我国居民对于老年精神卫生问题的辨别严重不足。不少人对老年人因脑神经萎缩而导致的精神类疾病一无所知，只是觉得患有一定心理精神性疾病的老人"记性越来越差""说话越来越不讲理""性格和行为越来越古怪"。

因此，要抓好老年心理健康管理，首先必须提高全社会老年心理健康意识和素养。各地政府应将老年心理健康教育与服务作为健康中国建设的重要内容，纳入当地经济和社会发展规划，加大全民心理健康，尤其是老年人心理健康教育与关爱服务供给的财政投入；建立社区常态化开展老年心理健康讲座等活动的宣传教育机制，将心理健康教育纳入基层医疗卫生服务机构公共卫生服务、家庭医生团队日常服务范围之内，帮助老人及其家庭建立对于老年心理健康及疾病的正确认知；加大力度支持心理健康类社会组织的发展，充分发挥心理健康类社会组织在老年心理服务体系建设中的

---

① 陈晓丽，宋玉萍，孙宏伟，等. 冠心病共患抑郁症的现状和影响因素及治疗方法研究进展 [J]. 中国全科医学，2016（23）：2747-2751.

重要作用，通过政府购买服务等形式，支持引导社会组织积极参与老年人心理健康教育、咨询等服务，同时鼓励具有心理健康相关专业知识背景的志愿者积极通过"邻里守望"等活动，向老年人提供心理咨询等服务。通过完善社区、社会组织、社会工作者三社联动机制，不断提高老年心理健康宣教的专业化服务水平，全面提升全体居民的认知素养。

2. 全社会注重心理关爱，促进老年人心理健康

对老年群体心理健康风险因素进行评估和有针对性的指导，可以帮助老年人控制心理健康危险因素，从而实现降低疾病风险、控制病情发展、减少社会医疗费用支出、提升社会和谐氛围的目标。各地政府应制定统一的老年心理评估机制和标准，在对老年人进行年度综合能力评估或年度体检时，开展心理健康评估。对评估结果显示正常的老年人，鼓励其继续保持乐观、向上的生活态度；对评估结果显示轻度焦虑、抑郁的老年人，可实施心理咨询、心理治疗等心理干预；对评估结果显示疑似存在早期老年痴呆症、中度及以上心理行为问题和精神障碍的老年人提出就诊建议。为老年人提供自理和社交的机会，可减少其心理问题的发生。家庭成员要理解和尊重老年人的自主性要求，避免以"关心"和"照护"为名，剥夺老年人的自主性，从而使人产生"无用感"和"依赖感"，加速其生理和心理衰老。要鼓励老人保持独立性，提供必要的支持和安全设施，以保证他们能够在家中自理，只有确实有必要或老人自己要求协助时，才能在征得老年人同意的情况下，给予其相应的协助。同时，鼓励老人多参与社会活动和健身运动，从而促进其身体健康、维持其认知功能，同时减轻其心理压力和抑郁情绪。

充分发挥社区的作用，从老年人安全需求、自我独立性、自我价值获得感等基本心理需求出发，加强老年人心理健康服务供给。社区是老年人日常生活的重要空间，有条件的地方应搭建基层心理健康服务平台，依托城乡社区综合服务设施如乡镇街道养老服务中心建立心理咨询室、配备心理辅导人员，为老年人提供心理咨询服务；提供如广场、地下室专用空间等场地资源，改善老年人的聚集地环境，以促进老年人之间的相互交流和群体活动，丰富老年人的精神文化生活，缓解老年群体的社交隔离感和孤独感。积极组织面向老年人的读书、棋牌、健身等集体活动，促进老年人之间的互动交流，开展诸如歌咏比赛，舞蹈表演，书法、绘画和手工作品艺术展览，红色旅游等活动，为老年人提供展示和发展自己兴趣爱好的平台，并提供与他人互动和建立社交关系的机会，帮助老年人保持积极的心态、减少孤独感；强化重点人群的心理健康服务，充分了解与掌握老年人心理健康状况及具体需求，通过"老年人心理关爱"等活动，由志愿者、家庭医生团队，对重点人群进行定期上门随访服务。

3. 加强人才队伍建设，提高服务供给水平

虽然近年来我国精神卫生医疗机构和专业人员数量有了明显增加，但整体而言，我国精神卫生专业人才紧缺、服务供给人员不足。截至 2020 年底，全国共有精神科执业（助理）医师 5 万余人，每 10 万人不足 3 名医师的配备，距离世界卫生组织建议的每万人配备 1 名医师的标准，以及发达国家每 10 万人 6.6 名精神科医生的配置比例，还有较大差距。[①]在老年心理健康服务供给能力的建设上更是薄弱，严重欠缺老年心理专业的复合人才。

未来需着力加强老年心理健康专业人才队伍建设，持续推动老年心理健康服务供给提质增效。要加强应用型心理健康专业人才的培养，鼓励养老护理、老年管理与服务、医学、社会工作等专业，开设老年人心理健康相关课程，依托养老院、科研院所等，建设一批心理健康实践基地；加强精神科医师、老年科医师、医务社会工作者、社区工作者等老年服务从业人员的心理健康知识、治疗技能与伦理道德培训，实现从业人员理论素养与实践技能的全面提升。同时，通过推动早筛仪器设备、智能化辅助诊断分析软件的开发应用，远程医疗和咨询技术的建设，为老年人提供更便捷的心理健康咨询服务，在弥补专业人力资源不足的同时，提升服务供给效率。

做好健康影响因素治理，是保持和促进老年人健康的基石。在国家经济实力还不够强大、人民群众还不够富裕的情况下，从医疗服务、安全保障、生活方式等健康影响因素治理薄弱环节着手，着力做好这些薄弱环节中的诸如老年医学研究与临床转化、居家安全和健康监测、健康管理（营养摄取、感官保持和心理健康）等基础性工作，为这些健康影响因素的长期持续治理奠定良好的基础，这将有助于我们大大增强对老年健康影响因素的治理能力，提高全体老年人的健康水平。

---

① 世界精神卫生日丨来吧！将心理健康写入《健康上海行动》[EB/OL]. (2019-10-10)[2023-10-01]. https://m. thepaper.cn/baijiahao_4652331.

第五章
进一步完善覆盖全程的老年健康服务

健康服务体系是健康支撑体系的重要组成部分，它是从外部对老年人的健康给予支持。"预防、治疗、照护"是老年健康服务的核心环节，但与现有的老年健康服务相比，健康支撑体系下的健康服务呈现出了新的特点，重点突出了"早"，强调"早预防、早治疗、早康复"，从而使老年人少生病，即使生病也不演变为重病，不连带产生其他疾病或后遗症，并且能够较好较快地恢复健康。为此，老年健康服务体系完善的工作重心，要从后端转向前端，着力加强预防保健，提高疾病早期发现、早期治疗的能力，以及康复护理的水平。

第一节　增强预防保健，减少疾病发生

以往的健康服务体系，主要侧重于疾病的诊治，对老年人预防保健重视不足，缺乏一套完整的老年人科学预防保健措施。加强预防保健，从日常生活行为入手，指导与协助老年人采取积极的健康行为和预防措施，将有助于减少老年人患病的概率，促进和保持身心健康，提高生命质量，同时还能减少医疗费用支出和社会照护成本，产生极大的社会经济效益。

一、发展文体事业，增进身心健康

"用进废退"，退休后，老年人的脑力、体力运动量显著降低，在躯体功能加速退化的同时，也给疾病的侵袭开了方便之门。尤其是一些老年人在退休后，久坐不动，长时间待在家里看电视、玩手机，很少与外界沟通。这样的生活方式，不仅不利于维持身体机能，还会加速机能退化、影响大脑功能，加大失能失智的风险。因此，首先

必须让老年人"动起来"，继续保持一定的脑力和体力运动，以预防疾病、保持功能。

"生命在于运动"被誉为防病健体、延年益寿的代名词。发展老年人文化体育事业，是支撑老年人保持身心健康的重要形式。通过广泛组织群众性文化体育活动，吸引老年人参与其中，不仅能够锻炼四肢、强壮身体，还能愉悦心灵、陶冶情操。因此，文化体育活动是丰富老年人生活、满足其健康需求和社交需求的重要载体，是老年人享受有质量有活力的美好生活的具体体现。

进入新21世纪以来，我国老年人文化体育事业蓬勃发展。从2009年8月8日全民健身日开始，我国每四年会举办一次全国老年人体育健身大会[①]；在2008—2014年期间，举办了四届中国老年文化艺术节。党的十八大以来，老年人文化体育事业朝着扩面下沉、均等普惠方向发展。截至2021年末，全国共有群众文化机构43531个。其中，乡镇综合文化站32524个，全国群众文化机构共有馆办文艺团体9533个，由文化馆（站）指导的群众业余文艺团体45.49万个，馆办老年大学670个，老年人参与文化娱乐活动有了更多可以选择的地点和团队。同时，老年人体育健身意识明显提升，根据国家国民体质监测中心发布的《2020年全民健身活动状况调查公报》，2020年，每周参加1次及以上体育锻炼人数比例中，60～69岁组达52.4%，较2014年提高16.2个百分点；70～79岁组达44.1%，80岁以上组达35.2%，较2014年70岁以上26.0%的比例也有明显提高。

虽然老年人文化体育事业取得了显著进步，但与积极老龄观、健康老龄化所倡导的相比，仍存在一些问题，需要进一步完善。根据《2020年全民健身活动状况调查公报》数据，我国老年人参加的运动项目主要是健步走，占比41.6%，形式还较为单一；老年人经常参加体育锻炼的人数比例仅为26.1%，比例还偏低；老年人体育健身专业指导服务覆盖面不广，获得过体育健身指导的老年人比例为44.5%，主要途径是同事、朋友相互指导的占19.3%，看体育健身指导相关资料的占14.0%，获得专业人士指导的仅为11.1%。

在人口老龄化发展的新阶段，为了支撑和保障老年人的身心健康，同时基于老年人日益增长的身体健康与精神文化需求，结合目前存在的主要问题，未来应更加广泛地推动老年人文艺与体育活动的开展，可先着重做好以下几方面的工作。

1. 利用赛事，引导老年文体活动的广泛开展

办好全国老年人体育健身大会这一金牌赛事，不断丰富和创新老年人体育健身大会的内涵和形式，将老年科学健身指导、新项目新器具展示推介等，融入老年人体育

---

① 第四届全国老年人体育健身大会受新冠疫情影响推迟至2023年举办。

健身大会，营造老年人主动健康、科学健身的社会氛围。同时，在全运会等赛事中增加老年组项目，将四年一届的老年人体育健身大会改成两年一届，通过扩大参与面和加大举办频率，以更好地牵引全国老年人开展体育健身活动。

鼓励各级政府和老年人体育协会每年举办本辖区内的老年人体育健身大会，将下级赛事作为上级赛事的预选赛，实现老年体育健身大会办赛的纵向联动发展，扩大赛事规模和影响力。支持乡镇（街道）、社区（村）常规性举办群众性、趣味性、展示性的小型老年人综合性运动会或单项赛事，进一步提高老年人体育健身的参与性和覆盖面。

恢复举办每两年一届的中国老年文化艺术节，在重阳节举行艺术节获奖作品的文艺会演，将其作为敬老节的主题活动，通过中央媒体的电视频道和网络渠道进行直播，展示新时代老年人的风采。鼓励各级政府和有关团体在重阳节前举办老年人文化艺术节文艺会演比赛，并设置奖项，对比赛中涌现出的优秀老年文艺团体给予奖励，以进一步调动老年文艺团体开展文艺活动的积极性。

鼓励社会各界在春节、元宵节、端午节、中秋节、重阳节等传统节日，以及元旦、国庆节、建党节等重大节假日、纪念日，组织开展群众身边的老年人文化艺术活动。同时，邀请国内外老龄产业相关企业，在赛事和文化艺术节期间，开展更多适宜老年人的健身、娱乐器材与项目推介、服务体验、品牌推广活动，鼓励参展企业赞助、冠名赛事和活动，吸引社会办赛资金与资源投入。

2. 开发更多宜老健身与文娱活动形式和器具

为了保障老年人安全有效健身，需要注重适宜的老年健身与娱乐器具的研发生产。面向中低龄老年人，积极开展老年人喜闻乐见、便于参与的健身跑、武术、健身操舞、健身秧歌、广场舞、柔力球、门球、气排球、网球、篮球、乒乓球、棋牌、合唱和民间传统特色活动。关注高龄等特殊老年人的健身和文化活动需求，鼓励老年体育协会、老年文艺团体、相关企业、科研机构，开发适宜高龄、部分失能、失能失智老人的运动娱乐形式和器具，在社区（村）和养老服务机构内推广健步走、太极拳、健身气功、八段锦、保健按摩、手指操、25式关节操等具备保健功能的运动项目。

企业可以根据不同年龄和健康状况老年人的特点，开发更多的老年健身器具和项目、适老游戏和玩具、文化娱乐项目，开设符合老年人特点的连锁老年健身房、老年卡拉OK房等健身娱乐场所和文化艺术、舞蹈培训班等，并提供相应的专业指导和服务。同时，提供和丰富线上视频教学与指导，方便老年人在家中健身与娱乐。

3. 增加适老活动场地和设施供给

加强公共场所、社区、文化礼堂、老年活动中心、老年大学、养老机构、老年医疗机构内的老年活动场地供给和设施建设，方便老年人就地、就近参加文娱活动和体育锻炼。

各类体育场馆免费或低价向老年群体开放，在新建和改造各类体育场馆和公园时，统筹考虑安排老年人体育健身设施和文娱活动场地的建设。积极盘活存量资源，改造闲置办公场所、旧厂房、仓库、老旧商业设施等，用于老年人文娱活动和体育健身。

研究在现有住宅区或新建住宅的地下室或架空层等群众生活区域的碎片化空间规划开辟公共健身和文化娱乐专区，并考虑在该区域配置适老化运动器材、文化娱乐设施的可行性，努力打造老年人家门口全天候的运动和娱乐场所，以方便推动包括老年人在内的全民经常性锻炼与参与文化娱乐活动。

二、普及健康体检，促进早诊早治

随着年龄的增长，老年人的心、脑、肾等各个脏器的生理功能可能减退，容易导致代谢功能紊乱，人体的免疫能力出现下降，抵抗病毒、细菌、真菌侵袭的能力减弱，相比中青年，更容易患上各种急慢性疾病。加之老年人感知功能减弱，很多疾病在早期也不一定会有明显症状，等到发现有明显症状时，往往为时已晚。老年人患病后，通常治愈难度大、恢复时间长，如果延误就诊，错过最佳治疗期，还可能出现各类并发症，导致出现致残率、致死率升高等问题。

因此，对疾病的早诊断、早治疗尤为重要。而早诊断、早治疗的前提是早发现。定期的健康体检，是检查健康隐患、尽早发现疾病的最好办法，可以帮助老年人识别一些疾病的早期状态，进而及早进行预防或者治疗，把疾病"扼杀在摇篮里"。为此，未来需要加强以下几方面工作。

1. 增强老年人参与健康体检的意识和主动性

我国政府将老年健康体检纳入了老年基本公共卫生服务项目之中，但仍有不少老年人不知道这一政策或认为没有生病就不需要去医院。

为此，各地社区需宣导普及 65 岁及以上老年人免费健康体检的政策及参与方式，提高政府公共卫生服务政策知晓度和认同度。

同时鼓励各地政府综合考虑当地经济社会发展水平、财政承受能力以及老年人群数量等情况，逐步增加老年人健康体检自选项目，将平板运动试验、糖化血红蛋白、骨密度等项目检测，以及自理能力、失智症、帕金森病等神经退行性疾病筛查纳入老年人健康体检的基本项目。

争取尽早将对老年人的综合能力评估纳入每年的基本体检项目之中，以便政府和老年人及其家庭对老人的身心健康和自理能力有一个及时的了解，为政府和老年人及其家庭适时调整老年人健康保障方案提供基础依据。

2. 提高基层医疗卫生机构检测能力

基本公共卫生服务项目，主要通过城市社区卫生服务中心（站）、乡镇卫生院、村卫生室等城乡基层医疗卫生机构免费为居民提供。针对目前基层医疗卫生机构服务能力不足的问题，应积极发挥紧密型县域医共体、城市医联体、医疗集团的作用，将检验和读片等技术环节集中到上级医院进行，同时阶段性地将上级医院医生下沉到基层，加入到当地基层体检队伍之中，切实提高体检力量、水平和质量。加强老年专项体检设施或设备的研发，以及人工智能等技术的运用，在弥补基层专业服务能力不足的同时，提高基层医疗卫生机构体检的效率和效果。

3. 开展便民服务，力促体检全覆盖

针对老年人体力不足、行动不便的特点，要按照方便群众的原则，周密合理安排，优化体检服务流程，减少老人们的等待时间，等待期间穿插健康大讲堂、健康咨询等活动，提升群众的满意度。

对城镇社区的群众，集中在乡镇卫生院和社区卫生服务中心体检，对地处偏远丘陵、山区、海岛的群众，集中到村卫生室或采取体检巡回车开展健康体检，对公立养老机构的老年人，由医疗机构上门集中开展健康体检服务。对交通不便的群众和行动不便的群众进行摸底，采取体检巡回车上门服务的方式，将老年健康体检服务无死角全覆盖。

4. 丰富体检形式，提高健康监测可及性

对于需要日常监测且技术上可行的项目，研发可穿戴或居家健康监测设备，方便老年人无感或自助居家检测，并通过自动上传至相应App反馈评估结果。或设立自助式健康监测点，方便老年人就地就近参与健康体检。例如，老年人可以凭借医保卡或身份证到社区或居住点自助式健康监测点刷卡自助测量血压，并通过网络及时将监测结果上传到个人健康档案之中。

鼓励各地的"惠民保"与医疗机构、专业体检机构合作，对于投保的老年人，以发放体检体验券或折扣券的形式，向老年人提供与公共卫生体检机构差异化的健康体检增值服务，并延伸做好健康管理服务。

鼓励医疗机构联合医疗科技企业，利用新开发的老年疾病早筛工具不定期开展特定疾病的免费筛查活动，对其中筛查灵敏度高、效率高的技术与方法，鼓励政府进行采购、试用和推广。

完善老年人电子健康档案，将老年人在各类符合资质机构的健康体检结果和自助检测结果导入或更新至电子健康档案。规范落实老年人健康管理，由家庭医生根据老年人健康体检结果给予个性化健康指导。

三、加强预防干预，减少心理问题

工作退休、身体变化、社交圈缩小、亲友离世等因素，都会对老年人产生很大的影响，引发其失落感、无能感、孤独感。而长期的孤独感和失落感，可能导致抑郁、焦虑和自卑等心理健康问题的发生。2019 年 6 月 10 日，国家卫生健康委在新闻发布会上称，我国老年人心理健康状况不容乐观。有调查表明，城市老年人心理健康率为30.3%，农村老年人心理健康率仅为 26.8%。[①]因此，未来需要加强预防和干预，以积极应对老年心理健康问题，提高老年人心理健康素养，改善心理健康状况。为此，需着重做好以下几项工作。

1. 普遍开展老年人心理健康状况评估

依托精神卫生中心或国家老年病诊疗中心，开发老年人心理健康状况评估量表，开发相应的App，以每人每次 5 元左右的价格，通过列入公共卫生政府购买服务项目或老年人家庭自费的方式，规范开展老年人心理健康状况定期评估，了解老年人群心理健康状况。

对评估中发现的有一定心理问题或精神障碍的老人，将评估结果反馈给老人或其家人，并进一步劝导其到医疗机构进行专业评估和甄别，以实现对抑郁、焦虑等老年人常见心理问题与精神障碍的早期预防、筛查、评估与干预。

2. 引导下一代关心老年人心理健康

以社区为单位，组织精神卫生中心的心理咨询和治疗专家团队，定期进社区开展老年人心理健康宣教与诊疗服务。政府、医疗机构、企业可以通过多媒体宣传渠道的形式，引导家庭成员关注老年人的心理健康问题，提高家庭成员对老年人心理健康问题的关爱意识，预防和及时发现老年人的心理问题；向家庭成员传授老年人常见心理问题基本识别和疏导方法，帮助家庭成员及时发现老年人心理危机苗头，对早期心理问题开展自主干预；加强"96525"心理援助热线的宣传，指导老年人在遭遇不良情绪或者家庭成员发现老年人遭遇心理健康问题时，通过热线寻求专业人员的指导和干预。

3. 支持社会力量参与老年人心理健康服务

鼓励心理咨询与心理治疗行业协会与乡镇卫生院（社区卫生服务中心）进行合

---

① 老年人心理健康者不足 1/3 国家卫生健康委推进老年人心理关爱项目 [EB/OL]. (2019-06-11)[2023-07-11]. http://www.ce.cn/cysc/yy/hydt/201906/11/t20190611_32321035.shtml.

作，采取组织培训、公益性活动以及巡诊、坐诊、会诊等方式，提高基层医疗机构提供心理健康与精神卫生服务的能力，持续为老年人提供心理辅导、情绪疏解、悲伤抚慰等心理关怀服务。

发展针对老年人心理健康的专业社会工作者团队和志愿者组织，培养一批具有心理健康专业知识和技能的人才，强化养老护理员和老人家庭照护成员的心理健康知识与技能培训，引导养老护理员和家庭照护成员在日常服务过程中关注老年人心理状态变化，提供心理关爱和支持。

第二节　完善医疗服务，提高治疗效果

老年人是疾病多发群体，完善的医疗服务能够为老年人治疗疾病和恢复健康提供关键支持。过去我国的医疗服务体系主要聚焦于劳动力人口的疾病诊治，对老年人群的关注度不足。现有的医疗服务体系也还没有为人口老龄化带来的爆发式增长的老年医疗服务做好准备，诊疗模式也没有适应老年人多病共存、慢性病长随为主的患病特点，就医环境的适老化程度也还不高。因此，未来需要大力补齐医疗服务体系中老年人医疗服务的短板，从临床研究、学科建设、服务链接等方面进行全方位塑造，以提高老年医疗服务的质量和效率。

一、加强老年疾病学科建设，增强供给数量与质量

长期以来，由于人均预期寿命不长、老年人口数量不多，老年医院、老年医学不受重视，甚至在国家专科医院目录中，都没有老年（病）专科医院这一分类。在综合性公立医院中，以前也少有设立老年（病）专科。进入 21 世纪，我国老年人口逐渐增多，老年人就医比例逐步提高，但老年医疗机构建设与学科建设的步伐仍明显滞后，服务供给数量与质量难以适应人口老龄化带来的老年人卫生健康服务需求井喷的态势。

近年来，在党中央和各级政府的高度重视和大力支持下，国家开始要求完善老年医疗资源布局，建立健全以基层医疗卫生机构为基础、老年医院和综合性医院老年医学科为核心、相关教学科研机构为支撑的老年医疗服务网络。要求在二甲及以上公立医院中设立老年专科，加大老年医学科和医院建设力度，老年医学边缘学科的地位得到一定程度的改善。未来，随着老年就医人群的进一步增多和对老年医疗服务的更加重视，老年医学科还可能发展成为综合性医院中的支柱学科、核心学科和重点发展学科。为此，当前需要进一步采取措施，大力推动老年医学学科建设，大幅提高老年医

疗服务数量和质量。

1. 加强国家和区域老年医学中心建设

由于目前老年医学研究机构不足，老年医学学科发展的载体较为薄弱，老年医学相关的基础研究投入不够，因此，在建设老年健康支撑体系的背景下，首先应加强国家和区域老年医学中心建设，为各省区市老年医学科的发展提供基础支撑。

北京医院老年医学中心是国家级老年医学研究机构，要进一步加强北京医院/国家老年医学中心建设，将其打造成融医疗、护理、科研、教学、预防、管理及政策制定"七位一体"功能的老年重大疾病防治和健康管理核心机构。作为国家级老年医学研究机构，国家老年医学中心要投入相当一部分的力量，开展老年病筛查诊断技术、脑卒中康复技术、肌无力预防技术等重点技术的研发工作；开展老年疾病疑难危重症的诊断与治疗，示范推广老年医学适宜有效的高水平诊疗技术，培养高层次老年医学人才，构建老年疾病防治网络等工作。

与此同时，鼓励有条件的省份，以三级医院老年医学重点科室或者老年专科医院为基础，建设省级区域老年医疗中心，打造老年健康促进、诊疗、科研高地。通过专科共建、临床带教、业务指导、教学查房、科研和项目协作等多种方式，发挥对区域内医疗机构老年医疗学科建设、人才培养、业务开展和质量管理等方面的指导辐射作用。

在建设老年健康支撑体系的背景下，国家区域老年医疗中心应成为老年人健康服务的重要枢纽。率先示范使用老年医学早筛早诊等先进技术与器械设备，并向下级医疗机构推广，从而提高整个区域老年医疗服务的水平和质量。积累和整合区域内老年人的医疗数据和需求信息，开展基于需求的科研和科技成果转化。同时，建立数据信息共享机制，向其他医疗机构、研究机构和政府部门共享，以支持政策制定、资源配置、技术研发和疾病防控等工作。

2. 加强县级老年医院和老年医学科建设

通过新建改扩建、转型发展，加强县域老年医院、康复医院、护理院（中心、站）的规范化建设。发挥县域医共体牵头医院的作用以及成员单位的人才池优势，组织配备精干医技力量，组建医共体老年健康综合服务中心，提升县域老年医学学科建设水平和老年健康综合服务能力。强化人才培养，积极选派医护人员参加国家、省、市老年医学人才培训。

在建设老年健康支撑体系的背景下，加强以老年人电子健康档案为核心的老年卫生健康信息化建设。组织针对基层医疗卫生机构人员的电子健康档案培训，加强电子健康档案的使用与管理，积极探索电子健康档案在老年健康服务中的创新应用。在电子健康档案建设过程中，加快补齐基层医疗信息化短板，融通汇聚县域内数据，强化数据综合分析与运用，推动县域卫生健康信息化综合治理能力的显著提升，通过数据支撑提升区域内老年人健康管理的精准性。

3. 提升基层医疗卫生机构老年医疗服务能力

将老年人作为基层医疗卫生机构服务的重点人群，基层医疗卫生机构加大老年医疗、康复、护理、中医保健等科室建设和床位资源配置，对于康复中心和护理中心建设，在空间保障、床位补助、资金等方面优先给予支持。鼓励上级老年医疗机构借助远程医疗等形式，指导基层医疗卫生机构开展老年护理服务，推动优质医疗资源纵向有序流动，加快基层老年医学科的建设与发展。

在建设老年健康支撑体系的背景下，基层医疗卫生机构要着力做好老年健康知识普及和老年病筛查，鼓励社区医生、乡村医生和家庭医生参加老年常见疾病的预防和治疗的培训，开展免费的老年人健康知识与技能教育活动。提高老年人电子健康档案的覆盖面，通过入户服务、疾病筛查、健康体检等多种方式，为尚未建立电子健康档案的老年人建档。加强基层医疗卫生机构开展老年人免费体检的服务能力，尤其是按体检结果及时更新居民健康档案，进行历年结果的对比分析，强化体检后续的健康服务。

鼓励社会办医，发挥市场竞争机制的作用，以及市场配置资源效率高的优势，引导社会资本进入老龄健康服务领域，设立老年（病）专科医院、康复医院等医疗机构，引入新型医疗技术、疾病管理模式和健康服务方式，研发老年（病）早筛、诊断、治疗的方法、器械与药物等，以满足老年患者多样化、高品质、个性化的健康服务需求。

二、提高医疗服务可及性，进行及时救治和康复

2018 年，国家老年医学中心主任、北京医院原院长王建业曾表示，占我国 16% 人口的老年人消耗了 70% 的医疗费用[1]，这一方面表明目前老年人的整体健康状况不佳，未来需要加强老年健康支撑体系建设，努力提高老年人群的健康状况，另一方面也提醒我们老年群体医疗需求庞大，要充分重视医疗资源的合理利用，以保证在医保基金还不充裕和全民还不富裕的情况下，仍能为老年人提供必要的医疗服务。

分级诊疗是根据必要的需求来对资源进行适配性利用，加强基层和县域医疗保障和服务能力，实现"小病不出村、大病不出县"分级诊疗制度建设目标，有利于优化

---

① 叶正兴. 中国的老年医院太缺了[J]. 就业与保障，2018（9）：44-46.

医疗资源配置，降低医疗费用支出，更好地方便百姓就医，对于"未富先老""未备先老"的中国老年群体，则是增强其医疗可及性的重要举措。

1. 进一步完善家庭医生制度，落实个性化健康管理

目前，老年人在基层医疗卫生服务机构进行的健康体检，由于体量大，体检结果的反馈解读、后续的健康跟踪服务等环节都比较薄弱，导致慢性病缺乏长期性、规范化的管理。例如，部分老年人根据自身体验、经验以及其他渠道的信息，改变用药方式与剂量，服药依从性较差；出于信任、习惯等原因，即使是小病常病，也偏好在区域内的大医院就诊，这不仅增加了老年人自身寻医问诊的不便，也使得大医院的医疗资源更为紧张。因此，要进一步落实和完善包括老年人在内的重点人群配置家庭医生措施，使得老年人能够就近就便就熟获得健康咨询、日常健康管理、慢性病管理、居家康复护理服务。

家庭医生应加强通过患者教育、定期随访、及时回应关切等方式，与老年人及其家属长期联系，逐步建立信任，引导老年人及其家庭成员形成遇到健康问题先找家庭医生的习惯。政府应增大签约服务费用，用于提高考核后的薪酬分配比例，医疗机构提供充足的支持和资源配备，以及职业晋升的机会，以提高医务人员的服务积极性。为减轻家庭医生个人的工作负担，有效调配专业服务资源，需要建立以家庭医生为主体、社区护士为助手，健康管理师、康复师、心理咨询师为补充的家庭医生签约服务团队，合理划分工作职责与内容。根据电子健康档案，对老年人实施分类管理，对于健康和基本健康的老年人，由健康管理师提供健康咨询以及体检后的自我健康管理指导；对于慢性病老年人，病情稳定、依从性较好的，由社区护士定期进行电话随访；对于病情反复、依从性不佳的老年人，家庭医生每月进行 1～2 次的上门家访随诊，开展健康教育，并持续与患者及家属沟通，增强老年人及其家属对慢性病管理重要性的认识，鼓励家庭共同参与慢性病管理；对于居家康复老年人、失能老年人，则主要由康复师上门提供康复治疗和康复指导、由护士提供护理专业服务。

2. 基层医疗卫生机构要深化老年人群健康管理服务

目前基层医疗卫生机构主要承担了老年人健康档案管理、预防接种、健康管理等基本公共卫生服务职责，也承担了一些常见病、多发病的诊治职责。在"预防为主，关口前移"的卫生健康工作新理念下，基层医疗卫生机构要深化老年人健康管理服务。

基层医疗卫生机构要通过健康体检（能力评估）—健康档案—健康管理，对老年人的健康进行闭环管理。通过家庭医生的健康评估，建立老年人健康档案，通过每年的综合能力评估和健康体检，不断更新和完善老年人健康档案。根据评估量表和健康档案，对辖区内老年人的健康状况按照红黄绿进行分级管理：对于红色相对较高风险的老年人，实行专人专案管理，指定专职医生指导老年人和家庭成员做好每日的健康监测，并提交数据，关注老年人的病情变化，重点保障老年人的就医、用药需求；对于黄色中等风险的老年人，实行专案管理，由家庭医生团队定期上门随访，重点提供健康管理、康复训练服务和指导；对于绿色低风险的老年人，由健康管理师定期开展群体健康宣教服务，组织锻炼带教活动。

3. 县级及以上医疗卫生机构重点提供医疗救治服务

对于患有严重心脑血管、糖尿病、呼吸系统疾病等重点疾病或合并基础疾病，并且超出基层医疗卫生机构诊疗能力的患者，通过县域医共体或城市医联体转诊机制，向上级医疗机构转诊。

县级医疗机构要为老年人提供综合评估、综合征诊治和多学科诊疗等专业服务，解决老年人"一体多病""多病共存"的整体性治疗难题。对于脑卒中、骨折等老年患者，通过县域医共体提供"住院康复—门诊康复—社区家庭康复"全周期康复治疗服务，减少后遗症的发生率和严重性，最大限度地减少致残现象的发生。对于在健康体检、疾病早筛中发现的结肠癌、前列腺癌等老年病患者，将相关信息推送至家庭医生处，由家庭医生对老年人及其家庭成员开展健康宣教与健康管理指导，提高老年人"早治疗、少花钱、效果好、少受罪"的意识，从而提高就医诊疗率。

区域医疗中心和三甲医院老年病科室则集中资源，聚焦致死致残率较高、严重影响老年人健康的心脑血管疾病、恶性肿瘤、脑卒中、阿尔茨海默病、帕金森病等疑难重症的筛查、诊断、治疗以及新技术的科技攻关、成果转化和临床应用，为老年患者提供更优的筛查、诊断、治疗方案。同时，县级及以上医疗机构要加强院前医疗急救能力建设和重症医学科建设，强化急救设备、重症监护病房与相关设施的配置，为老年急危重症患者提供紧急救援和重症监护服务。

三、加强老年人慢性病管理，逆转慢性病持续蔓延态势

高血压、糖尿病、肿瘤等多种慢性病具有病程漫长、无法治愈、终身带病、长期与患者共存等特点。据统计，除20%～30%的急症期、复杂难治患者和高风险患者，主要依靠专业技术人员外，其余70%～80%的患者，症状平稳，除了定期检查和随诊外，大部分时间主要靠自我管理来缓解病情。[①]因此可以说，慢性病管理比急症治疗来得更加重要。

---

① 许娜. 自我管理在慢性病中的应用[J]. 健康之路，2014（12）：15-15，16.

目前在老年人慢性病管理方面还存在着以下一些问题。

首先，慢性病管理体系还不够完善。表现在：多种专业背景的医疗保健人员的共同参与难以实现，全科医生、健康管理师缺口较大，专科医生从事慢性病管理的精力不足，三者之间信息共享、沟通协调、合作机制也不足；多种慢性病综合筛查技术有待进一步实践与推广；目前主要以病种为核心的单病管理模式不适应老年人多病共存的现实。

其次，患者参与性和依从性不足。从客观因素看，老年人由于记忆力衰退，容易出现忘服、漏服或者多服药物的情况；从主观因素看，老年人对慢性病管理的科学意识还不够强，一些老年人在症状好转后，就擅自改变药量甚至停止服药和干预，当不舒服时又继续服药，造成病情反复，或因治病心切，加大药量，造成滥服、多服药物等。

最后，数字健康技术的应用还不充分。诸如电子健康记录系统、远程监测技术和健康管理App等在健康管理中能够发挥较大作用的工具，在老年人慢性病管理中的应用还相对较少或者使用体验不佳。

基于上述问题，未来在老年人慢性病管理方面还需要加强以下几方面的工作。

1. 加强慢性病管理顶层设计和技术研发、示范应用与推广

发挥国家老年医学中心在制订老年人常见慢性病防治规划、防治政策、防治指南、技术规范、实施标准、人才培训等方面的决策咨询和技术支撑作用。区域和省级老年医学中心以及慢性病管理中心根据国家政策与规范，结合本地实际，制订具体的、可操作的实施方案。国家通过科研基金项目立项倾斜或设立科研专项，加大对慢性病预防技术与早筛技术研发的支持。鼓励医疗机构与科技企业、研究机构、高等院校开展产学研用一体化合作，推动慢性病防治新技术与新产品研发及示范应用的集成。

2. 推进慢性病全周期闭环管理，探索建立多种慢性病整合式管理模式

构建以县域医共体为基础、县疾病预防控制中心为技术支撑的慢性病分级诊疗服务体系，着力推进基层医疗卫生机构的慢性病一体化门诊建设，扩大基层医疗卫生机构管理的慢性病病种，提供多种慢性病的宣教、预防、筛查、诊断、治疗、随访等一站式服务，让老年人就近享受到慢性病诊疗服务。

充分发挥县域医共体资源整合优势，加强基层全科医生（家庭医生）、大医院专科医生、健康管理师"三师共管"慢性病管理服务团队建设，强化居民健康档案与电子病历中慢性病管理信息的记录与更新，促进信息的多方互联互通。

探索多种慢性病的整合式管理模式，利用慢性病管理信息化平台，通过追踪多种慢性病及并发症就诊和检测信息，专科医生根据异常指标及新发疾病，结合居民整体健康状况，制订基于共病管理的个性化慢性病管理方案，逐步实现从"以病种为核心的单病管理"转变为"以人为核心的慢性病综合管理"。

3. 提高老年人慢性病管理的积极性与依从性

家庭医生应采取生动活泼、通俗易懂的方式，对老年人进行慢性病及管理知识的传递与教育，在此过程中，从单向的知识输出转化为双向互动，充分和老年人沟通，了解他们关注和困惑的点，并提供明确的指导和支持。在制订管理方案时，要尽量简化，并且指导老年人通过设置提醒闹钟、智能药盒、服药卡片等方式，更好地遵循慢性病管理与治疗计划。

政府要方便老年人配药，推进慢性病长处方，以及探索由社区周边药店与慢性病老人建立用药管理制度，由药店通过互联网医院定期为其提供药物，避免老年人专门为配药跑医院，也减少因没有及时配药而不用药。

要调动老年人社会支持的力量，鼓励家人和朋友参与老年人的慢性病管理过程，提供情感支持和帮助。医生在复诊、随访中，可以给予依从性好的老年人适当的激励和奖励，增强他们坚持治疗的动力。对于出现情绪困扰和心理压力的老年人，要提供心理支持，帮助他们应对情绪问题，增强他们的治疗意愿和能力。

4. 推动慢性病管理数字化改革

为了进一步提高慢性病管理的效率和精准度，可以老年高血压、糖尿病患者全周期健康管理为切入口，率先开展老年人慢性病管理数字化改革工作。完善慢性病管理信息化平台，归集卫健、民政、医保的居民电子病历、健康档案、慢性病专病档案中的慢性病信息数据，实现数据跨部门以及省市县三级的交互共享。在有条件的地区，建设慢性病物联网数据采集平台，依靠医疗器械和可穿戴设备，及时采集慢性病患者相关健康数据、医疗数据、生物数据，进一步补充健康档案中的慢性病信息。在各地电子健康码平台中，研发慢性病管理模块，接入慢性病管理信息化平台，辅助家庭医生对患者进行慢性病管理。同时，患者可以通过慢性病管理模块，享受健康指导、跟踪随访等服务，更好地进行自我健康管理。慢性病管理模块的研发设计，要充分考虑老年人的现实情况与实际需求，提高数字化应用对老年人的包容度、友好度和适宜性。

四、创建老年友善医疗机构，提供老年友好服务环境

老年人是医疗卫生服务的主要利用者，随着人口老龄化的加剧，老年人对医疗服务的需求进一步增长，老年人群已成为医疗机构的重点服务对象。但是目前老年人就

医存在着患病后来回奔波检查行动不便、沟通交流困难、数字化就诊服务不会使用，以及诊疗流程复杂、等待时间较长等问题，亟须要从软件和硬件上对就医环境进行调整，以提高对老年人就医的友好度。

为此，应全面贯彻落实《关于开展建设老年友善医疗机构工作的通知》，推动医疗卫生机构开展老年友善制度建设，构建老年友善的医院文化、管理、服务与环境。

1. 在硬件上，推进就医环境适老化改造

在入口处设置导诊台、问询处等引导服务，为老年患者提供就诊咨询。在挂号收费处设置人工服务窗口及现金收费窗口，解决老年人使用智能设备困难的问题，方便老年人就医结算。医院公共区域采用适老化设计，各种导向性标识设置清晰、明显、易懂，设置无障碍通道、低位开关、一键急救按钮，设置无障碍卫生间，配备轮椅、平车等辅助设备，供行动不便的老人使用。在候诊区、餐厅设置老人专用座椅等。

2. 在软件上，倡导医务人员敬老爱老助老

设置助老志愿者服务岗，为老年人提供导医导诊和陪诊服务。落实老年人医疗服务优待政策，优化老年人就医流程，医疗机构普遍建立老年人挂号、就医、收费、取药绿色通道，为老年人提供优先挂号、优先就诊、优先化验、优先检查、优先取药等"五优先"服务。

3. 在社会影响上，开展老年友善医疗机构评审与评比活动

各地可充分利用广播、电视、报纸、网络以及新媒体、自媒体等平台，加强对优秀老年友善医疗机构的宣传力度，提高老年友善医疗机构的荣誉感和责任感，提升公众对老年友善医疗机构建设的知晓率和感受度。宣传老年友善医疗机构建设的先进经验和典型做法，发挥老年友善医疗机构的社会影响和示范效应，大力营造敬老爱老助老的社会氛围。

第三节　优化健康照护服务，满足多样化需求

在老年健康支撑体系中，老年健康照护主要是面向术后患者以及部分失能和高龄的老年人群体，旨在帮助他们尽可能恢复或维持健康状态，从而提高生活质量。健康照护对于恢复和保持健康、预防术后并发症和后遗症、延缓病程发展等至关重要，它不仅有助于增强老年人的健康和福祉，而且有助于减轻家庭和社会的总体照护负担。

一、发展康复护理，提高生命质量

现代康复提倡"康复要从患病后的第一天就介入"。尽早开始康复治疗，可预防

肢体无力、肌肉萎缩等并发症，预防残疾和残障。即使某些疾病已造成功能损害，亦可采用综合康复服务措施，帮助老人发挥自身潜力，进行病残的代偿训练以保持功能，避免因运动减少而造成的并发症或继发障碍，从而改变无功能生命状态，降低残疾程度，提高生活自理能力，提高生活质量。为此，需要加强以下措施。

1. 强化老年患者术后院内康复服务

加快老年康复护理机构、病区和床位建设。引导二级以下医院转型为康复医院、护理院，鼓励综合性医院开设老年康复护理病区。在资金补助、土地供给、税费减免、金融支持等方面提供优惠政策，以支持社会力量举办规模化、连锁化的康复中心和护理中心等。

整合养老机构床位建设补助、运营补助、星级评定补助、养老服务补贴、福彩公益金补助等政策，支持养老机构增加护理型床位。

建立由康复治疗师、康复医师、康复护士等组成的专业化康复护理团队，针对老年患者的具体情况，制订个性化的康复计划，以确保老年患者得到全面的康复支持和关怀。加强患者及家属的康复知识教育，提高他们对康复的参与度和合作意愿。

2. 发展社区康复服务

通过床位补助、专业康复护理机构托管、康复护理工作室入驻等方式，支持基层医疗卫生机构建设康复床位和护理床位，开展社区康复护理服务。

基层医疗卫生服务机构与上级医疗机构在康复服务领域建立合作伙伴关系，在硬件设施建设、人才队伍培养、服务规范等方面开展紧密合作。探索建立康复服务转介机制，上级医疗机构将评估后康复情况良好、适宜出院的患者，及时转介至社区。上级医疗机构加强技术指导与支持、信息开放与共享，双方共同制订患者的院后康复护理计划，以确保康复计划的延续性和有效性。社区康复团队应保持与医院康复机构的联系，及时反馈患者的康复进展，并定期进行评估，以确保康复计划适时调整。

3. 开展居家上门康复护理服务

综合考虑老年人的健康状况、家庭实际和本人意愿，逐步开展家庭病床或家庭照护床位建设。鼓励家庭适老化改造服务提供方、家庭信息化建设提供方与基层医疗卫生机构或康复护理服务机构，建立多方合作机制，提供家庭病床和家庭照护床位建设整体性解决方案，覆盖"硬件—软件—服务"完整链条，统一推进适老化改造入户、智能化入户、专业化服务入户。细化家庭病床和家庭照护床位操作规范与管理制度，加强指导与培训。

对适老化改造和信息化建设提供方给予建设补助，对建床老年人给予护理服务补贴，对参与家庭病床、家庭照护床位服务的基层医疗卫生机构和医护人员给予奖励政策，以提高各方的建床和服务积极性。

发展专业化的居家上门康复护理服务机构，鼓励民营医院、护理机构内有资质的人员加入服务行列，持续改进服务项目，优化服务价格，提供个性化、定制化护理服务。加强从业人员的培训，完善资质管理与信息公开，普遍实施持证上门服务，构建持证、用证、查证、验证及服务评价居家上门护理服务生态。

二、深化医养结合，促进健康养老

对于机体功能衰弱的高龄老人、部分功能已经受损且难以恢复的部分失能老人而言，他们的健康风险较大，对医疗服务依赖性强，日常生活中除了需要生活照料服务外，还需要营养、安全和心理慰藉等持续性的健康照护服务，以帮助他们维持健康状态、减少其他健康问题的发生，从而提高生活质量和幸福感。因此，为满足这部分老年人的健康养老需求，将医疗服务和养老服务两方面资源打通的"医养结合"模式应运而生。为深化"医养结合"发展，未来应采取以下措施。

1. 完善医养结合服务网络

支持规模较大的养老机构设置医疗卫生机构，并按规定纳入医保定点范围。鼓励有条件的医疗机构托管老年健康服务需求强烈的养老机构。

鼓励资源富余的乡镇（街道）养老服务中心引入康复护理、中医理疗团队，设置健康服务站，建设成为"医康养"一体化综合服务平台，重点为慢性病、高龄、行动不便的部分失能老年人提供医养结合服务。

鼓励城乡社区居家养老服务照料中心按照就近便利原则，与周边医疗机构合作建设医养结合服务设施或开展签约服务。各地在新建城乡社区居家养老服务照料中心或者基层医疗卫生机构时，优先考虑与对方设施同址或邻近设置。

2. 提升医养结合服务能级

将医养结合机构纳入医联体或医共体，实现医疗、康复、护理、养老服务资源的高效协同。鼓励医疗机构和养老机构组建医养联合体，发挥各自专业特长，形成优势互补，内部建立有序转诊、双向转介机制，促进健康服务与养老服务相互衔接，为老年人提供连续、全程的健康养老服务。

整合改造闲置社会资源，引导社会资本举办医养结合机构，推动建设一批百姓住得起、质量有保证的集团化、连锁化医养结合机构。加大政府购买服务力度，支持符合条件的社会办医养结合机构，承接老年人基本公共卫生服务和其他老年人健康专项行动服务。

提升医养结合信息化水平，发展面向居家、社区和机构的智慧医养结合服务，开展医养结合远程协同服务试点，为老年人提供优质高效的远程医疗服务和上门医疗服务。

3. 促进医养结合"山海"提升

面向山区、海岛、边疆地区，开展送医助养服务，通过支援建设服务驿站、流动医院巡回服务、远程医疗服务等，促进优质资源下沉。

通过政府购买第三方服务的方式，组织老年健康企业赴山区、海岛、边疆，帮助开展医养结合设施建设和运营管理，聘用当地村医和助老员，开展上门巡诊、签约随访、养老照护、定期回访等服务。

三、推进安宁疗护，守护生命尊严

当老年人的生命即将逝去，家人常常难以接受，本人和家属都会感到焦虑与恐惧，不知道如何去坦然面对。安宁疗护通过缓解痛苦和不适等症状，为疾病终末期或临终患者提供身体、心理等方面的照护和人文关怀等服务，从而提升患者的生命质量、减轻家属的心理哀伤，帮助患者舒适、安详、有尊严地离世。安宁疗护对于改善临终患者生命质量有重要作用，它不仅是全生命周期健康服务的最后一环，也是老年健康支撑体系中必不可少的组成部分。

然而，安宁疗护是"舶来品"，在我国推行的时间比较晚，其价值尚未得到大部分人的认知和肯定。受"重生恶死"传统生死观的影响，人们普遍更倾向于强调治疗和延长生命，履行家人的职责，对于终末期病人的需求和关怀，缺乏深入的理解，忽视了对于病人心理、情感以及精神层面的关注和支持。此外，我国安宁疗护工作尚处于起步阶段，相关资源和专业人员相对不足，适宜中国文化情境的技术发展也相对滞后，这些问题都限制了安宁疗护的发展和推广。因此，需要从以下几个方面着手，加快推进安宁疗护服务的发展。

1. 促进安宁疗护理念普及与技术研究

积极开展生命教育，将生命教育纳入中小学校健康教育课程，列入老年大学及社区老年教育课程内容，面向老年人及其照护者开展生命教育进机构、进社区、进家庭活动。

加大社会引导力度，普及安宁疗护理念，广泛宣传安宁疗护服务政策，推动安宁疗护理念得到社会广泛认可和接受。

发挥中华护理学会安宁疗护专委会、中国抗癌协会安宁疗护专委会的专家资源优势，结合第一批、第二批国家安宁疗护试点经验，持续优化安宁疗护服务相关工作方案，组织好第三批、第四批国家试点，争取早日全面推广。组织研究中医药安宁疗护技术和方法，发挥中医药在缓解临终阶段诸多症状方面的独特优势。

2. 增加安宁疗护服务供给

引导综合性医院、中医医院、专科医院、康复医院、护理院等设置安宁疗护科，开设安宁疗护病区。鼓励在老年医学科、肿瘤科等相关科室设置安宁疗护床位。支持有条件的二级以下医院和社区卫生服务中心将部分床位转型为安宁疗护病房（病床）。支持和引导社会力量举办规模化、连锁化的安宁疗护机构。鼓励具备条件的养老机构引入多学科和专业协作的安宁疗护团队，开展安宁疗护服务。

发展居家安宁疗护服务，通过设立家庭病床、巡诊等多种方式，为疾病终末期患者提供疼痛及其他症状控制、舒适照护等服务，对患者及家属提供社会支持、心理支持和人文关怀，尽可能满足终末期患者综合、全程、全方位的安宁疗护需求。

3. 提高安宁疗护服务水平

发挥各地各级安宁疗护指导中心的引领作用，承担质量控制、宣传教育、科研创新、人才培养培训、学科建设等方面的任务。

将医疗机构安宁疗护服务纳入医疗质量监测体系，强化对各类安宁疗护医疗机构的监督、指导和管理，推动安宁疗护管理和医疗质量的提升。

加强质量控制和行为监管，加快研究制定安宁疗护服务流程规范标准，建立健全安宁疗护服务涉及的止痛、麻醉等药物的用药、配送和监管制度，探索居家安宁疗护服务标准，引导安宁疗护机构有序开展安宁疗护服务。

覆盖全程的老年人健康服务，是老年健康支撑体系的核心内容。这些服务旨在为老年人提供包括预防、治疗和照护在内的全面健康支持。与现有的服务体系相比，在健康老龄化理念之下，健康服务体系更加突出强调疾病预防的重要性，对影响健康的因素进行全方位干预，致力于实现老年人"不生病，少生病"，追求无疾而终的梦想。在疾病治疗方面，强调从整体上对医疗服务体系进行调整，以积极应对人口老龄化可能带来的老年人就医需求的爆发式增长，包括树立早筛早诊理念、发展老年医学科技、便捷就诊流程、营造友善就医环境等，使得老年人能够获得更加优质高效、适宜可及的疾病管理与治疗服务，以更早恢复健康。在照护方面，不仅仅是生活照料、身体护理，更是强调"身心灵"的全面照护，追求老年人的功能恢复、健康维持、精神向上，以及生命质量的提高，即使在终末期，也能让生命带着尊严谢幕。

第六章

增强促进老年健康的全要素保障能力

　　老年健康支撑体系建设涉及众多资源要素的投入。在这些资源要素中，认知是推动社会关注老年健康问题的重要基础，政策是引导和规范老年健康支撑体系发展的重要手段，财力是支持各项建设和运行的重要保障，空间是开展老年健康支撑和服务的重要依托，数据是支撑体系建设和管理的重要推手，人才是体系建设和健康服务的重要支撑。这些要素之间彼此影响和支持。例如，政策的制定需要基于对老年健康问题的认知和数据的支持，同时政策的实施需要财力和人力保障；财力的投入可以促进空间的建设和设施的改善，进而提供更好的健康服务；人才的培养和引进可以提高老年健康支撑体系的专业水平，同时人才的培养也需要相关政策的支持和财力的投入。因此，只有全面强化认知、政策、财力、空间、数据、人才等要素保障能力，才能推动老年健康支撑体系的高质量发展。

第一节　提高大众认知，奠定建设基础

　　观念决定行为，行为决定结果。在老年健康支撑体系建设过程中，正确认识老年健康支撑体系建设的重要性、老年人的特点、老龄化发展趋势、老年健康影响因素等，是开展正确行动的基础。需要认识到老年人的健康问题，不仅仅是个体层面的问题，也是社会发展的重要组成部分；需要认识到老年人在生理、心理和社会层面与中青年的不同特点和需求；需要认识到人口老龄化的不断加剧和老年人口比例不断增长的现实以及其中蕴含的机会与挑战；需要认识到老年人的健康不仅受到个体因素的影响，也受到环境和社会因素影响的事实。只有对这些方面有正确的认识，才能更好地理解老年健康支撑体系建设的意义和目的，并愿意优先投入相应的资源，采取相应的

行动，来推动和完善这一体系。

一、重视宣教工作，促发动机产生

老龄宣传教育工作是老龄工作的重要组成部分，是老年健康支撑体系建设的重要保障。加强对老龄化问题的宣传教育，有意识地重点宣传老龄化对社会、老龄产业以及老年人的影响，将有利于提升全社会积极应对人口老龄化的意识，产生促进老年健康行为的相关动机。

我国人口老龄化发展态势迅猛、形势严峻，是世界上人口老龄化速度最快的国家之一。由于发展速度快，导致社会各界都没有足够的时间来适应和理解这种转变。

这种认知上的不足，使得整个社会对老龄社会缺乏必要的关注和思考。实际上，**老龄化对我国社会的发展产生了广泛的影响**。在经济上，老龄化导致劳动力短缺和经济增长放缓。随着老年人口比例的增加，劳动力市场可能出现供需失衡，限制经济的潜在增长。同时，老年人对医疗护理和养老服务需求的增加，给市场带来了机会，给家庭和政府带来了支出压力。在社会保障上，老龄化增加了养老金、医疗服务和长期护理的支出，可能引发财政赤字和可持续性发展问题，对社会保障体系构成挑战；在社会文化上，老龄人口比例的增加，可能引发价值观和社会角色的变化，老年人的智慧和经验得到更多重视，对老年人权益的关注和尊重也逐渐增加。

同时，老龄化对老龄产业也产生了深远的影响。随着老年人口比例的增加，**老龄产业将迎来巨大的市场潜力和发展机遇**。医疗保健、养老服务、康复护理、老年教育、旅游休闲等领域的需求大量增加，促进了养老机构、老年用品等老龄服务机构和企业的兴起和扩大。老龄产业的发展也带动了对养老护理员、康复师等相关专业人才的需求，创造出了更多的就业机会。老龄产业有望成为我国未来的新的经济增长点，并发展成为我国支柱产业之一。

此外，**老龄化还将对老年人带来广泛影响**。首先，老年人在经济方面面临着挑战。由于退休金水平有限，一些老年人可能面临经济困难，特别是那些没有其他经济来源或家庭支持的人，他们可能需要依赖社会福利以及相关补贴，来维持基本生活需求。其次，老年人的健康状况将成为关注焦点。随着年龄的增长，他们更容易面临慢性疾病、身体功能下降和认知能力减退等健康问题，需要更多的医疗保健、长期护理等方面的支持。最后，随着退休、子女成家立业或迁居他地，老年人可能面临孤独感和社交支持减少的问题。

因此，重视老龄化宣教工作，通过加大宣传力度，强调我国人口老龄化对社会、老龄产业和老年人的深刻影响，可增强公众对老龄化问题的认识和理解，通过向全社会传递人口老龄化的重要性和紧迫性，可引导人们形成积极应对的态度和行动。

二、加大宣教力度，扩大覆盖人群

在重视宣教工作的基础上，要进一步加大宣教力度，提高各方面对人口老龄化问题的重视程度。

对于老年人而言，重视老龄化直接关系到他们自身的福祉和健康。通过关注老龄化问题，老年人可以更好地认识到自身身体和认知功能的变化，采取积极的健康管理措施，延缓身体衰退和认知功能下降，提高生活质量和幸福感。同时，老年人的经验和智慧是社会发展的重要资源，他们自身对老龄化问题的重视，可以推动社会创新和进步。此外，老年人对老龄化问题的重视，可以引起其他年龄段人群的关注和关心，促进不同年龄层之间的相互理解和支持，有助于构建一个更加包容和关爱的社会环境，减少年龄歧视和社会孤立现象的发生。

家庭是老年人最基本的社会单位，提高家庭对老龄化的重视程度，可以促进家庭成员对老年人的关爱和支持。家庭成员的关怀和陪伴，对老年人的身心健康非常重要，它可以提供情感支持、照顾和帮助，增强老年人的生活满意度和幸福感。家庭也是重要的价值观传承和社会支持系统的核心，提高家庭对老龄化的重视程度，有助于维护传统价值观，尊重和尊崇老年人的地位，弘扬家庭责任和家族凝聚力，传递尊老孝亲的价值观，有效发挥家庭对老年人的支持作用。

企业作为社会的一部分，有责任关注和关怀老年群体。企业进入老龄产业，可以帮助树立良好的社会形象，增强企业的社会声誉和品牌价值，获得社会的认可和支持。更重要的是，重视老龄化，进入和开拓老年市场，可以更好地分享老龄化红利。通过更好地了解老年人的消费需求和偏好，开发适合老年人的产品和服务，可拓展市场份额，实现经济增长。此外，企业对老龄化的重视，有助于其充分利用老年员工的经验和知识。老年员工通常拥有丰富的工作经验和专业知识，他们在长期的职业生涯中积累了宝贵的经验和技能，可以为企业带来创新和竞争优势，同时，相比年轻员工，老年员工对工作的责任感和承诺度较高，通常更加稳定和忠诚。

老龄化问题，是一个涉及多个领域和部门的综合性问题，包括社会保障、医疗卫生、经信、教育、住房、交通等各个方面，需要各个部门之间加强协同合作，共同应对老龄化带来的挑战。因此，对于政府各部门而言，更要加强对老龄化的重视，以制定相应的政策和措施，满足老年人的需求，维护社会的稳定和发展。如在城市规划中考虑老年人的居住需求和交通便利性，在医疗卫生规划中考虑老年人的特殊需求和疾病防控，在教育规划中考虑老年人的终身学习需求等，通过各方面政策的综合规划，更好地应对老龄化带来的挑战，实现社会的可持续发展。

三、配套相关措施，促发行为产生

通过宣传等活动提高大众认知、激发大众动机后，还需要采取以下配套措施，来促使他们付诸行动。

1. 提供行动指南

为人们提供具体的行动指南和建议，以便他们能够采取实际的行动，来积极应对人口老龄化。例如，主动关注老年人的健康和福祉政策；鼓励人们成为志愿者，参与服务老年人的活动；积极参与倡导老年友好型政策和环境的建设；关心身边的老年人，为他们提供实际的支持和关怀；老年人继续学习和发展自己的技能；等等。通过提供行动指南，可以帮助人们将动机转化为具体行动。

2. 建立支持网络

创建支持人们参与老龄关爱行动的网络和平台，包括在线社区、讨论论坛、志愿者组织等，提供资源、指导和支持，促进互相交流、分享经验和获取支持。如通过在线社区和讨论论坛，以便人们可以与其他关心老龄化问题的人分享他们的经验、观点和建议；获取专业人士的指导和建议，解决他们在老龄化行动中遇到的问题等。同时，这些网络还可以提供心理支持，鼓励人们坚持参与老龄化行动并克服各种可能出现的困难。

3. 制定激励措施

设立奖励机制或激励措施，以鼓励人们积极参与解决老龄化所带来的问题。设立奖学金，提供给那些在老龄化研究、政策制定或社会服务等方面表现出色的学生，鼓励年轻人在老龄化领域深入学习和研究；设立荣誉和奖金，颁发给那些在老龄化领域，如科技创新、社区服务、老年健康支撑等方面，取得杰出成就的个人和组织；提供认可和回报，激励那些在各个层面积极参与解决老龄化问题的群体。此外，还可以通过公开表彰或提供其他福利待遇的方式，激励并鼓励更多人参与老龄化问题。

第二节　完善政策支持，强化政策保障

政策支持，往往是指营造稳定的政策环境，提供财政支持、研发支持等。目前，对于老年健康支撑体系的建设，政府各部门间的职责分工还不够明确、责任难以落实到位，医保保障力度和财政支持力度还不足，因此对于老年健康体系建设而言，明确组织分工以落实责任、提高医保适老化程度，增加财政对老年健康工作的必要投入，

是其中最为重要的政策支持。未来需要通过加强老年健康支撑体系建设的组织领导，开展医保适老化政策研究，推动财政政策适度倾斜，以更好地达到保障老年健康支撑体系建设的目的。

一、强化统一领导，加强全局统筹

老年健康支撑体系的建设，涉及老龄、卫健、民政、教育、医保、人社、体育、建设、产业等多个部门。在老年健康教育、老年文娱健身活动组织、老年安全和诈骗防范、老年人综合能力评估、医养结合、老年照护和康复用品标准制定、老年友好环境或机构建设等具体工作开展中，容易出现部门间职责交叉重叠、边界不清、推诿扯皮；相关部门对老年健康支撑体系建设重要性和内涵的认识不一，容易导致政策制定和工作落实上较难协调一致或难以实现政策协同，从而在一定程度上制约老年健康支撑体系建设的顺利推进。

1. 明确体系建设主责部门

在 2023 年以前，全国老龄工作委员会由国家卫生健康委代管，按国家卫生健康委等 15 个部门于 2022 年 2 月发布的《"十四五"健康老龄化规划》，健康老龄化很多工作的主责部门都是国家卫生健康委。据此，老年健康支撑体系建设的主责部门，毫无疑问是国家卫生健康委。

然而，2023 年 3 月，十四届全国人大一次会议审议通过的国务院机构改革方案，明确将国家卫生健康委组织拟订并协调落实应对人口老龄化政策措施、承担全国老龄工作委员会的具体工作等职责，重新划归民政部，中国老龄协会改由民政部代管，全国老龄工作委员会办公室也重新改设在民政部。

这使得老年健康支撑体系的主责部门变得不那么明确。因为民政部有长期从事老龄工作和养老服务工作的历史和经验，同时民政部又负责基层政权、社会事务、社区建设、社会组织管理、福利彩票等与老龄工作相关的工作，老龄工作职责划归民政部，有利于整合资源、形成合力、协同发展。但健康支撑体系建设，较多涉及全生命周期的健康服务体系建设和健康观念教育、健康状况监测，在工作开展落实和专业性上，应该是由国家卫生健康委来负责更为合适。事实上在参与发布《"十四五"健康老龄化规划》的 15 个部门中，都没有民政部在内。因此，首先有必要明确老年健康支撑体系建设的主责部门。

如果从现有部门分工出发，由负责老龄工作的民政部作为主责部门，则需要在老年健康支撑体系建设过程中，重点处理好与国家卫生健康委之间的协同工作，以取得支撑体系建设所必需的专业指导和专业力量协同。作为主责部门，民政部应制定总体政策和规划，明确老年健康支撑体系的建设目标、原则和政策导向；负责协调和安排相关资金投入，支持老年健康支撑体系的建设；与国家卫生健康委等其他相关部门和社会组织协调与合作，共同推动老年健康支撑体系的建设，如审议《老年健康支撑体系建设部门分工协作清单》、年度老年健康支撑行动方案等，协调处理健康支撑体系建设过程中跨部门合作问题等。

2. 将健康促进纳入政府所有政策

政府各部门在开展各项工作时，都应加强老年健康促进意识，力求本部门的工作有助于老年健康支撑体系建设。特别是卫健、教育、医保、人社、经信、发改、中医药等直接与老年健康支撑体系建设相关的部门，应对照《老年健康支撑体系建设部门分工协作清单》，按照"一类事项原则上由一个部门统筹"的原则，确保各自部门各司其职。例如，卫健部门负责老年健康服务的规划、组织和实施，如制定老年人健康管理和健康教育的指导方针和标准，提高老年人的健康素养和健康管理能力，推动老年疾病预防、健康促进和医疗服务的发展；教育部门负责全民老年健康教育和培训的组织与实施，如将老年健康知识普及、健康生活方式培训等健康教育内容纳入全民教育体系；医保部门负责适宜老年人的医疗保障政策研究、制定和实施；人社部门负责老年人社会保障政策的制定和实施；经信部门负责老年健康产业的发展和支持；发改部门负责老年健康支撑体系建设的投资规划和项目管理；中医药部门负责中医药在老年健康支撑体系中的应用和推广；科技部门负责加强老龄科技发展和重大产品的研发支持等。

3. 建立定期的沟通协调机制

由各级民政部门牵头，设立跨部门工作小组或联席会议制度，定期讨论和解决相关问题，并建立协同工作机制，共同制订工作计划和目标，明确分工和合作方式。如遇边界不清等问题，则可通过跨部门工作小组或联席会议沟通协商，以确保各项工作的顺利推进。

二、开展政策研究，促进科学支撑

1. 加强医保适老化政策研究

医保政策，是老年健康支撑体系中最主要的政策之一。目前，在我国医疗保险制度中，还存在诸多"不适老"问题，如医保重治疗轻体检、预防和早筛，老年人多病共存的现实与医保按病种DRG付费之间的矛盾，老年人慢性病长存需要长期反复配药与医保限制配药数量或周期、互联网医保支付支撑不足之间的矛盾，对安宁疗护、康复辅具使用、失智症治疗护理等老年人所需要的新增医疗服务，缺乏合理的配套医保细则等。因此，需要通过成立医保适老化政策研究小组，加强医保适老化政策研究力量，持续改进和解决医保"不适老"问题，为城乡老年人的健康管理和医疗服务，提供更好的医保支撑和保障。

成立医保适老化政策研究领导小组。国家医疗保障局应组织开展医保适老化政策专项研究工作，精准对焦老年人健康保健和医疗特点，明确医保适老化研究工作的主要任务和目标，拟定各类医保适老化研究课题，组织专业力量开展研究，并适时将研究成果转化为医保政策付诸实施。

加强医保适老化政策研究队伍建设。国家医保局可联合国家卫生健康委、国家老年疾病临床医学研究中心、中国老龄科学研究中心等研究力量，发挥卫健部门和研究中心等优势，加强医保适老化政策研究队伍建设，推进医保适老化政策研究工作的顺利展开。

科学确定年度重点研究课题，加快推进适老化医保政策的出台。如重点加强对发达国家老年医疗保险制度典型模式及经验的研究，及时分析当前我国医疗保险制度中存在的"不适老"症状；针对现有医保政策，考虑老年人慢性病高发、多病共存的特点，制订适合老年人特点的医疗报销细则；根据我国老年人常发疾病的变化，动态调整基本医保药品目录，逐步将更多癌症用药、慢性病用药和老年病用药纳入目录范围；对于新出现的如安宁疗护、失智症治疗照护等老年人医疗服务，及时制订完善配套的医保细则；研究将更多的老年人体检和早筛项目列入医保支付范围，以推动健康管理和早发现早治疗，并由此逐步降低晚年医疗费用所占比例；从解决老年人最基本、最迫切的康复辅具需求出发，制定中国老年人基本康复辅具医保目录，推动把康复辅具租赁等纳入基本医疗保险等。

2. 强化老龄产业政策和社会政策研究

此外，目前在老年友好环境建设、支持宜老产品服务开发和转化、推动老龄产业发展等方面，也均存在政策上的不足。如在老年友好环境建设上，政策滞后，适老的公共环境远未形成；在支持宜老产品和服务开发与转化上，缺乏科研导向和政策支持，影响了宜老产品和服务的发展与推广；在推动老龄产业发展上，还未形成配套的细化措施等。

因此，在上述薄弱环节上，应支持相关机构和专家学者进行深入调研和政策分析，提供科学依据和决策支持，并建立跨部门、跨领域的政策协同机制，促进相关政策的衔接和配合。例如，在老年友好环境建设中，需要协调城乡规划、建设、交通、医疗等多个部门的政策，形成综合性的老年友好环境政策框架；在支持宜老产品服务开发和转化上，需深入研究老年群体的衰老规律和老年用品的特殊性要求等；在老龄产业发展上，要研究制订专门的老龄产业发展规划，布局产业发展重点，明确产业发展目标、政策导向和发展路径。同时，积极开展国际合作与经验借鉴，学习其他国家和地区在老年友好环境建设、宜老产品服务开发和老龄产业发展等方面的成功经验与政策做法，为我国政策研究和决策，提供科学的参考和借鉴。

三、增加财政支持，夯实资金保障

受经济发展水平、认知水平等的限制，我国对于老年健康支持体系建设的财政支持力度还没有能够跟上实际需要，主要表现在失能老年人长期照护保障、医养结合机构建设、老年医学专科与学科建设以及老年医疗机构建设、老年友好公共环境建设等方面较为薄弱。

政府作为提供基本公共卫生服务的主体，在财政上发挥着资金兜底的保障功能和资金引导的杠杆作用。因此，政府需承担起主体责任，对老年健康支撑体系的建设，提供必要的财政支持与保障。

为了加大对老年健康支撑体系建设的支持力度，财政首先需要不断开源。可以考虑参照政府设立养老服务体系建设专项基金的方式，设立政府老年健康支撑体系建设专项基金，按照事权和支出责任相适应的原则，把建设老年健康支撑体系必要经费列入本级预算，用于健康服务设施建设、人才培养和培训、健康宣传和科普、健康管理和监测、科学研究和技术创新等的补助。建立政府主导、全社会参与的老年健康支撑体系多元筹资投资机制，充分发挥彩票公益金、慈善捐助等多元资金的作用。通过政策，引导各类社会资本投入老年健康事业和产业。

在经济实力不足、失能照护能力有限的情况下，可以失能预防为抓手，着力于减少老年人群的失能。国家医保局和财政部，可以借鉴日本长期护理保险制度中的预防给付基金，建立有关失能预防专项资金，用于老年人、慢性病患者以及弱势群体，为其提供失能预防的相关项目和措施补贴，包括推广健康教育和宣传活动，提供定期健康检查和筛查服务，支持老年人进行适当的体育锻炼和康复训练，以及提供安全辅具、健康管理和指导等。

在老年医学专科建设上，将老年医学专科建设相关指标纳入临床重点专科建设补助范围，各级政府每年安排专项经费，对二级及以上综合性医院、中医医院、中西医结合医院独立设置、经省级规范化验收合格的老年医学科予以奖补。在老年医学及相关学科专业建设上，对科研经费、教学经费等方面给予政策倾斜。

在老年医疗机构建设上，完善各类资金支持政策。在专科医院目录中增补老年（病）专科医院，支持符合条件的社会办老年医疗机构承接当地基本老年医疗等服务，符合条件的老年医疗机构按规定纳入医保定点范围。将社会办老年医疗机构纳入公共卫生服务补助资金、住院医师规范化培训补助资金等相关补助范围，并在用地、税收等方面对社会办老年医疗机构给予优惠政策。对于护理院、失智症照护、安宁疗护等以老年人为主提供医疗健康服务的机构，在医保政策上加以调整和适应，使其能获得更好的发展。

在医养结合机构建设上，通过建设补助、合作补助、贷款贴息、运营补贴、购买服务等多种方式，支持其建设和长期合作。对其用电、用水、用气、用热执行居民价格政策，并在企业所得税、增值税、房产税和城镇土地使用税等方面给予优惠，以提高社会资本投资建设医养结合机构的积极性。

在适老化改造和老年友好环境改造上，同样可筹集专项资金开展补助。政府通过预算拨款、相关税收政策、社会捐赠等方式，提供专项资金。同时，也可考虑通过开展合作项目，与房地产开发商、建筑公司、医疗机构等企业合作，共同推进适老化改造和老年友好环境改造项目，并获得更多社会资金支持。

第三节　弥补场地短板，保障空间供给

老年健康支撑体系要得到良好的发展，其中很重要的一点是空间保障。目前，城市化进程不断加快，城市建设用地紧张，尤其是老旧街道社区公共空间资源有限，市场化空间资源稀缺或价格较高，导致在为老服务价格方面还在比较低的当下，企业很难承受高昂的空间场地成本，从而难以在社区就近为老年人提供服务，老年人难以就近就便获得医疗健康、文化娱乐、体育健身等健康支撑需求的满足。

因此，未来需要通过政府、企业、社区物业等共同努力，解决社会化老年健康支撑和服务机构社区经营空间不足、老年人社区健身娱乐社交空间有限的问题。

一、开放养老服务中心场地，打造服务主阵地

目前，我国大多数老人都选择居家或依托社区养老。同时，国家也在大力发展居家、社区养老服务。《"十四五"国家老龄事业发展和养老服务体系规划》中提出：到2025年，乡镇（街道）层面区域养老服务中心建有率达到60%，与社区养老服务机构功能互补，共同构建"一刻钟"居家养老服务圈。在国家政策的引领下，各地加快建设"15分钟养老服务圈"。例如，在"十三五"期间，浙江省已实现乡镇（街道）居家养老服务中心全覆盖；江苏省已建成社区养老服务中心站点1.82万个；上海市大力发展社区综合为老服务中心、长者照护之家以及示范睦邻点，已分别达到320家、

204 家和 2544 个；北京市已建成社区养老服务驿站 1005 家。发达省份已拥有一定规模的政府社区养老服务场地资源。

从目前的运行情况看，这些单纯用于养老服务的场地资源的利用率还有一定的提升空间。政府可依托这一星罗棋布的社区养老服务场地资源，向全社会开放，引入健康支撑和为老服务机构，使这一场地资源作为一种公共服务供给，实现"一址多用"，在满足辐射区域内老年人居家社区养老服务的前提下，利用该场地资源，引入医疗、康复护理、健康管理、中医保健、健康教育、健身指导及其他为老服务，破解社区空间上为老服务场地资源紧张的难题，实现医疗、健康管理服务与养老服务的有机融合，在提高养老服务中心场地利用率、增加社区老年人进入率和解决为老服务企业进社区场地制约问题的同时，打造社区老年人健康管理和服务主阵地，为社区老年人的健康提供支撑和保障。

二、积极盘活闲置空间资源，建设服务新高地

积极盘活闲置空间资源，破除盘活过程中的各种问题，可实现空间资源的最大化利用，为老年生活、文娱、健康等服务的开展，提供强有力的支撑。

各地政府在符合规划的前提下，可加大对低效利用土地的盘活利用和闲置土地的清理处置力度，支持将其改建成老年服务设施。探索转型开发、节余土地分割转让、政府收储等多种方式，盘活土地资源，并统筹利用各类存量资源。如利用商业、办公、工业、仓储、校舍存量房屋以及社区用房等，开设老年服务设施；支持各级党政机关和国有企事业单位所属培训疗养机构转型发展老年服务；探索允许空置公租房低价租赁给社会力量，供其在社区开展老年健康服务。同时，进一步简化和优化存量土地用途的变更程序，如举办非营利性老年健康支撑服务设施，可凭登记机关发放的社会服务机构登记证书和其他法定材料申请划拨供地。

相关企业厂房、商业设施及其他可利用的疗养院等社会资源，要充分响应落实党中央、国务院关于加快发展养老服务业和促进银发经济的号召，利用政府提供的各种优惠政策，在具备条件的情况下，对其所属的空间资源，通过规范方式进行整合和改造。如医疗机构可根据住养老年人的类型和服务需求特点，结合社区基本服务项目，制定分层分类服务包，并通过服务外包、委托经营等方式，交由养老机构为入住老年人提供规范的养老服务；也可积极申请政府提供的低价或免费的空间资源，供其在社区为老年人开展服务。在具体的组建方式上，可探索通过股份制、股份合作制、政府和社会资本合作（PPP）等方式，组建社会化老年服务企业或非营利性机构，以多种方式提供老年健康服务。

支持已经在社区的其他社区服务机构，充分利用其现有场所提供为老健康服务。出台相关政策，鼓励和支持社区服务机构开展为老专项服务，例如提供场地租金减免或补贴、税收优惠、贷款支持等，以降低机构运营成本和经营风险；简化社区服务机构的营业范围变更流程，使其更容易将现有场所用于为老专项服务。此外，政府可以协调各部门和机构的资源，充分利用现有场所和资源，促进社区服务机构与医疗机构、社会福利机构、文化娱乐机构等的合作与共享。如社区卫生服务中心可与养老机构、社区托养机构签约服务，为机构住养老年人和社区老年居民提供约定的医疗卫生服务，在养老院中为老年人提供慢性病、突发病以及轻微病症的治疗服务，形成小病无须出院（养老院）、大病绿色转诊的连续性医养服务。

作为市场主体，首先需要充分了解当地相关的政策法规，包括医疗、消防、噪声、排污等方面的规定，确保在盘活闲置空间资源的过程中，符合法律法规的要求。其次，积极与相关部门（如卫生健康委、消防部门、环保部门等）进行沟通和协商，了解使用闲置空间的要求和审批程序，并主动与相关部门合作解决使用许可问题。再次，根据使用要求和相关法规，对闲置空间进行必要的改造和设施更新，确保空间符合医疗、消防、噪声、排污等方面的标准，提供安全和合规的环境。最后，与周边居民和社区进行积极沟通和协商，解决邻里关系问题，了解居民的需求和关切，尽量减少对居民的噪声、交通等方面的影响，并与他们共同探讨解决方案，以确保闲置空间资源最终能够盘活使用。

三、充分利用社区物业资源，开拓服务根据地

社区物业管理机构作为社区的运营管理者，与社区居民有着天然的联系，对于开展老年服务具有巨大优势。2020年11月，住房和城乡建设部、国家发改委、民政部等六部委联合发布了《关于推动物业服务企业发展居家社区养老服务的意见》，推动和支持物业服务企业积极探索"物业服务+养老服务"模式。2021年11月出台的《中共中央、国务院关于加强新时代老龄工作的意见》提出，充分发挥社区党组织作用，探索"社区+物业+养老服务"模式，增加居家社区养老服务有效供给。可见，社区物业管理机构是开展老年服务的重要载体，政府政策鼓励其利用线下空间资源、物业服务资源以及整合社会资源的优势，就近为社区老年人提供老年服务。因此，社区物业要积极发挥枢纽功能，通过物业管理资源的开放共享、改造、建设和联通，实现资源利用的最大化。

社区物业可清理整合居住小区内各类闲置和低效使用的公共房屋和设施，经业主委员会同意，进行开放共享，将闲置或未充分利用的资源，提供给社区居民或其他组

织使用。例如，将空置的场地用于老年服务、社区活动等。通过开放共享，可以最大化地利用物业资源，更好地满足社区居民的需求。

同时，对其进行改造和建设，以适应不同的需求和功能。例如，在地下车库的一部分或者专门划出一块区域，设置为老年人的全天候活动场所，确保场所的通风和照明条件良好，并提供适合老年人锻炼和娱乐的设施。在社区的健身设施周围或附近设置室外休闲区，提供舒适的座椅、遮阳设施和绿植等，或在社区的高层建筑或合适的地方建设太阳露台，配备躺椅和遮阳设施，老年人可以在舒适的环境里休息或与朋友一起聊天。

此外，要充分发挥物管公司的先天优势与便利资源，由物管公司统筹主导，建立线上服务平台联通资源，整合社区内的便利服务资源，如购物、餐饮、交通等，并与附近的老年食堂、文娱机构、基层医疗机构、康复机构、中医推拿馆等建立合作伙伴关系，依托社区信息共享平台的建立，让社区居民和老年人可以方便地获取相关服务信息和资源，为老年人提供便捷的生活服务。

第四节　促进数据共享，提高支撑质量

精准的个性化健康管理，离不开健康数据的支撑。同时，医疗健康数据是一项巨大的战略资源，为健康管理创新提供了基础。依托这些数据，可了解我国老年人口变动情况、老年人双周患病率、老年人癌症早期发现情况、老年人医保使用情况、老年人患病情况、参与体检或慢性病管理情况以及老年人综合能力评估结果等，从而为政府正确决策和评估提供准确的数据依据，为医保基金的更高效和合理运用、为科研机构研究老年人预防保健体系、为企业有针对性地开发和提供健康管理和服务，提供数据分析基础；还可以通过分析病人就诊情况，研究包括临床医学、流行病学、临床路径等在内的医疗服务行为，改进治疗方式、开展卫生经济学评价等。

然而目前，我国的医疗健康数据共享法律尚不完善，无法为数据的合理使用提供法律支撑；缺少对老年人健康支撑相关数据归集、分析研究的规划，"信息孤岛"仍旧存在，全国医疗卫生管理部门、服务机构的内部业务平台系统之间的关联度、标准化水平还需加强，各种非标的医疗卫生数据分散储存在各个系统中，严重制约医疗健康数据的集成融合、效能发挥和价值应用；数据获取缺乏途径，学术研究机构和政府政策研究部门普遍缺乏获取医疗健康大数据的途径，无法为老年人预防保健、健康支撑政策制定提供精准依据和预测评价。

因此，未来需要从政府、科研机构和企业几大主体出发，来推动和保障医疗健康数据的充分挖掘和有效使用。

一、完善法律制度，提供共享依据

法律制度的完善，是保障数据共享的前提。当前，有关数据共享的法治体系还不健全，配套实施细则还不完善，对于医疗健康数据的保护，主要体现在一些法律、法规及规范的分散条款中，亟待推动医疗健康数据法律的制定，确保医疗健康数据采集、共享、利用等有法可依，有章可循。

近年来，国家层面出台了系列法规支持医疗健康数据的规范使用，主要有《中华人民共和国网络安全法》《中华人民共和国个人信息保护法》《中华人民共和国数据安全法》《国家健康医疗大数据标准、安全和服务管理办法（试行）》，主要面向网络数据的治理，在一定程度上推动和激发了行业医疗健康数据的规范运用。但是，目前在共享医疗健康数据上，法律缺乏细化，共享流程标准化管理和科学监管机制尚待形成，无法为医疗机构和相关医疗健康服务机构提供良好的实践指导。

因此，政府应建立和完善医疗健康数据共享法律法规。以国外医疗健康数据共享立法为参照（如美国以隐私权为基础的自下而上分散立法的模式；欧盟以保护个人信息为基础的自上而下统一的立法模式），结合中国的实际情况，破解医疗健康数据安全问题，再结合我国实际开展医疗健康数据共享的痛点，明确医疗健康数据作为公共数据资源开放和共享的范围、内容、方式和程序，建立"事前可备案、事中可追溯、事后可问责"的监督和保障机制，以在确保医疗健康等公共数据来源及应用合法性的基础上，实现医疗健康数据的互联互通。制定医疗健康数据应用伦理标准，推动医疗健康数据分级、分类、分域管理和有效应用。同时，法律要明确支持医疗健康数据经创造加工后形成的数据产品可进入流通交易市场，并为数据开发中形成的数据财产权益提供法律保障。

二、攻克关键技术，夯实共享基础

关键技术的攻克是促进数据共享的基础。众所周知，医疗健康数据应用价值巨大，但其面临的挑战也极为艰巨，如各类数据的标准化问题、隐私与安全保护问题、大数据储存和及时更新共享问题等。如何在保障原始数据安全和隐私的前提下，有效发挥医疗健康数据的价值，是政府立法亟待攻克的难题，也是需要数字相关企业攻克的关键技术。

5G、物联网、区块链、大数据、云计算、人工智能等科研机构与信息技术企业，应践行国家大数据战略，不断增强技术开发能力，加快促进健康医疗服务与数据技术的深度融合。在研发技术上，由于医疗健康数据共享面临海量数据、多样类型数据、隐私与数据安全等的挑战，因此，企业需在数据清洗、存储、分析挖掘、分享、安全保护等关键技术上进行攻关。同时，围绕医疗健康数据共享过程中的如数据采集、评估、审查、授权等环节，加强各个环节相应的技术研发。在研发方式上，企业可充分利用国内高校如清华大学数据科学研究院——医疗健康大数据研究中心、北京大学健康医疗大数据研究中心等机构的技术优势和学科优势，通过成果转让、委托开发、共建技术等形式，建立积极开放的产学研合作关系，迅速提升研发水平。在研发投入上，国家科学基金可围绕数据共享关键技术，设立重大、重点、专项攻关项目，会聚高校、科研院所和企业联合申报，合作攻关，并将科技成果转化为产业共性技术或标准，以更快地推动数据产业的发展。

三、搭建共享渠道，提高开放水平

医疗健康数据蕴含着巨大价值，但目前这些海量的医疗健康数据，仍分散沉淀在政府部门和各医疗健康服务机构手中，缺乏共享使用的途径，亟待被"唤醒"。为此，需要搭建共享渠道，推动数据使用。

1. 推动数据汇聚

由国家数据局牵头，会同国家卫生健康委、国家医保局、公安部、民政部等相关部门，全面梳理与老年人健康有关的数据资源，依托全国人口数据、个人健康档案、电子病历、医保数据四大核心数据库，编制老年人健康数据共享清单。

根据共享清单，将相关数据获取权限授权于国家数据局，依托国家全民健康信息平台，设立老年人健康数据库，将相关数据汇聚于该数据库。老年人健康数据库可包括以下类型的各类数据：人口统计信息，包括年龄、性别、居住地等，反映老年群体的基本特征和分布情况；健康档案信息，如生活习惯、既往病史、家族病史等，提供关于老年人健康状况和疾病风险的信息；疾病诊断和治疗信息，包括老年人的疾病诊断结果、用药记录、治疗方案等，提供关于老年人过去和现在健康状况的详细描述；医保信息，包括老年人的医疗费用、药物使用、医保报销情况等，提供关于老年人医疗支出和医疗资源利用情况；生理指标信息，如血压、心率、血糖、血脂等，反映老年人生理健康状况和慢性疾病管理情况；功能评估和日常活动信息，包括老年人的功能评估结果、日常活动水平、运动习惯等，评估老年人的生活质量和功能状况；心理健康信息，包括老年人的心理评估结果、抑郁状况、认知功能等，评估老年人的心理健康状况和认知能力。

在建立国家级老年人健康数据库的基础上，可在省级、县市级分级设立老年人健康数据库，以支持不同层面的决策和管理。国家级用于国家层面的老年人健康状况分析、政策制定和资源调配等，省级用于省级层面的老年人健康管理、疾病监测和医疗资源分配等，而县市级可以用于县市级层面的老年人健康服务规划、社区健康管理和基层医疗资源配置等。同时，不同级别的数据库之间进行数据共享和协作，以促进跨区域的老年人健康管理和研究。

2. 加强数据管理

国家数据局可委托领先的数字企业对老年人健康数据库进行数据管理。

在质量上，建立老年人健康数据采集、清洗、存储规范，建立数据质量评测机制，坚持从源头控制数据质量，确保健康数据的合法、真实、有效、可用。

在安全上，建立"分级授权、分类应用、权责一致"的管理制度，采取实名认证、资格认定、加密认证等措施，并通过对数据进行定期脱敏处理，防止数据滥用和隐私泄露。同时，具体进行数据管理的数字企业接受国家数据局的指导和监督。国家数据局可以制定数据管理标准和指南，明确数据管理的要求和规范，包括数据采集、清洗、存储等方面的要求，并定期依法对数字企业进行监督检查，核查其数据管理的合规性和安全性，包括查阅相关文件、调取数据样本、进行现场检查等。数字企业也要定期向其报告数据管理的情况，如数据收集情况、数据使用情况、数据安全措施等，并要求数字企业向用户披露数据使用政策和隐私条款等信息。此外，国家数据局可以根据法律法规的规定，对违反数据管理规定的数字企业进行处罚和惩戒，包括罚款、停业整顿、吊销许可证等措施，以维护数据管理的合法性和秩序。

3. 鼓励数据使用

对于老年人健康数据库的申请使用，国家数据局可会同有关部门开展认定工作，以确保数据的安全、合法和合规使用。科研机构、医疗机构、政府机构、相关企业，可根据需要申请共享相关数据，由国家数据局统一对申请机构进行资质审查，包括机构的背景、专业能力和数据管理能力等方面的评估，确定一批具备资质的申请机构，经过审计和认证后，将其列入医疗健康数据共享开放白名单，可通过国家全民健康信息平台进行数据使用授权申请。

认证后的机构登录老年人健康数据库后，可进入数据目录页面查看数据目录，也可根据目录名称、数据项名称等查询，然后进行数据应用申请。申请机构必须以法人单位名义进行申请，根据实际如实填写使用老年人健康数据库的具体目的和用途，并提交数据使用申请表。数据申请审核通过者，可获得脱敏处理后的相关数据。

同时，将一些曾经有过违法违规行为，如严重的数据安全事件、违背合同承诺、严重违反伦理规范等存在信誉和声誉问题的申请机构，列入黑名单，禁止其数据共享。

申请的有效期可以考虑两种情况：长期有效和一次性使用。某些机构可能需要长期使用老年人的健康数据进行研究、分析或其他合法用途。这类机构可以提交长期有效的申请，获得持续的数据访问权限。这通常需要机构提供详细的研究计划、数据管理措施、数据安全保护措施等信息，并经过严格的资质审查和合规评估。一旦申请通过，机构可以在一定的时间范围内持续访问和使用所授权的老年人健康数据。此外，有些机构可能只需要在特定时间段内进行一次性的数据使用，例如针对某个特定研究项目或政策评估所需。这类机构可以提交一次性使用的申请，过期后访问权限将自动失效。

4. 规范数据使用

在数据使用过程中，被授权机构必须符合适用的法律法规，并且仅用于事先明确的合法目的，不得超出授权范围用于其他用途。同时，数据使用者应采取适当的技术和组织措施，保护数据的安全性和保密性，防止未经授权的访问、使用、披露或损坏。

在规范使用的基础上，所有基于老年健康数据库所产生的相关成果，可根据成果内容选择公开或内部共享。如通过书籍、论文等进行公开发布，从而发挥对老年健康产业的宏观指导作用。报告、内参等则供政府内部使用，以期为客观评价全国老年人健康现状、研判发展趋势提供科学适用的依据，为政府部门制定老年健康支撑政策提供重要的决策参考。所有基于数据库产生的研究、论文和出版物等，都必须清楚说明数据来源。同时，如若使用数据库数据产生了研究成果并出版，需向国家数据局提供该研究成果，以建立医疗健康数据研究资料库，以为持续性研究的开展和分层次的成果共享提供支持。

第五节　增强科技支撑，助力健康享老

科技是建设老年健康支撑体系必不可少的重要手段。通过借力科技，可更好地满足老年人的健康需求并改善他们的生活质量。例如，通过可穿戴外骨骼机器人，可帮助部分失能老年人自行上下楼外出活动；通过老年教玩具，可帮助延缓认知衰退；通过老年健身器材，可协助维持生理健康；通过早筛技术，可尽早发现疾病加以及时治疗；通过研发疫苗，可减少病毒感染风险。

因此，未来需要针对目前在老年健康科技支撑方面存在的投入不足、能力不专、商业化应用欠缺等问题，以保障老年人健康作为科技的出发点和落脚点，围绕组织领导、能力建设和畅通科技转化三大方面，增强科技对老年健康支撑体系高质量发展的助力。

一、加强组织领导，保障科技投入

政府应根据积极应对人口老龄化国家战略，切实加强对老年健康科技的组织领导。把科技工作放在老年健康事业发展全局的重要位置，将科技创新贯穿于老年健康支撑体系建设的全过程，加强科技主管部门和卫生主管部门的协同，共同推进老年健康领域科技工作的顶层设计，协同出台实施重大老年科技项目和工程，强化科技助力老年健康支撑体系建设的作用。

同时，各级政府针对以往在老年健康科技方面投入较少的实际情况，切实加大财政投入力度，逐步提高老年健康科技投入在政府科技投入中所占的比重，推动老年健康重点科研计划、工程项目、基地平台等的建设和实施。不断优化科技经费投入结构，加大老年预防医学、老年临床医学、老年健康技术应用等研究的投入比例和经费稳定支持力度，重点保障老年健康基础性、战略性、公益性研究的投入。

此外，各级政府可出台综合优惠政策，鼓励医疗机构加大对老年健康科技的自主投入，引导相关企业增加老年健康科技的研发投入，支持各类企业和社会组织设立公益性、慈善性基金支持老年健康科技工作，引导形成各类社会资本积极投身老年健康科技的生动局面。

二、加大能力建设，推动科技研发

针对过往从事老年健康科技研究的科研人员较少、企业缺乏对老年人生活场景和需求了解等状况，政府可以基地建设和重点项目、人才培养为抓手，加快促进老年健康科技研发能力建设。例如，科技部协同国家卫生健康委等相关部门，瞄准老年医学科技前沿，聚焦老年人预防保健和医疗服务需求，加强整合布局；积极推动国家老年病临床医学研究基地及区域基地建设，布局一批特色鲜明的老年医学重点实验室和老年健康科技工程技术中心，打造老年健康科技高地，并紧密结合老年健康支撑体系建设的重大需求，围绕老年病早筛早检技术、老年慢性病和共病诊疗技术、老年康复护理技术、老年功能维护技术等重点，每年组织实施一批老年健康科技重大项目，推动老年健康科技创新和应用。

医疗卫生机构、高等院校、科研院所、企业等各类主体，应在明确自身功能定位的基础上，加强自身老年健康科技能力建设。医疗卫生机构在需求提出、研究组织、成果转化应用等方面发挥着重要作用，可定期开展重要老年疾病流行病学研究，重点开展老年临床诊疗标准规范、重大临床技术研发以及重大老年疾病预防策略等研究。高等院校和科研院所着重加强衰老机制与延缓衰老的机理等基础研究和应用研究，不断增加老年健康科技的公共供给。相关企业要加强对老年人特点和老年科技用品需求的研究，连同科研院所、医学院校等，以多学科融合研发的方式，围绕老年健康监测、评估、诊断、干预各个环节或老年人营养、运动、医疗、康养结合、自理辅助等方面，研发真正适合不同老年人情况的技术与产品，为做好老年健康支撑服务提供科技助力。

三、畅通科技转化，促进成果落地

针对目前老年健康科技成果转化渠道不畅、科技成果推广使用存在众多障碍问题，可由科技部与民政部、国家卫生健康委联合，实施老年健康支撑适宜技术推广行动计划。围绕老年人健康需求，定期发布老年健康支撑适宜技术产品目录，建设一批老年健康支撑适宜技术推广应用示范基地，实施一批老年健康支撑适宜技术示范项目。此外，落实国家科技成果转移转化相关法律法规，建立促进老年健康支撑科技成果转移转化的绩效考核评价体系和激励政策，并下放科技成果转移转化收益处置自主权。

医疗机构应进一步完善医疗健康科技成果转移转化机构，加强专业力量，助力相关技术的转移转化；科研院所、相关企业和社会组织，可大力发展老年健康支撑科技成果转化评估评价、知识产权和专利申请等方面的服务，共同建立老年健康支撑科技成果转移转化中心或产业技术创新联盟，组织科技人员开展科技成果转移转化；建立有利于科技成果转移转化的人事管理制度，支持本单位的科技人员以在职创业、离岗创业等方式，到企业及其他组织从事老年健康支撑科技成果转化活动。同时，出台相关政策，对老年健康支撑科技成果的转化程序进行规范，对老年健康支撑科技成果的使用、处置实行公示制度，明确并公开异议处理程序和办法，使相关人员可以放心地按规范转移转化科技成果。

破除老年健康支撑科技成果使用推广障碍。在老年健康科技成果推广使用中，主要存在着缺乏认知、适老化程度不足、渠道不畅等主要障碍。为此，要着力破除推广障碍，使其发挥作用。可针对老年人、医疗机构和社会大众，加强对老年健康科技成果的宣传和教育，通过举办健康科技展览和专题讲座等方式，提高大众对老年健康科技的认知和意识。推动老年健康科技成果的标准化建设，确保老年健康支撑产品的安全性、可靠性和易操作性，并注重考虑老年人的特殊需求和使用习惯，使科技产品更易于被老年人接受和使用。在推广渠道方面，开展老年健康科技产品和服务品牌认证或推荐，为其提供政府背书，并利用政府公信力，开放政府面向老年人的线上线下服务平台，为供需双方提供渠道。鼓励社区、医疗机构、养老机构、康复机构与企业等，积极建立合作机制，通过合作，将老年健康科技成果与现有的医疗和护理服务相结合。同时，鼓励政府优先采购通过认证的老年健康科技产品或适老化程度较高的新产品，为企业的市场化发展提供一定的背书。

第六节　着力人才培养，壮大支撑队伍

无论是老年健康教育、预防保健、健康管理、医疗康复护理和安宁疗护服务，还是研发宜老产品、制造和提供适老产品和服务、评估老年人综合能力、普及医养结合、开展老年健康支撑研究等，都需要足够的专业人才支撑。我国进入老龄化相对较晚，但老龄化发展速度快，老年健康支撑人才缺乏储备，并且现有队伍的专业化、职业化水平也不高，难以适应老年健康支撑体系建设的要求。加上专业人才的培养周期较长，弥补专业人才不足需要有提前期。因此，老年健康支撑领域亟待补上人才短板。我国需要着重从老年医学人才、老年产品研发人才和老龄产业经营管理人才这三大瓶颈环节入手，加大老年健康支撑专业人才培养力度，以保障老年健康支撑体系各项工作得以顺利开展。

一、培养老年医学人才

老年医学人才主要包括老年医学、护理、康复、营养、心理等医学专业人才。要建设好老年健康支撑体系，老年医学人才至关重要，他们肩负着助推"健康老龄化"的重要责任与使命，是加快补齐老年健康服务供给短板、推动老年医疗护理服务高质量发展、不断满足老年人群日益增长的健康服务需求的最主要和最重要的支撑力量。

1. 老年医学人才

针对目前老年医学专业人才稀缺的局面，教育部可将老年医学专业纳入《普通高等学校本科专业目录》，列入一级学科专业招生，并设为五年制医学学位教育。硕博阶段扩大老年医学专业招生规模，职业教育阶段提升学科等级，构建中职、高职、专科、应用型本科、专业学位研究生、博士各阶段的多层次培养体系，从源头上解决老年医学人才匮乏的问题。将老年医学人才列入"紧缺人才培养目录"，鼓励和引导医学院校，根据本校学科实力、办学条件与发展规划，积极申请开办相关专业，培养高素质的老年医学专业人才，并在各高校的师资引进、科研经费、教学经费等方面给予政策倾斜。

鼓励现有医学院校在公共卫生、临床医学、中医药等专业中，增设老年医学课程内容，以加强老年健康相关复合型人才培养。此外，有条件的医学院校也可通过推进"互联网＋老年医学教育"，不断扩大老年医学继续教育覆盖面。

医疗卫生机构也要加大老年医学人才的培养力度。继续推进老年医学专科医师规范化培训，并进一步扩大培训人数，以满足社会对该领域人才的迫切需求。同时在内科和全科住院医师规范化培训中，强化老年医学学科内容，实施全科医生老年病专项培训项目。医疗卫生机构要加强其继续教育，支持老年医学人才在职攻读硕士、博士学位，通过分批选派优秀人才进修学习、出国研修等方式，提高老年医学人才的学术和业务水平。

2. 老年护理人才

"三分治疗、七分护理"，对于自身康复能力有所下降、失智症或部分失能随年龄增长而增多的老年群体而言，专业的护理更为重要，需求更为迫切。

为了增加专业护理队伍，教育部可协调国家卫生健康委、人力资源和社会保障部，鼓励引导更多的职业院校开设老年护理相关专业；积极推进"1+X"老年照护证书培训考证试点工作，鼓励护理专业的学生在获得学历证书的同时，取得老年照护职业技能等级证书，引导其从事老年护理工作。持续加大职业技能等级认定的力度，并探索提高专科院校入职奖补力度，降低享受奖补政策从业年限要求，提高入职奖补标准，以吸引更多的专业护理人员从事老年护理工作。研究建立一次性职业技能鉴定补贴制度，以及通过岗位补贴、工龄补贴、住房保障等方面的相应补贴，提高对专业护理人才的吸引力。对于养老护理员的培训补贴，应不以地域、户籍、年龄、缴纳社保等为前提条件，确保所有培训人员享受培训补贴。广泛开展养老护理人才职业技能评价、行业能手评选等活动，对突出的、优秀的养老护理人才进行表彰和激励。同时，发挥舆论宣传的导向作用，在主流媒体广泛开展宣传，弘扬尊重老年护理人才的社会氛围，提高其社会地位。

符合条件的医学院校应适应老龄化社会发展趋势，主动开设老年护理相关专业，积极与政府、企业开展合作，扩大"定向委培"的规模，继续定向从经济不发达地区、对口支援地区招收老年护理类学生，争取当地政府或企业提供减免学费和生活补贴，加大老年护理相关专业招生吸引力。定期开展老年护理人才推介、招聘活动，畅通供需对接渠道，帮助解决学习、实习、就业等实际问题，吸引其毕业后从事老年护理工作。

企业可采取新型学徒制培训，针对农村中没有就业或者就业不充分的劳动力、城镇就业困难人群，引导其成为养老护理员，同时降低养老护理员岗位的进入门槛，实行无门槛直接入职、在岗培训。对于这类人群的技能考核，调整考核方式，弱化理论，强化实操，并加强对道德品质、服务态度、沟通技巧的要求。同时，完善职前职后一体化培养培训体系，强化岗前培训、岗位技能提升培训，以提高其专业化水平。畅通职业发展渠道，对于专科院校应届毕业生以及经验丰富的多年从业者，为其设置管理岗位，侧重承担专业管理和培训护理员的职责。

3. 其他老年医学人才

老年健康支撑还涉及营养、运动、康复、心理健康等相关医学专业人才，国家卫生健康委应协同教育部以及人力资源和社会保障部，不断健全老年医学相关职业技能评价制度，引导学校、行业协会、企业等，大力开展相关职业技能等级评价。完善以技术技能为导向的薪酬分配体系，将老年医学相关人才纳入现有的养老服务人才从业激励政策。对从事一线老年健康服务工作满一定年限的人员，给予岗位补贴及职务晋升奖励，并拓宽其职业发展空间。鼓励有条件的医学院校积极申报老年医学相关专业，如康复医师和康复治疗师、心理咨询师、临床药师、临床营养师、个案管理师、老年综合能力评估师等各类人才，加强老年医学相关专业群建设，按照紧缺和刚需程度纳入紧缺人才培养目录，扩大招生规模，并建立以需定招、定向招生等培养模式。

二、培育老年产品研发人才

老年产品对于中国而言，属于新兴领域，整个社会普遍缺乏对老年人的正确认知和老年用品的开发经验，还未能根据老年人的生理和心理特点，开发出适合老年人及其生活场景需要的产品和服务、探索出适合老年人的有效营销和运营模式，导致目前适老化产品缺乏、老年产品同质化严重、宜老产品难以起量，不少老年人的内在需求得不到满足。因此，培育老年产品研发人才势在必行。

政府可设立专项资金用于资助研究经费、设备购置、人才引进等，引导企业和机构开展老年产品创新研发工作。给予老年产品研发相关税收优惠、贷款支持等政策，如减免企业所得税、研发费用税前扣除等，降低企业研发成本，鼓励企业增加研发投入，通过增加研发活动来助推老年产品研发人才培养。指导和鼓励高校和科研机构建设专门的老龄研究机构，深入研究老年群体的衰老规律和老年用品的特殊要求等，为专业研发人才培养提供理论支撑。推动产学研合作，建立政府、高校、企业之间的合作机制，共同开展老年产品研发项目，促进人才的培育与知识的转化。此外，通过政校合作、政企合作等形式，构建面向社会的培训老年产品研发人才的培训基地，聘请具有相关专业知识和经验的培训师资和专家，提供涵盖老年人特点、老年产品设计原则等方面的"线上＋线下"培训内容和课程，以帮助研发人员全面掌握老年产品研发的知识和技能。

鼓励相关院校设立如老年产品设计和工程等与老年产品研发相关的专业及课程，提供涵盖老年人身心特点、老年人需求分析、老年产品特点、人机交互设计、老年产品设计原则等方面的知识和技能，以培养学生开发宜老产品的专业能力。建立老年产品研发的实践基地和实验室，提供学生实践和研究的场所，通过模拟老年人生活环境，让学生能够进行实际产品设计、原型制作和用户测试，以培养学生实际研发的能力。积极开展老年产品研发科研项目，通过参与实际项目，并与行业内的专业人士进行交流与合作，提高学生解决实际问题的能力。此外，还可以根据产品研发的需求，通过校企合作等形式，采用订单式、定制化模式，培养一批素质优良、能力过硬的老年产品研发人才。

从事为老服务的企业，应组建专门的老年产品和服务研发团队，聘请具有相关技术和经验的人才，组建由设计师、人机交互专家和老年医学专家等多个领域的专业人员组成的老年产品和服务研发团队，关注产品和服务的宜老化，共同研发出符合老年人需求和具有实际操作能力的产品。积极与院校合作，为老年产品研发专业学生提供实习和毕业设计的机会，为学生提供实践机会，也为企业发掘和储备潜在的人才。积极与其他相关企业建立合作关系，共同开展老年产品研发项目，通过合作，分享资源和技术，共同推动老年产品研发人才的交流与学习。

三、培养为老经营管理人才

随着老龄人口的增加，老年健康市场的规模和潜力也在不断扩大，老年人对于各种健康产品和服务的需求日益增长，需要有专业的为老服务经营管理人才来满足这些需求。

为此，政府应鼓励开展专门的老年经营管理人才长期研修班，鼓励培训机构从全国有管理、运营经验的人员中，遴选出专业培训师，组成培训师队伍，研究开发系列系统化课程，如老年人健康市场分析、老年服务机构管理运营服务规范、老年人营销策略等。依托研修班，加强对医养结合机构院长、社区养老服务驿站负责人、老年健康服务企业负责人、为老服务社会组织负责人等领军人才的理论和实操培训，培养熟知行业法律法规、熟悉老年服务机构管理模式、懂得老年健康服务质量控制等的领军人物，推动为老服务经营管理人才建设工作高质量发展。建设老龄产业经营管理人才教学基地，发挥各类优质企业示范引领作用，组织开展对标研学、观摩交流等活动。组织行业研讨会、论坛等，邀请国内外的专家学者和一线经营管理者分享经验与最佳实践，以持续提高行业经营管理水平。

第七章

形成全社会共同促进老年健康的新格局

影响老年人的健康因素，涉及遗传和生活方式、社会和自然环境、经济和医疗条件等众多方面，并且随着老龄化程度的加深，老年人的健康服务需求也日渐呈现多样化、差异化的发展趋势，进行全因素治理和提供全过程服务所需要的资源种类繁多、数量和质量要求高，难以单纯依靠家庭或政府的力量来支撑。因此，需要通过鼓励和动员全社会的力量，来共同建设老年健康支撑体系，以实现健康老龄化。特别是在健康教育、健康服务、关爱互助等老年健康支撑薄弱环节，更需要集政府、企业、社会、家庭、个人之合力，构建以老年健康为中心，环环相扣、相辅相成的社会支持网络，共同营造全社会支持促进老年健康的良好氛围。

第一节　加强健康教育，提高全民健康素养

作为健康老龄化工作的基石，健康教育能为全民提供健康的生活方式和自我健康管理的思想基础，有利于促进和动员全民承担自身健康管理的责任。健康教育还能改善那些受教育程度低、老龄观念落后但希望健康长寿的老年人，改善他们过度节俭或过度依赖保健品的不良状态，以及促使一些不注重体检和健康生活方式的老年人注重健康生活和预防保健。

因此，通过统一领导，拓宽健康教育共享渠道，将健康教育更好地融入全民教育中，提高全民的健康意识与健康素养，并根据老年人的需求及特点，创新老年健康教育素材，运用形象、通俗、易学易记的健康教育方式，让更多的老年人获得科学的健康知识，不仅能引导老年群体养成健康的生活方式，促进身心健康，同时也是促进全社会树立积极老龄观，构建全方位、全过程老年健康体系的一项重要的基础性工作。

一、统一健康教育领导，增强知识的权威性

老年人为了健康长寿，有希望获得各种健康知识、健康指导和咨询的内在需求，但由于目前大多数老年人的健康素养较低，不知道从何处获得科学的健康知识，也不知道如何鉴别社交媒体上主动推送的各种健康信息的真伪，因此往往容易因误信各种营销号推送的信息而受骗上当，或者干脆为了避免上当受骗而拒绝接收非亲朋好友推送的一切健康养生信息。因此，提高面向老年人健康教育的权威性、统一老年健康教育的科普平台、提供适老化的健康教育素材，对于比较相信政府和不适应经常变化的老年人而言，是促进老年人学习科学健康知识以提高其健康素养的必要措施。

老年人健康教育应由国家卫生健康委主导，通过各省区市卫生健康委老龄处，负责牵头出台各项规范老年健康教育师资队伍、教材开发、教学科研等方面的文件，做好老年健康教育工作调研、计划、评估、督查、表彰等管理工作，鼓励具有医学知识的医学人才参与健康科普。

国家卫生健康委直属事业单位中国健康教育中心，要积极开展健康教育与健康促进领域的理论、方法研究，严格把控健康教育内容，为全国健康教育与卫生健康新闻宣传工作提供技术性支持；应设立老年健康教育部门或安排专职人员，组织落实与老年健康教育、健康促进有关的人员培训、政策宣传、教材研发、电视专栏制作、新媒体内容运营等知识科普相关工作，为全国老年健康教育与促进工作提供技术指导，对老年健康素养进行监督评估；搭建统一的老年健康教育资源库与专家库，向全社会老年群体提供预防保健的相关知识与服务，倡导老年健康生活方式，并推广老年健康教育的"适老"方法、内容等经验成果，助力全社会形成支持且参与老年健康教育事业的良好氛围。

为确保健康教育最新内容及成果有效惠及社会各类老年群体，各省区市老干部局要积极牵头，汇集教育、民政、人社等相关涉老部门、单位和老年教育机构等，共同成立老年教育联盟，将健康教育作为老年教育的重要任务来开展，将"全人全程、节点强化"作为健康教育的重要抓手，发挥联盟指导委员会和网络平台的统筹规划作用，鼓励各成员单位利用自身资源优势，加强协同和配合，通过完善任务分解机制、工作会商和联络员例会机制、定期通报工作机制，以流程再造、模式重构、制度重塑等方式，创新老年健康教育政府组织模式，提高老年健康教育平台和组织的公信力，从制定教育标准、丰富教育内容、推广宜老教育形式、拓展教育渠道、壮大教育队伍等各方面，推动老年健康教育落到实处，实现老年健康教育共建共享全覆盖。首先，各省区市教育部门负责老年健康全民教育，通过拓展教育覆盖范围，丰富教育资源与

形式，积极探索构建健康教育新模式，推动健康教育内涵式可持续发展。其次，可将区域内省级电视台、电视传媒集团等融媒体中心纳入老年教育联盟的首批成员单位，发挥其自身综合信息平台的传播及服务优势，通过推广中国老年健康教育网络平台，搭建健康教育电视课堂，将健康教育相关内容接入老年活动中心远程教育平台及"云上老年大学"，并联合省内各类网络传媒平台，逐步拓宽全民健康教育渠道，方便社会各类群体就近就便学习老年健康知识和技能。再次，充分发挥各省区市老年大学、老年开放大学、老干部大学、退休干部职工大学等老年学校的作用，实现师资力量共享、学习阵地共用、健康活动共办，共同加强对老年人的健康教育。

各单位和各村基层党组织，可以把促进本单位退休职工的健康教育作为支部的一项常规性工作，利用党费购买国家卫生健康委推荐的《老年健康知识手册》之类的老年健康科普读物，将其赠送给本单位每年退休的职工，使每一位退休职工都能获得一本老年健康科普读物；各社区基层党组织可以向在此前退休回社区管理的职工赠送老年健康科普读物。通过各基层党组织的努力，争取实现每一个进入老龄的老年人，都能获得一本老年健康科普读物，最大限度地增强老年健康教育的覆盖面。

二、推进全民健康教育，普及健康生活知识

欲达成全民健康、全程健康的大目标，普遍的全民健康教育，是最重要的措施之一。要将健康教育纳入终身教育体系，形成一个全人口、全方位、全周期的健康教育体系，通过学校课堂教育和社会宣传教育，广泛进行健康知识传播，使全民树立科学健康观，注重各年龄段可能出现的健康问题，养成健康的生活方式。同时，依托老年教育机构、社区教育机构、养老服务机构、社区党群服务中心、基层医疗卫生机构、文化体育场馆、广播电视健康栏目及线上教育平台等，提高面向老年健康教育的覆盖面与渗透面。

构建从儿童至中年的全民健康教育体系，是树立"主动健康"理念的关键性举措，也是实现老年健康管理和疾病预防关口前移的一项基础性工作。表 7-1 列举了全民健康教育的相关渠道及形式。

如表 7-2 所示，根据老年群体的不同健康状态，通过社区、医院、老年大学、老年协会、线上平台等不同渠道，有针对性地进行预防性、个性化、家庭式教育，实现老年健康全程指导，是有效克服老年群体健康知识鱼龙混杂、接受被动问题的重要抓手。

表 7-1　全民健康教育的相关渠道及形式

教育类型		教育渠道	教育形式
全民教育	儿童青少年	家庭学校课堂	1. 督促儿童医院、妇幼保健院、基层卫生医疗机构对儿童父母进行常见疾病防治和卫生知识的宣教，发放新生儿/儿童照护宝典，内容包括按时接种疫苗、及时体检、预防各种意外事故等 2. 督促各级学校，将健康科普纳入大中小学教材，并且强制纳入考试大纲，从饮食均衡、体育锻炼、养生防病、近视眼预防等具体内容入手，将健康教育作为素质教育的重要内容，贯穿在从幼儿园至研究生的课堂学习中
	青年中年	社区单位线上平台	社区： 系统编制我国全民健康教育通俗读本，以家庭为单位进行全民发放，鼓励各省区市以社区或小区为单位，组织定期学习和交流。 单位： 将全民健康教育作为社区服务中心、党群服务中心、单位机关党支部的重要学习内容之一，开展无烟、限酒、低盐、低油等健康教育及全民健身活动，并组织定期体检，倡导全民健康的生活方式，普及全民应急救护技能。 线上平台： 1. 督促各省区市搭建终身学习数字化资源库，建立统一的健康教育线上课堂或推广中国健康教育中心搭建的健康教育平台，作为全民学习的重要组成部分，并将相应的教育内容嵌入各地"掌上政务系统"和"学习强国"等应用软件 2. 要求各省级电视台、电视传媒集团等各类新媒体，设立健康教育专栏或健康科普节目，积极发挥正面宣传作用，并对公益性健康节目和栏目，在时段、时长上给予倾斜保障

进一步地，在面临退休、空巢、孤寡或失能失智等人生重大变化的关键阶段，老年人的身心状态也最容易发生转折，在此类关键节点上，如表 7-3 所示，除保持日常生活的安全、健康以外，应尤其密切关注其精神健康状况，主动提供相应的知识宣导，以帮助其形成正确的认知。

三、创新健康教育素材，提高教育"适老性"

近年来，通过微博、微信、微视频等社交新媒体开展的健康教育越来越多，但教育内容及方式良莠不齐，健康教育内容混杂、知识晦涩难懂、宣传形式单一、专业组织缺乏等现象依旧普遍存在。相较于中青年群体来说，老年人的信息甄别能力与知识接受能力受神经退化影响，普遍较差，不仅容易受到错误信息的影响，且会对获取麻烦、理解困难的健康知识产生学习上的抵触。因此，权威优质的健康教育内容、通俗"适老"的教育形式以及多样化的宣传渠道，对老年人的学习来说至关重要。如表 7-4 所示，未来应重点做好以下几方面的工作。

表7-2 针对老年人群全程指导的相关渠道及形式

教育类型	教育渠道	教育形式
全程指导健康	社区	社区： 社区居家养老服务中心、基层医疗卫生机构，家庭医生主动提供常见疾病预防、自救指导、护理常识，健康指导等保健性教育服务，以及社区集体娱乐、健康知识竞赛等各类促进活动
	医院	医院： 1. 医院每月设立老年健康宣传周，结合老年人的特点，在门诊大厅通过滚动播放屏幕、张贴海报，发放健康宣教卡片，设立易拉宝等方式，向老年群体宣传及老年常见病和慢性病防治、康复护理、合理用药、老年营养健康等知识 2. 由专业医生牵头，联合科室医护人员，在门诊大厅轮流开设中医、全科、互联网＋护理和药事服务等咨询活动，开展个性化的健康指导和合理用药宣传指导 3. 各大医院成立党员志愿者服务队和退休医护人员组成的"老年天使"志愿者队伍，定期前往老年大学、养老机构、老年人居住率较高的社区、乡镇，开展健康知识宣教、活动交流，基层义诊等老年健康服务活动
	老年大学及协会	老年大学及协会： 1. 老年大学将健康教育作为必修课程，通过课堂学习、专家宣教、成果检验，以及开办健康主题教育活动等方式，普及健康知识 2. 鼓励基层老年协会、老年体育协会等团体参与老年健康教育，开展老年文体活动 3. 组建一批由老年大学及协会内的退休医护专业人士组成的健康宣讲团，利用多种场合，如各地公共图书馆、老年活动中心、农村文化礼堂和养老机构等，定期开展健康巡讲、咨询帮扶活动
	线上平台	线上平台： 1. 中国健康教育中心组织搭建全国老年健康教育线上平台，开设健康教育老年专属微信公众号，进行每日健康知识与老年疾病预防常识的推送，并鼓励各地帮助有条件的老年人完成公众号订阅、学会查看公众号推送等基本操作 2. 在小区、社区、养老机构等小范围区域，推广线上健康监测管理及"抱团学习"模式，建立老年人及其家属或照护者微信群，承担群内老年人健康监测、健康教育、运动监督等日常工作，通过关注老年人健康状况，制订个体活动计划等方式，结合运动打卡、奖品发放、树立标兵等激励措施，提高老年人的健康意识

续表

教育类型	教育渠道	教育形式
患慢性病全程指导	社区	1. 进行集体小组教育。社区护理人员结合不同类型患者的实际情况，将患者划入不同类型小组，对各小组开展有针对性的健康保健复习知识宣讲。 2. 进行个别教育指导。家庭医生通过对自己负责的老年患者及其家属的定期访问及医疗检测，密切关注其生活状态及各项体征指标，并给予其心理疏导、日常饮食、体育锻炼等方面的建议
	医院	1. 进行多媒体普适性教育。老年病专科医院或服务老年患者较多的医院，借助新媒体宣传平台，在病床中嵌入多媒体系统，运用"图文+音频"的教育方式，将老年患者主动视听和医务人员口头宣教相结合 2. 进行个性化教育。医院在老年人入院前进行"老年慢性病科普健康知识"和"老年人身心健康"调查，评估其健康状况及能力，进行有针对性的健康教育 3. 进行强化性教育。对存在不健康行为的老年慢性病患者进行警示教育，让患者充分了解遵医嘱服药的必要性和重要性 4. 进行院外延续性教育。建立专属"家院"联系，通过发放专属康复手册，按照病种和建立专属微信群，将慢性病健康宣教视频内容发放给老年慢性病患者，并定期对其就医或其家属进行电话或线上远程回访，及时就医、给予合理用药、饮食及锻炼等方面的专业指导
	线上平台	1. 构建"医院+社区"的教育联动机制，打造社区移动教育平台，在移动教育平台上提供健康教育系列微视频和科普推文，结合效果排名、奖励发放等相关激励措施，鼓励老年人在平台记录健康监测值，以及进行"社区训练营"目标打卡，促进健康常识的学练结合 2. 配套老年健康教育，提供相应的健康管理产品和服务，以及进行产品和服务的使用宣教
健康状况差或高龄	社区	1. 进行"视频+演示"教育。以视频播放代替文字讲述，定期组织高龄老人观看健康教育宣教视频
	医院	1. "一对一"的健康宣教。主治医生和责任护士应整理病情相关危险因素、治疗方法、配合方法等知识，制作图文并茂的宣教手册，通过一对一的形式，向患者及其家属进行健康宣教 2. 重视家属教育。向家属详细介绍照护注意事项，提升其治疗工作配合度，并嘱附其密切关注老年人的表现，从饮食、心理等各方面为老年人提供支持

表 7-3　针对老年人群节点强化教育的相关渠道及形式

教育类型		教育渠道	教育形式
节点强化	退休阶段	社区线上平台家庭	在退休适应性教育、老年大学教育中，纳入相应老年健康教育的内容。重点在心理、健康生活方式等方面
	空巢或孤寡阶段		社区： 1.落实国家相关政策，注重对空巢或孤寡老人的家庭环境、身体状况进行评估，指出并纠正存在意外伤害的危险因素，帮助进行适老化居家环境改造等 2.社区医疗卫生机构开展营养知识讲座，组织定期体检；社区常态化开展社区文体、联谊交流活动 3.鼓励子女、亲人多关注老年人的精神状况，并组建社区志愿者团队定期上门陪伴
	失能失智阶段		社区： 1.注重照护人的健康技能教育。社区养老服务中心应对辖区内失能失智老年人的基本信息进行详细了解，并进行追踪管理，定期对其照护人进行健康知识教育及照护技能培训 2.注重老年人的心理健康教育。社区应要求照护人在日常照料中注重老年人的精神需求，运用正确的方式帮助老年人宣泄压力，增强面对疾病与失能的信心 3.提供面向老年人的失能失智知识讲解，让其能够正确地对待失能和失智，配合照护人员做好健康管理 线上平台： 推动建立全国失能老人照护专属线上平台，将图文并茂、实用性强的照护知识、操作视频、精神慰藉与相关心理疏导知识进行线上展示与交流，实现知识共享与经验分享

表 7-4　老年健康教育资源创新与共享的方式和渠道

类别	创造基础	创造方式	共享渠道
医院	专业/护理技能 临床经验 病患康复典型素材	专业研究 人才培养	融入为老服务 开展公益讲座 组织知识分享 打造科普品牌 树立 IP 形象
老年科或老年病中心			
医学院	专业知识 平台资源 人才队伍		进行学术交流 加快科研成果转化 促进产学研合作
企业	数字技术 宣传推广	视频图文网页制作 院企合作 新媒体运营和维护	运用视频和图文宣教 运维移动教平台 开发健康小程序 运营科普公众号
健康教育协会 中国健康教育中心	专业组织 综合协调 资源汇聚	队伍组建 学术交流 业务培训	搭建统一的科普平台 举办技能大赛 实施专项行动 策划培训活动 推广先进经验 汇编健康教育读本

提高医学专业人员参与科普的积极性。将健康教育能力作为老年专科医生的一项重要能力来培养，鼓励专科医生将健康教育融入每一次为老服务中。建立医疗机构和医务人员开展健康科普知识生产促进机制，探索将优秀健康科普知识成果纳入科研成果统计、各类晋升评聘和评奖评优范围。建立医护人员个体化的健康科普工作档案，记录医务人员在健康科普、健康促进过程中的工作，包括参加的义诊、讲座、科普、研究等，并每年根据健康科普工作档案组织评审评优，表彰先进集体和个人，由此提高医学专业人员产出和分享健康科普知识成果的积极性。发挥中国健康教育中心、中国健康促进与教育协会的专业组织、综合协调和资源汇集作用，加快建立以优秀专家学者和资深从业人员为龙头，专科医院和综合性医院老年医学科的医护团队为主体，相关老年协会等社会组织为补充的老年健康教育专业队伍，为老年教育资源的创造提供人才支持。

创新健康教育方式方法。鼓励医生和新媒体专业团队或企业合作，打造个人IP品牌形象，争做科普"网红"；运用"拟人式"的宣传方式，促进科普知识通俗化，让老年人能懂、易懂；创建"辟谣小分队"等医院健康科普品牌，开设"老年健康科普"公众号专栏，打造青年医师和医学生科普创作及讲解团队，增强医生及医院在开展健康科普方面的价值感、成就感及科普信息的公信力。加大健康教育培训及先进经验推广力度，通过组建健康教育讲师团、举办健康知识与技能大赛、实施健康科普专项行动、组织并参与编制老年健康教育读本等多种方式，发挥社会组织服务大局的积极作用，实现老年健康教育普惠共享。

扶植、支持健康教育专业机构的发展。采取政府购买服务的形式，委托条件较好的科技企业，积极创建全国老年健康教育资源库，搭建健康教育线上平台，并将相应内容嵌入中国健康教育网，开设老年健康知识普及专区，推动老年健康教育资源互联互通。积极推动"院企合作"，鼓励高新科技企业对接各大医院或各地高校医学院，通过开发微信小程序、运营微信公众号以及制作宣教微视频、公益广告、宣传手册等方式，解决专业人员在健康教育过程中的实际需求，提高健康教育的全民适应性及工作效率。加强与疾控、医疗卫生机构、媒体、社会团体、企业等相关单位的交流合作，制定团体行业标准，提升学术能力。

第二节　汇集各方队伍，优化健康服务

面对当前为老年人提供健康管理"单靠家庭做不到，全靠国家不现实"的两难形势，除了老年人自身要不断学习健康知识，提高健康素养与健康意识，养成健康的

生活习惯以外，还要充分挖掘社会资源，吸纳专业医护人员、爱心人士、社会工作组织、慈善机构等，共同组建健康服务志愿队伍，为老年人提供健康便利服务，也是必要之举。同时，通过唤醒家庭自主力，积极调动老年人及其家庭成员的健康积极性与主动性，将家庭力量与社会资源充分结合，让老年健康意识从社会氛围自然地过渡到家庭环境中，不仅能有效弥补市场或政府服务的不足，也是建设和谐社会、传承中华民族敬老孝老传统的重要举措。因此，可重点汇集以下几类社会力量，优化老年人健康管理和健康服务工作。

一、机构队伍，服务主力

基层卫生医疗机构要做实老年人基本公共卫生服务，通过提供生活方式和健康状况评估、体格检查、辅助检查和健康指导服务，全面加强老年人健康管理；利用多种渠道动态更新和完善老年人健康档案内容，包括个人基本信息、健康体检信息、健康管理记录和其他医疗卫生服务记录。切实推进家庭医生签约服务，通过强化服务履约，加强家庭医生签约服务宣传推广，提高老年人签约服务接受度；定期主动了解老年人健康状况，为老年人提供基本医疗卫生、健康管理、健康教育与咨询、预约与转诊、用药指导、中医"治未病"等健康指导。积极与护理站建立签约合作关系，提高基层医疗卫生机构的健康服务及康复护理能力，并根据需要设置和增加提供老年护理、康复服务的家庭病床，共同为居家病患老人提供照护服务。

二级及以上综合性医院，应从优化健康服务流程、提高健康服务能力、创新健康服务模式、改善健康服务环境等各方面，大力推进老年人全程医疗健康服务。**在优化健康服务流程上**，鼓励各大医院从拓宽预约渠道、建立绿色通道、便利药事服务等方面，进一步提高老年人就医满意度和医疗服务质量。通过提供现场预约、电话预约、网络预约等多种挂号方式，并根据老年人的患病特点和实际情况，提供一定比例的现场号源，同时向医联体内的基层医疗机构预留一定比例的预约号源，方便老年人通过预约转诊就医，解决老年人就医面临的挂号预约、院间转诊困难，通过打通流动志愿者一对一服务的绿色通道，帮助健康状况较差的老年人挂号就诊、陪诊看病、代挂号取药、办理支援手续等，解决部分文化程度低、认知程度差的老年群体就医服务获取困难的问题，同时，各医疗机构应当落实慢性病长期处方的有关要求，在普通内科、老年医学、全科医学等科室，为那些有多种疾病的老年患者提供"一站式"长期处方服务，积极推行中药饮片代煎、药物配送、用药咨询、调剂取药等服务，方便老年人能就近调剂配置或足不出户地获取常用药物，减少慢性病老年患者往返"家""院"的次数，解决老年患者多科室、高频次就医取药问题，提高日常就医便捷度；**在提高**

健康服务能力上，要积极提升老年病多病共治能力，在加强国家老年医学中心和国家老年区域医疗中心设置与管理，鼓励建设省级老年区域诊疗中心和老年医学医疗质量控制中心的同时，各大医疗机构要设立老年医学专科，积极开展老年健康综合评估、老年综合征诊治和多学科诊疗，注重对老年综合征、衰弱、失能、失智的评估与干预，以及对住院老年患者的高风险因素给予早期识别，以保障医疗安全。同时，广泛应用科技创新产品，通过引入智能化、信息化技术，例如远程医疗、移动健康应用App等，提供更加便捷、高效的医疗服务，提高老年医疗健康服务的质量和效率，有效应对老年群体多病共存的现实困境，满足老年人日益多元的健康需求；**在创新健康服务模式上**，要积极推动老年健康服务数字化，构建数字包容的老年健康服务体系。依托健康信息平台和基层卫生综合管理平台，促进老年健康数据汇集、融合和共享，搭建医疗服务"云平台"，实现检查结果调阅、共享、互认，以打破转诊壁垒；发展互联网医疗服务，并从老年人使用习惯及高频需求出发，不断推进互联网医疗服务平台界面设计、操作流程等功能"适老"。同时，通过保留相应服务的线下人工窗口，推动身份证、社保卡、医保电子凭证等多介质办理就医服务，鼓励在就医场景中应用人脸识别技术等方式，减轻老年群体的数字焦虑，在有效弥合老年就医数字鸿沟的同时，实现数字健康服务公平可及。要以老年健康需求为中心，建立综合连续的老年健康服务体系。试点从健康教育、预防保健、疾病诊治，到康复护理、长期照护和安宁疗护的老年人全程医疗健康服务模式，深化发展医养结合，加强连续性医疗机构建设，畅通与养老院、护理院、康复医院等护理机构的双向转诊通道，打通入院前、院内、出院后等各个健康服务环节，积极开展"互联网+护理"预约上门服务，重点对居家行动不便的高龄或慢性病、疾病康复期、出院后仍需医疗支持的老年患者提供康复护理服务，有效解决老年人在疾病诊治、康复护理、长期照护等服务环节缺乏整合性、连贯性，服务选择充满随机性，以及频繁更换服务机构和人员与老年人身体状况无法完全匹配等现实问题。推进"医院+社区"的结对共建，打造协同联动的老年健康服务体系。通过医院与社区建立紧密的医疗服务网络，实现业务协同和流程优化，为有临时紧急需求的老年患者提供更有保障的紧急医疗救治服务，并做好基层医疗机构驻点帮扶和巡回诊疗。同时，通过联合组织义诊、讲座等活动，加大健康知识普及力度，提升社区老年群体健康意识和自我保健能力，将医疗机构的服务延伸到社区，并与社区资源整合，在为老年人提供"家门口"便利医疗服务的同时，也无形中增强了老年人对社区医疗资源的信任感；**在改善服务环境上**，鼓励各大综合性医院、康复医院、护理院及基层医疗卫生机构成为老年友善医疗机构，通过在入口处设置导诊台、助老服务岗，在挂号收费处设置人工服务及现金收费窗口，各大区域内设置清晰易懂的导向性标识，为老年患者提供方便的导医导诊及就医结算服务，解决老年人使用智能设备不熟练、看病流程不熟悉等问题。通过在门诊设立标志清晰的老年人综合服务点，并提供助老器具借用等综合服务，在公共区域设置无障碍通道、低位开关、一键急救按钮、无障碍卫生间，并配备轮椅、平车等辅助设备，在候诊区、餐厅内设置老年专用座椅等，为行动不便的老年人创造无障碍且舒适的就医环境，解决老年人行动不便、就医等待时间过长等问题，全方位提升老年人的就医体验与满意度。

对于**医疗健康服务企业**来说，可依托品类、供应链、渠道、服务等方面的能力优势，积极响应并践行国家发展"互联网+医疗"政策号召，不断创新服务场景，完善线上线下一体化的医疗健康服务。拓展医疗服务、医药流通等行业边界，通过与市民政局共同打造线上老年健康服务专区，为老年人提供常备药品、滋补养生、止痛膏贴等日常所需品及专业的生活照护与医疗护理服务；通过链接优质医疗资源，推行"电话问诊""电话家医"等线上服务产品，从日常咨询、专科问诊、疑难重症、健康管理等全场景，为老年群体"一对一"地制订健康管理方案，并进行定期随访，及时调整、更新健康方案，为老年群体带来更有效、更便捷、更省心的健康咨询、寻医问药、上门医护等健康管理服务。

养老服务类企业则可积极探索"社区+物业+养老"新模式，通过将智能硬件、物联网、大数据等科技力量深度嵌入养老服务，为社区老年人提供助餐、助浴、洗涤等各类上门居家照料项目，积极构建"机构—社区—居家"三级康养服务体系，并通过链接外部资源，引入老年用品商城，在为老年群体提供专业化、标准化康养服务的同时，将吃、穿、住、行等方面的老年人常见用品及各类专业化设备带入老年人视野，打造沉浸式的老年健康用品新体验。

医疗器械生产企业，作为老年康养设备、日常健康检测设备、健康状态评估设备、康复护理设备等健康相关设备的重要供应商，要致力于核心技术研发、产品设计和功能创新，强化合作伙伴关系，优化售后服务，为老年人提供更加便捷、更高质量的健康服务。通过搭建技术研发平台，丰富健康评估与检测设备、康复训练设备、康复理疗设备、康复辅具、康复护理设备等产品结构，提高产品和服务的智能化程度，实现远程监测、预警通知、自动报警、一键呼救等功能，为老年群体提供更加便捷、安全的健康服务；通过设计创新，开发操作简便、易于使用的更多专门针对老年人的家用医疗健康器械，以满足他们的特殊需求，并通过与医院、养老院的管理系统与信息软件实现互联互通，进一步完善和拓展老年（医养）康复解决方案、康复医院解决方案、综合性医院全院临床康复一体化整体解决方案等；建立更加紧密的合作关系，实现资源共享，共同研发适合老年人的医疗和护理方案，形成以老年人康复医疗、休闲养老为主的医、康、养于一体的服务业态，为老年人打造更加智慧化的康养医疗空间。另外，医疗器械生产企业还应格外重视售后服务，为老年群体及合作伙伴提供及时、专业的维修保养服务，确保器械的正常运行，提高使用过程中的安全性，强化老年群体对产品的信任感，让老年人能安心使用。

除此以外，**相关科研机构**也可从基础研究、技术开发、专业培训、国际交流、政策研究等方面，为老年健康服务赋能。通过开展基础研究，深入了解老年人的生理、心理特点和健康需求，为老年健康服务提供科学依据和理论基础；通过开发新技术，为老年健康服务提供更加先进的手段和工具，提高老年健康服务的便利性和智能化水平；通过培训具备专业知识和技能的老年健康服务人才，提高老年健康服务的质量和水平；通过促进国际交流与合作，引进国外先进的老年健康服务理念和技术，提高我国老年健康服务的整体水平；通过加强政策研究，为政府制定相关政策提供科学依据和建议，推动老年健康服务的可持续发展。

二、志愿团队，助老就医

针对老年人在就医过程中因身体功能受限所导致的站不住、记不住、等不及等现实困境，应鼓励社区招募有专业背景的助老陪诊志愿者和党员组成爱心陪诊服务队，并联合辖区医院对陪诊志愿者进行专业化护理培训，搭建社区志愿服务平台，为老人扫清就医障碍。

加快推进各省区市医院门诊大厅老年患者助医服务站建设，发动并培训爱心志愿者为老人就医提供帮助，采用志愿者门诊当值制度，从无人陪伴的老年患者入院起，全程陪同挂号、缴费、看诊、检查等一对一的助诊、陪诊服务。

充分发挥各省份志愿者协会等专业组织的资源汇集作用，联合省内医院共同打造陪诊服务项目，创建院内"互联网+"点单式志愿平台，通过网络点单、后台匹配、专人对接，为老年人提供预约式诊疗向导、领取药品、陪伴交流等相关服务。

三、社工组织，助力健康

社区是老年人生活的基础单元，社区组织助力老年健康管理，可以有效解决老年人健康管理"最后一公里"问题，帮助老年人增强疾病预防意识，实现从"以疾病治疗为中心"向"以身心健康为中心"的转变。结合街道党建项目，发挥社区的资源协调及活动组织能力，通过邀请专业医疗机构、养老服务机构、社会组织等，定期进行社区义诊、能力评估、心理评估、服务咨询，主动为社区广大老年人高效链接专业资源，提供方便、快捷、优质、有效的公益健康服务。

充分发挥社区的党建引领作用，利用社区资源，广泛动员社区物业、企业、志愿者力量，并联合街道卫生服务中心，通过"项目联抓、活动联办、阵地联建"等方式，开展老年人心理调研、测评、讲座、咨询、训练、危机干预等心理关爱服务，构建多元立体的老年人心理关爱服务网络。鼓励社区整合社区、家庭、社会机构资源，把"便民驿站"开进小区，引进书画培训机构、律师事务所，提供公益服务，帮助老年人丰富业余生活、开展心理咨询和解决邻里纠纷。

针对高龄独居、行动不便的长者，鼓励社区党组织志愿者团队带头开展结对帮扶项目，建立帮扶机制，落实帮扶责任，主动关注辖区老年人的生活和心理健康情况，并提供适时的帮助。鼓励各省区市社会工作总站联合各市福利院、各街道社工站，动员高校志愿者、各社区党员志愿者，共同开展文化娱乐活动，丰富老年人的精神文化生活。支持各省区市社会服务机构开展老年健康服务，政府采取购买服务的方式，委托机构根据社区老年人身体、心理、社会关系三个方面，链接社会资源、志愿者、专业人员，提供有针对性的健康服务。

四、家庭成员，相互影响

家庭是健康中国建设的"基础细胞"，是形成全社会促进老年人健康的"最小单元"与内生动力。对老年人家庭成员来说，应积极学习合理膳食、控烟限酒、心理健康、慢性病管理等方面的相关知识与技能，主动提高健康素养，从饮食、作息、健康活动参与、疾病预防等各方面，做好自身健康的第一责任人，由此激发老年人的健康管理潜能，并影响、督促家中老年人在日常生活中贯彻健康理念，学习健康知识，形成健康的生活方式。同时，密切关注老年人的心理、身体健康和行为变化情况，及时提供必要的帮助和干预。此外，家庭成员还要切身承担起传承良好家风、妥善处理各类家庭关系、弘扬尊老爱幼等优良传统的家庭责任，为老年人的身心健康营造良好、舒心的家庭环境，形成"良好家风，引领健康"的良性循环。

对老年人自身而言，要学会分辨健康信息及行为的科学性，自觉杜绝虚假、诈骗营销信息，通过正确的途径学习健康知识，改变不良的健康生活习惯，带头发挥家庭健康"传帮带"的表率作用，正向推动家庭建立健康的生活方式，营造追求身心健康、享受健康的家庭新风尚。

第三节　发展老年互助，塑造健康生活

在社会资源为老年人提供健康教育和健康服务的过程中，难免会出现因为服务人

员与老年群体之间缺乏信任和了解，或由于存在代沟问题，导致服务难以达到预期效果的现象。例如，有些老年人因不愿意向陌生的服务人员敞开心扉，使得心理慰藉最终仅是"纸上谈兵"；还有些老年人虽然健康理论知识丰富，也想追求健康生活，养成健康习惯，但由于身边缺乏一群志同道合的"老朋友"，加上自身自制能力较差，自我健康管理经常无疾而终；还有些老年人认为自己的子女不重视自己的健康，因而更愿意相信"关心"自己身心健康的外人，等等。

因此，打造老年人健康互助圈，开展属于老年人之间的互助活动，形成"老年人服务老年人""老年人促进老年人"的老年健康自我管理模式，不仅在对家庭、社区及机构服务起到辅助作用的同时，还能让"身心健康的老人"重新找到自身的价值，让"想做好自身健康管理"和认为"家人不关心自己身心健康"的老年人找到"朋友圈"，从而能让更多的老年人共同度过更有意义、更健康的晚年生活。

一、知识分享常态化

针对老年群体健康知识接收渠道杂乱、真伪辨别不清且对同辈传播更感兴趣、更加信任的现实情况，应从就医、生活、经济等方面提供相应支持，加大汇聚"银发精英"的力度，以充分发挥离退休专业人士在健康知识传播上的独特优势。各省区市老干部局和公立医疗机构退休科，可带头组织退休老专家、退休先进工作者等精英队伍，定期开展志愿服务活动，为社区居民提供专业讲座、健康义诊等面对面服务。发挥各省区市老科协的组织动员作用，打造由退休专家、老中医专家等专业人士组成的老年保健专家团队，为全市离退休的老科技工作者以及医疗力量薄弱的乡镇街道，提供免费看病和健康知识讲座。同时，社区可积极发掘辖区内身体健康且有一技之长的低龄活力老人，帮助他们梳理各自专业技能，形成具体可为社区居民服务的实践活动，让老年人在为社会提供有偿或无偿服务的同时，提高生活充实感。

社区、养老机构、老年大学以及老干部局、老科协等政府部门及公益组织，可联合构建有医护专业背景的退休老人资源库，搭建老年人线上活动专属平台，进行专业知识分享活动的对接和管理，鼓励养老机构、社区、老年大学及全社会的退休医务从业者，踊跃参与科普讲座和健康咨询服务等志愿活动，给予相应的健康行为积分，充分发挥其专业能力强、受教育程度高、对老年群体的情况较熟悉、经验丰富的特点和优势，普及老年健康教育、引导老年健康生活。

社区党群服务中心可在辖区内建立"长者健康分享"的常态化机制，积极搭建长者健康交流平台，组建长者健康知识分享小组，通过定期举办各类小组健康活动，促进长者之间的积极互动，鼓励社区老人从防治慢性病、合理饮食、适量运动、生活习惯、心理平衡等方面，互相传播各自的健康生活习惯，并召集有医学、护理等相关背景的老年人，为小组成员分享穴位按摩、养生食疗等健康养生技巧，在促进老年人健康观念转变的同时，普及正确的健康管理知识，增强老年人的自我健康意识，引导老年人建立健康的生活方式。

二、健康锻炼组织化

除健康知识分享外，组织健康运动、集体出游等活动，也是推动老年群体践行健康生活方式、促进身心健康的重要一环。各省区市民政局、老年保健协会，可携手辖区内街道、社区党支部及相关体育科技公司等社会资源，在老龄化程度较高、非活力老人比较集中的社区，建立"养生调理中心"，组建各类社区养生锻炼小组。面向街镇、社区招募 75 岁以下、有运动习惯的老年人作为志愿者，由专业机构老师指导实践，由社区老年志愿者进行组织运营，为周边社区长者传授健康走道、自然拍打、八段锦等养生技能；在开展养生授课活动中，积极发掘热情较高的老年人，扩充志愿者行列，指导他们在熟练掌握锻炼技巧后，深入各社区倡导和带动其他老年人加入养生集体锻炼活动；在活动中，不断衍生出新的养生活动圈，做到群体定期定时定点会聚，一起锻炼，互相督促，将社区老年保健活动经常化、科学化、规范化。为此，社区应提前整合各方资源，通过规划、整改、修缮农村文化礼堂、社区广场、地下车库等方式，为老年人提供更加方便、舒适的保健娱乐场所。

发挥社区党建引领作用，联合社区公共卫生委员会及社会资源，建立社区长者"悦运动、享健康"互助会，运用上门走访、社区宣传等方式，鼓励社区老年人，尤其是身患慢性疾病的老人加入健康锻炼互助组织，举办趣味运动会、老年健步走、老年锻炼操等不同类型的运动主题活动并给予相应激励措施，倡导科学、文明、健康的生活方式，形成自觉锻炼、主动健身、追求健康的良好风尚。

除此以外，社区还可以通过组织老年人就近户外踏青和集体出游参访等休闲娱乐活动，实现养练结合，这不仅能让老年群体集体走出家门，开阔视野，还能愉悦身心，丰富老年生活，增进老人之间的相互沟通与了解，让老年人真正感受到老"游"所乐，老有所学。

三、相互照护机制化

如今，家庭照护功能因独生子女政策及家庭少子化趋势而逐渐削弱。与此同时，市场照护的不成熟以及政府兜底模式的不完全，导致空巢老人面临着照护需求无法与照护主体完全匹配的巨大冲击。因此，应充分发挥老年群体的互助优势，鼓励社区党委带头成立"老年关爱工作室"，建立低龄老年人志愿服务队，按照低龄老人帮助高龄老人、健康老人服务病弱老人的形式，构建"互助式养老"模式。号召辖区内党员、身体健康又热心的低龄老年人加入，通过居民群、微信平台及线下等方式，发布志愿服务内容，也可以建立多个爱心助老小组，与高龄独居、空巢老人或失能老人结成帮扶小队，定期提供买菜、打扫卫生、心理慰藉、代购药品等简单的"亲情式"一对一服务。同时，社区按"低龄存时间，高龄换服务"的原则，统一为志愿服务队建立"时间银行"奖励机制，凭志愿服务时长，获取相应积分存入"时间银行"，以服务1小时=1个积分，1个积分=若干元人民币计算，用来兑换奖品和日后所需的老年服务。

鼓励老龄化程度高、特殊老人数量多的街道引进社工，用项目化的方式开展养老互助服务，整合和联动政府、社工机构、企业、社会组织、专业养老机构、老年人等各类资源，吸纳资金支持，共同构建社区互助合作老年服务体系，将辖区内60岁以上有服务需求的老年人，均纳入"互助社"，依据服务需求和分年龄段的服务标准，享受无偿、低偿、有偿社区老年人服务，包括便民理发、长者探访、家政清洁、心理慰问等。同时，加入其中的健康低龄老人，可自动成为社区志愿者，与企业、社工、社会组织一起，共同为社员提供服务；对于参与志愿服务的老人，同样可通过爱心银行等方式，给予激励和支持。

四、心理慰藉个性化

随着年龄增长、社会角色转变以及亲友的逐渐减少，老年人适应周围环境的能力变弱，容易产生孤独、无助、抑郁、焦虑等各类负面情绪，持续影响老年人的日常生活和身心健康。

为缓解老年群体常见的"老来无用感"和"孤独失落感"，以及人生重要节点过程中产生的退休综合征、空巢综合征、丧偶创伤等心理问题，除政府联合街道、社区、社会爱心企业，依托精神卫生专业机构、心理援助协会，共同实施老年人心理关爱项目外，还可建立社区长者服务工作站，对社区中迫切需要心理关爱且行动不便、独居孤寡的空巢老人，由社区中有心理学、社会学专业背景的退休老人，或身体健康的热心老人，经专业化培训后，一对一结对定期上门心理疏导。每周一次在长者心理服务工作站开展丰富多彩的小组活动，以此扩大老年人为老年人提供心理关爱服务的覆盖面，缓解老年群体的孤独感。

鼓励社区的乐器、舞蹈、声乐等各类文艺爱好者组建长者艺术团，定期组织排练、乐器比赛和公益演出等，让老年人在团队协作中找到归属感和成就感，从而有益于保持身心健康。

"家家有老，人人会老"，老年人的健康涉及每一个家庭、每一位老人的幸福，因此每一位公民都应该为此作出自己的贡献。同时，老年健康影响因素和老年健康服务涉及政治、社会、经济、技术、环境等各个方面，需要政策、资金、人员、科技、数据、场地等各类资源的投入，只有坚持"党委领导、政府主导、社会参与、全民行动"，政府、企业、社会、家庭、个人共同参与、各尽其责，才有可能做好全民健康教育、老年健康管理和健康服务，从而延长全体老年人的健康预期寿命，最终实现"无疾而终"。

第八章

着力加强老年健康支撑体系建设全方位协同

协同是系统要素或子系统之间相互作用和配合，在时间、空间和功能上形成一定的自组织结构，从无序走向有序的过程。[①]老年健康支撑体系建设过程中的全因素治理、全过程健康服务、全要素保障，涉及范围广泛、领域众多，仅仅依靠民政部门或医疗卫生部门，无法完成如此庞大的系统工程。因此，除需要全社会参与外，还需要加强政府各部门和各层级之间的协同，包括卫健、民政、教育、医保、人社、体育、经信等多个政府部门之间的横向协同，以及不同部门的基层、省区市与国家部委不同层级之间的纵向协同。只有政府不同部门和层级之间，在机制共建、资源共享、产业共生、环境共创等方面，建立协同模式，秉承健康老龄化、积极老龄观理念，共同参与、互相协调、合作建设，才能推进老年健康支撑体系的高质量建设，通过形成协同效应，实现老年健康支撑效能的最大化。

第一节　优化保障体系，提高老年健康保障水平

一般来说，老年人面临四种基本风险：贫困风险、疾病风险、失能失智风险、孤独风险，而这些风险，都会影响老年人的健康状况。就当前的现实而言，在老年人的基本生活保障、医疗和失能保障上，虽已有相关制度，但仍然需要拓宽保障范围和提高保障水平，而老年人的孤独风险，尽管也有"关爱"行动，如党的二十大报告中提出的"优化孤寡老人服务"，但总体上还未引起社会的全面关注。因此，在未来，还需要进一步优化社会保障体系，以提高老年健康保障水平。

---

① 哈肯.协同学[M].上海：上海译文出版社，2001：8.

一、优化基本公共服务，保障老年人基本健康

1. 切实落实基本养老服务（清单），提高老年人的生活保障

各级民政部门应根据当地社会经济发展情况和老年人需要，研究提出具体实施项目和标准，在确保国家"清单"落实的基础上，为老年人送去最适合的服务。要科学合理地编制基本养老服务清单，明确服务对象、服务内容、服务标准和支出责任，根据经济社会发展情况适时进行动态调整。

执行中要明确服务对象并不断优化服务供给方式。明确政府养老服务资金安排，做到资金来源渠道明确，收支清晰，运作合理合法。通过发挥居家上门服务、社区老年服务以及养老机构的支撑作用，保障基本养老服务清单制度落地落实。推进跨部门数据共享，建立困难老年人精准识别和动态管理机制，逐步实现从"人找服务"到"服务找人"；加强残疾老年人养老服务保障，面向独居、空巢、留守、失能、重残、计划生育特殊家庭老年人，提供探访关爱服务。同时联合国家标准化协会、市场监管部门，加快建立健全养老服务标准体系，为推动养老服务高质量发展提供重要支撑。

完善基本养老服务清单制度监督体系，由第三方评估验收机构对基本养老服务工作进行评估与验收，确保定期、保质保量完成工作。健全动态监督管理机制，在实施过程中加强监督，在相对稳定中适时调整清单项目，逐步实现评估结果与基本养老服务要求相一致。

2. 完善老年营养专项行动，更好地保障老年人的基本营养摄取

合理营养是健康的物质基础，对于提高抵抗力、减少疾病、帮助老年人延年益寿具有重要作用。民政、发改、财政等部门，应充分利用养老保险、救济制度、专项补贴等，加大对提升老年人营养健康相关公共服务的投入，以更好地保障老年人的营养摄入。

在持续完善老年助餐行动的同时，选取已经构建电子化用餐系统的城市作为试点，通过现有老年助餐点数据，进行老年人营养现状分析和干预研究，制订相应的老年营养健康计划；组织专家研究和推荐老年营养膳食菜单，在助餐行动中鼓励助餐点向老年人提供个性化的营养餐食，助力解决老年人营养不良和虚弱问题；以社区为单位，根据社区的实际情况，通过多种适宜方式和渠道开展营养教育，提高营养教育的普及率，通过丰富老年人营养知识，提高老年人营养意识，进而改善老年人的饮食习惯和生活方式。

3. 优化基本公共卫生政策，提高老年人的健康管理率

将老年人综合能力评估纳入基本公共卫生老年人体检项目，授权基层医疗卫生机

构作为定点评估机构，做定期追踪评估，方便老年人及时了解自身健康状况，也方便基层医疗卫生机构根据老年人能力评估结果，做好对应的老年健康管理，提供适宜的健康服务类型和服务内容。

针对老年人发现慢性病、癌症太晚，错过最佳干预期，以至于老年人医保费用高企、晚年生命质量差等问题，可根据国家癌症中心发布的我国前十位恶性肿瘤①发病情况，随着国家实力的增强，逐步将各类老年病、癌症的高危年龄段人群的早筛费用纳入体检医保支付范围，并优先覆盖最低生活保障对象中享受定期抚恤补助的优抚对象。

继续扩大慢性病管理及癌症早筛报销范围和报销比例，由国家卫生健康委、国家医保局、财政部牵头，研究制定将筛查效果好、成本效益高的筛查技术方案纳入医保的政策，根据筛查各项费用进行成本核算，确定支付形式以及支付比例等，在医保基金可承受范围内，尽可能地扩大早筛范围。

二、完善医疗保障体系，提高医疗服务支撑度

健康支撑是降低我国未来养老医疗负担的关键，早期发现问题早期治疗，可以避免疾病恶化和后期高昂的治疗费用。世界卫生组织调查显示，达到同样健康标准所需的预防投入与治疗费、抢救费的比例为 1∶8.5∶100，即预防上多投资 1 元，治疗费可减少支出 8.5 元，并节约 100 元的抢救费。②完善的健康支撑能够有效提升老年人的整体健康水平，降低医疗保障负担，最大限度地减轻人口老龄化对社会经济发展的消极影响。反过来，医疗保障水平的提高，同样有助于促进老百姓有病及时就医、及早治疗，从而尽早恢复健康、减缓恶化。

1. 协同推进多层次医疗保障体系建设，提高老年人的医疗支付能力

多层次医疗保障制度体系内的各板块协同配合，保险主管部门与医保部门、卫健部门，共同探索推进各主体间信息互联、数据共通，可为发展商业健康保险营造良好的外部环境，有助于通过有效的制度供给、政策供给和产品供给，补空缺、补短板、补不足。

厘清基本医保和商业健康保险各自的保障范围和保障水平，由医保部门和保险主管部门共同对商业健康保险"保什么、怎么保、保多少"进行更明确的规范和指导，

---

① 前十位恶性肿瘤依次为肺癌、结肠癌、胃癌、肝癌、女性乳腺癌、食管癌、甲状腺癌、子宫颈癌、脑肿瘤、胰腺癌。
② 如何让农村百姓懂健康有"医"靠？[EO/DB](2023-03-08)[2023-06-1]. https://baijiahao.baidu.com/s?id=17736 40898639198187&wfr=spider&for=pc.

可更好地发挥市场机制的作用和商业健康保险的风险保障功能。

调整完善大病保险、医疗救助政策，健全重特大疾病医疗保险和救助制度，促进各类医疗保险互补衔接，能有效提高人民群众的医疗费用支付能力，使老百姓有病就可以去看病，不至于因为缺乏支付能力而无法及时治疗，从而影响健康。

2. 加速推进优质医疗资源下沉，提高老年人的医疗服务可及性

地方政府应加大对医疗事业的投入，完善基层医疗机构的设备设施，并通过医联体提升基层医疗服务能力；提高医保与分级诊疗政策的匹配度，提高社区、村镇、山区就医的报销比例，鼓励行动不便的老年人，在家门口就近就医。

鼓励卫健部门联合高校、医院、基层卫生健康机构定期开展联席会议，研究措施，一方面，提高对家庭医生签约服务的投入，提高家庭医生的签约率；另一方面，引导有工作活力、身体状况允许的退休医生在自己居住地的社区卫生服务机构提供签约服务，弥补基层专业人才队伍的不足。加强对履约规范性的监督，建立科学的评估和反馈机制，例如定期现场检查评估、进行签约对象满意度调查等，定期收集意见和建议，使家庭医生能够在老年人群的健康管理等方面切实发挥作用。

工信、发改和卫健等部门协同提高互联网医疗的宜老化程度，医保部门扩大对互联网就医配药医保支付的范围，以便充分发挥互联网医疗的便利性，为居家老年人提供在线咨询、远程医疗服务，使老年人不出门就可以获取相应的医疗咨询服务和慢性病长处方配药。推广作为帮助有身体障碍的老年人实现自理的康复辅具使用，将符合条件的基本治疗性康复辅具的租赁费用按规定逐步纳入基本医疗保险支付范围，对城乡特困人员、建档立卡贫困户和低保家庭中的失能、残疾老年人，配置基本康复辅具给予补贴。由国家民政、老龄工作委员会、残联、社会福利等部门，合力编制《康复辅具社区租赁服务试点产品目录》，结合北京市石景山区、上海市、浙江省嘉兴市等13个已经成为康复辅助器具社区租赁服务试点地区的实际租赁工作开展情况，持续优化租赁服务试点产品目录和医保支付比例，逐步增强康复辅具对老年健康的支撑作用。工信、卫生健康委、医保、公安等部门共同推进健康信息化建设，实现全民人口信息、电子健康档案和电子病历三大数据库基本覆盖，推动健康医疗大数据应用，鼓励运用大数据、人工智能、云计算等信息技术，在健康管理、资源调配、卫生管理、医疗救治等方面，发挥支撑作用。

3. 重点支持大病救济、医疗互助和慈善资助，增强对重病和大病的医疗保障能力

医保部门在将更多的创新药纳入医保的同时，可以与银保监部门、社会商业保险公司共同努力，研发与基本医疗保险相衔接的重大疾病商业保险专属产品，增强老年人对疾病治疗所需资金的保障能力，在此基础上完善特殊疾病特殊药品豁免机制，例如，针对有慢性病或罕见病需要长期治疗的患者或者药品的价格较高且没有替代药品等情况，在医保和商业保险衔接的专属产品中纳入一部分此类药物的报销制度，对被保险人根据具体情况给予一定比例的报销。同时，对商业保险要加强全方位监管，合理引导参保群众预期，探索建立保险产品赔付社会公示机制等，保障被保险人的权益。

完善医疗救助体系（慈善救助），例如通过政府投入、社会募集、社会互助等措施，建立由民政部门主管的大病医疗救助基金，对那些未参加城镇职工基本医疗保险的城镇低保对象，提供基本医疗优惠服务，减免有关医疗费用。

4. 扩大长护险试点范围，增强对失能失智老年人的健康支撑

各类急慢性病的诊治、残疾的康复理疗、痴呆症的药疗照护等费用，构成了老年人医疗支出的主干成分，这也是目前我国"因病致贫、因病返贫"的因病支出型贫困现象发生的主要原因之一。[①]长护险能在一定程度上缓解失能老人的长期护理资金压力，提高失能老人的生活质量。

为了保障长护险试点工作的有序进行，应深入贯彻《关于深化长期护理保险制度试点的指导意见》，由各省区市医疗保障部门牵头制定《长期护理保险试点办法实施细则》，根据实际情况对保险缴费年限、登记缴费方式、需求评估、申请给付、给付限额等作出详细规定，避免参保人员不必要的消费和享受过度护理服务。各地政府可参考北京市《关于做好老年人养老服务补贴与长期护理保险试点衔接工作的实施意见》，研究制订推进失能护理补贴与长期护理保险的有序衔接方案。

在已经开展长期护理保险制度试点的城市，医保与民政、卫健等部门应紧密合作，出台统一的老年人综合能力评估方法，明确失能失智评估标准，完善失能失智评估流程，授权基层医疗卫生机构为长护险定点评估机构，以提高评估的准确性及及时性，在避免医护服务资源浪费的同时，方便护理机构根据老年人长期护理需求评估结果，精准提供适宜的护理服务类型和服务内容，力求以有限的投入满足尽可能多的护理需求。同时在各省区市医保局设立长护保险付费审查委员会，建立评估专家库和一整套长期护理保险的行业规范，强化对评估机构和护理机构工作的监督检查，保障评估和护理服务质量和效率。

5. 积极推进将安宁疗护纳入医保范畴，支撑老年人安详离世

目前，对老年人使用安宁疗护服务的费用报销问题，尚没有形成统一的报销标

---

① 刘俐，邓晶，于雪，等. 慢性病对老年人因病支出型贫困影响的城乡差异分析[J]. 医学与社会，2022（5）：65-70.

准，因此建议由已经开展安宁疗护服务的试点地区所在各省区市医疗保障局及卫生健康委，调整本省份基本医疗保险医疗服务项目目录，开展安宁疗护医保结算工作，之后总结试点地区工作成效和经验，推广至全国，完善安宁疗护收费体系，以支持安宁疗护的开展。拟订安宁疗护医保结算试点单位名单，推出安宁疗护细分组审批管理相关规定，取得安宁疗护资质的定点医疗机构，可向所在试点地区医保局定期提出申请，经审核符合条件的，可纳入安宁疗护结算付费。

在结算付费方式上，建议推广温州（国家级安宁疗护试点）医保"优逝"方案，以安宁疗护床日细分病组方式进行结算。分级定价推动医疗服务供给扩容与下沉，权衡群众医药负担、医疗绩效、医保基金使用效能等方面因素，采取定额形式，按医院等级对安宁疗护床日费用进行医保支付，在征得患者同意后，由医疗机构申请按安宁疗护床日结算付费，以保障医疗机构更为合理、规范地收治患者。

三、创新健康商业保险，增强老年健康保障能力

中国实现全民小康后，人民群众对健康有了更多的追求。为了满足高收入老年人群的健康管理需求，医保、民政、卫健、银保监会等部门，可协同引导和鼓励社会商业保险企业，借鉴泰康人寿的长寿、健康、富足三大闭环模式（长寿闭环指寿险与养老服务结合，客户购买寿险和年金保障，在养老社区安享晚年；健康闭环指健康险与医疗服务结合，客户购买健康保险，在泰康的医疗体系享受保健、诊疗等健康服务；富足闭环指养老金与资管结合，客户购买泰康的各类财富管理产品，实现财富保值增值，使得自己的医疗和养老需求得到更好的保障），开发集医疗服务、养老服务、金融服务于一体的健康保险，以更好地支撑高收入老年人群的健康长寿。

泰康人寿在医疗方面，通过自建、投资和合作等方式，打造多层次医疗服务网络，创新医险、医养结合模式。基于医养结合模式，泰康人寿在旗下每个养老社区都配建了相应的康复医院，呈现"区域性国际医学中心+社区配建康复医院+参股特定医疗机构"三层次整合式布局，提供集预防保健、疾病治疗、慢性病康复、长期护理于一体的闭环整合型医疗保健服务。在健康管理服务方面，泰康人寿链接线上线下资源，打造"医、患、药、险"一体化的服务体系。如泰康在线与互联网医疗平台"好大夫在线"合作，为客户提供"智能分诊+在线图文问诊+电子处方+药品配送"一站式医疗服务，让客户足不出户便可线上问诊，并"一键"购药到家。在养老、康复与临终关怀方面，泰康人寿从2007年开始尝试进入养老服务领域，在相关部门的支持下，2009年取得行业首个由保监会批准的投资养老社区试点资格。2013年，泰康之家管理有限公司成立，负责泰康人寿旗下"泰康之家"养老社区的运营管理。"泰

康之家"养老社区定位于世界级标准的"医养活力社区",引入国际先进的CCRC
(持续照料退休社区)养老模式,以"活力养老、文化养老、医养结合、科技养老"
为管理理念,满足老年人社交、运动、美食、文化、健康、财务管理和心灵归属七大
需求。在"终极关怀"板块,泰康人寿创新推出"安宁守护"和"安宁缓和"服务模
式,将医疗专业技术与医学人文相结合,由医生、护士、志愿者、社工、理疗师、心
理师等组成服务团队,为那些有威胁生命疾病并处于生命末期的患者及患者家属提供
医疗与身心关怀相结合的专业服务,以减轻末期病患的身体疼痛、不适应症及心理压
力,对病患及家属提供心灵扶持,陪伴病患安详走完人生的最后一程。泰康模式为客
户提供"从摇篮到天堂"的全生命周期一站式服务,而这种模式的实施和推广,离不
开保监会、卫健、医保、民政等各部门的合力支持。

为了更好地满足中高端收入家庭居家养老和医养结合的需求,需要民政、卫健、
医保、保监会等部门,借鉴平安保险"保险保障+健康管理+品质养老"相结合的一
体化服务模式,协同引导和鼓励互联网医院(远程全科医生)、线下服务网络和保险
企业三位一体,通力合作提供相应服务。

平安保险立足"产品+服务"。在产品端,平安人寿发布了"御享、盛世、智盈、
如意"四大产品系列,每个系列都包含重疾、意外、医疗、寿险、储备和养老六类
保险产品,精准匹配客户需求。特别是针对老年群体会遇到的疾病、养老等风险以及
子女教育、传承等资产配置问题,推出系列养老年金产品,为客户养老阶段提供现金
流;确定养老金给付标准,为老人享受高品质的康养、居家服务提供资金支持。针对
老年阶段的护理需要,平安人寿还推出长护险,兼顾轻度与重度护理状态下的保障,
帮助客户实现"老有所护"。在服务端,平安在借鉴国内外既有模式的基础上,发挥
自有医疗生态的协同优势,聚焦目标市场最顶部3%的高端社区养老和占比90%以上
的居家养老,探索具有平安特色的"中国式"养老模式,为老年群体提供高品质的养
老解决方案。目前,平安已经打造出"保险+健康管理""保险+高端康养""保险+
居家养老"三位一体的服务模式,形成了独具特色的平安养老生态体系。在"保险+
居家养老"方面,基于90%的老年人选择居家养老的市场现状,持续发力居家养老服
务,依托集团医疗健康生态圈的优势,对市场资源进行筛选与整合,针对老人居家的
主要场景,提供覆盖全生命周期的一站式解决方案,实现"老人舒心,子女放心,管
家专心"。平安打造的居家养老服务具有三大特色:一是"1个专属管家",即1个养
老管家携手N个专家顾问,动态打造客户自身的专属养老服务方案;二是"十大服务
场景",整合"医、食、住、行、财、康、养、乐、护、安"十大场景养老服务;三
是"1套监督体系",通过服务商品管理、订单履约管理、过程标准管理、结果管理、

风险管理，确保服务质量，代表老人监督服务过程，充分保障客户权益。在"保险＋高端康养"方面，平安构建了高品质康养品牌"臻颐年"，创新构建覆盖全生命周期的高品质康养方案。平安秉持"三尊"价值主张，提供"尊贵生活、尊享服务、尊严陪护"服务，通过"七维健康理念"，从长者的身体、认知、情绪、社交、职业、经济和精神这七个健康维度，提供专属定制化服务，全方位守护长者晚年幸福生活。围绕这套"三尊七维"服务体系，"臻颐年"力图打造集高标准居住环境、全场景优质服务、醇熟管理体系于一体的"一站式"养老解决方案，营造有品质、有温度的全新康养体验。在"保险＋健康管理"方面，为充分发挥保险的保障作用，满足客户的健康管理需求，平安于2021年推出"平安臻享RUN"健康服务计划，为每位客户配备一名线上家庭医生，建立专属健康账户，打造省心、省时、省钱的一站式健康管理服务。以专职医生和专业健康账户为基础，重点打造门诊预约协助及陪诊、控糖管理、重疾专案管理三大尖刀服务，持续提供覆盖健康、慢性病、医疗三方面的专业健康管理服务，为客户的健康幸福生活保驾护航。

为了满足更广泛的老年群体的健康保障需求，需要银保监会等部门的通力合作，采取有力措施，破除现有商业健康险中对于年龄和身体健康状况的诸多投保限制，使老年人群能够有更多投保健康险的可能，同时推动和鼓励专属的老年健康保险产品的开发。

由于普通商业医疗健康险，对年龄、身体情况等都有严格要求，导致有相当一部分医疗健康商业险无法让基本健康的老年人投保。针对这一情况，需要由人力资源和社会保障部、银保监会牵头，组织人保、人寿等国有保险公司，加快研发老年人专属健康保险产品，或通过差异化的产品设计和核保规则设计，放宽投保普通医疗健康保险产品的年龄限制，允许健康老年人和慢性病老人，投保定制型或普通商业医疗健康保险，突破老年人群和慢性病老人"不能投保"的难关。同时，组织养老行业、医疗行业、保险行业具有代表性的优质企事业单位，共同遴选适合老年人投保的商业医疗健康保险产品，编制老年人放心投保目录，并定期更新，让老年人能够根据自身情况，放心购买相应的商业医疗健康保险产品，更好地支撑晚年健康。

第二节 推动资源共享，增强老年健康支撑力量

老年人对晚年生活有着享有养老服务和医疗保健服务的双重需求。资源共享不仅有利于服务企业通过规模经营提高人效和坪效，从而提高服务人员的数量和质量以及

企业的可持续发展能力，有利于政府机构统一管理，而且可以让老年人更便利地获取服务，以实惠价格享受优质的服务，更好地满足包括健康支撑在内的各方面需求。因此，各级政府部门如何能够形成合力，推动各种资源共享，将极大地增强老年健康支撑力量，取得更好的支撑效果。

一、场地共享

场地共享的措施可以分为以下两种。

一种是需要扩展或改变原有场地的用途。例如，小区药店提供健康管理服务、康复辅具租赁服务，合适的小区餐饮店提供老年营养餐或助餐服务，乡镇街道养老服务中心开放场所提供综合为老服务，小区物业提供老年人教育、旅游、健身等中介服务等。但不难发现，场地原本的经营范围和后续用作共享的服务内容可能存在差异，这就涉及经营范围和资质审批等问题。这些还只是政府相关政策是否允许和行政审批的问题，还有些可能涉及现有审批标准突破的问题，例如小区中设立"微型养老院"所面临的原本房屋性质不符或建筑设计难以按消防规范要求进行改造等。这些都需要民政、财政、住房和城乡建设、应急管理等诸多部门搭建协同工作机制，制定相关用途更改的管理规定，以确保共享行为的合法性。

另一种是不改变场地用途但需要对场地进行分时服务。例如，体育馆、博物馆、电影院、农村文化礼堂等公共场所，可提供与成年人相区分的老年专场服务（如利用上午闲置时间专门对老年人开放，并配置部分老年人适宜的器具，制定不同的价格）等。对于这种共享模式，可以由民政部门牵头，联系这些场地所属的管理部门，比如文化广电和旅游宣传部门、体育局等，共同商议，制订共享规则，如场地使用规则、使用时间、使用方式、责任划分等，收费场所还应制定不同的价格机制，维持场地的秩序与安全，在保证其他年龄段居民的使用不受影响的情况下，为老年人提供便利，同时也提高这些场所和设施的使用效率。

在盘活闲置空间资源和进行场地共享的过程中，还需要积极破除涉及医疗、消防、噪声、排污等方面的使用许可问题，以确保合规性和安全性。政府可建立存量资源和场地共享统筹利用"一事一议"协调机制，通过共同会商、专家咨询、第三方认证等途径，定期集中处置设施改造中消防、噪声、排污等手续办理以及邻避民扰等问题。可设立专门的咨询机构或部门，为社区服务机构提供涉及医疗、消防、噪声、排污等方面的使用许可指导和支持，解答疑问，帮助其顺利办理相关手续。

对于协同工作，为避免责任不清晰导致监管困难，需要确立明确的责任划分，通过多部门联席会议，商议确定牵头单位和后续监督部门，明确各单位以及单位领导班子其他成员的具体职责分工并印发文件。例如，对于需要改变场地使用模式的共享工作机制，可以由各级民政部门评估共享方案的可行性和必要性，清除多部门协同工作中的障碍，由小区物业、社区共同实施共享改造以及提交办理共享改造所需要的各项手续，由房产管理部门、应急管理部门分别根据管辖范围，对共享改造工作进行监督。对于收费场所的共享使用，应当由原场所将制订好的共享使用规则交到物价部门进行备案，方便后续物价管理部门进行监管等。

二、床位转换

由于老年人需要医养结合，在原来医保卫健负责医疗床位管理、民政负责养老床位管理且"两张床"分别布置的情况下，身体健康状况不佳的老年人，经常需要在"病床"与"养老床位"两张床之间转换。后来一些地方政府针对这一问题，提出了"一张床实现病床与养老床位转换"的政策，特别是"家庭病床"与"居家养老床位"之间的转换政策，大大方便了需要医养结合的老年人。后续在大力推广和扩大床位转换政策适用范围的同时，针对医保、社保政策支持医疗卫生服务与养老服务边界不清晰的问题，可由国家医保局、卫生健康委、民政部抽调专家组成专家小组，编制出台老年人照护等级评估管理办法，基于老年人身体健康状况、护理等级、治疗阶段，形成统一的老年人健康状况评估体系，使得老年人的生活照料、医疗护理和医保相关费用支出都可参照这一统一标准，在精准使用有限经费满足老年人必要医护养的同时，方便后续清晰落实参保人员相关医疗、养老保障待遇政策。

针对目前养老护理床位不能享受医保政策的问题，建议将养老机构内设的医疗卫生机构纳入医疗联合体管理，按规定纳入医保定点范围，与各地区医疗联合体内的牵头医院、康复医院、护理院（中心、站）等建立双向转诊机制，将符合条件的养老院护理床位作为"虚拟病床"，为老年人提供一体化、连续性服务，实现医疗、康复、护理、养老服务资源的高效协同。老年人在治疗期间可以按规定将养老院的养老床位转换为"虚拟病床"，享受医保的医疗服务。医疗卫生机构利用闲置资源开展养老服务，在医疗卫生机构内开设医养结合老年病区，实施"医保住院"和"托护养老"两种管理路径，根据老年人是否插管、失能、半失能等不同护理状态，分别给予医保报销或养老床位补贴，养老床位与医疗床位自动切换，可以更有效地利用现有床位资源，方便老年人养护。

同时，明确医保行政部门、医保经办机构和定点养老机构之间的权责，制定并出台监管措施，由各级医保行政部门对定点申请、专业评估、协议订立、协议履行和解除等流程进行监督。由当地医保局对纳入定点医保的养老机构的医疗床位进行动态评估调整，通过实地检查、抽查、智能监控、大数据分析等方式，对定点机构的协议履行情况、医疗保障基金使用情况、医疗服务行为、购买涉及医疗保障基金使用的第三方服务等进行监督，避免医保资金的滥用、乱用。

三、人才共用

针对医养人员短缺问题，短期内，可由各地民政、财政、人社部门，联合当地护理院校进行定向委培，凭学费发票至就业地所在民政局报销一定比例的学费，以最大限度地吸引和鼓励更多人报考老年护理专业，毕业后从事老年护理工作。中长期，由教育部推进，将医养照护专业纳入学历教育，鼓励普通高校、相关专业院校增设健康、养老护理、康复护理等相关专业及课程，扩大招生规模，积极推荐对口就业。同时，将养老机构院内感染预防与控制、传染病知识纳入养老机构从业人员培训范畴，从而增加医养结合全局性的医养人员供给数量。

由各省人力资源和社会保障厅、教育厅、民政厅等部门落实政策补贴，依照当地财政情况，拓宽奖补范围。落实培训、职业技能鉴定及就业创业服务补贴相关政策，将入职医疗机构内设养老床位的护理人员纳入奖补范畴，对到养老机构提供医疗服务的医护工作者落实特殊岗位津贴。

由各省区市卫生健康委牵头，联合本地各大医院、医疗协会、医学院校以及养老机构，成立医养结合协会，开展区域医养联合体建设工作，加强区域性医疗中心对社区卫生服务中心的技术支持，不断提升区域医养服务能级。通过在医养结合机构和医生之间搭建沟通渠道或平台，让医养结合机构对医生的迫切需求能让更多的医生知晓，同时鼓励退休医护工作人员到医养结合机构再就业。

针对三四线城市和乡镇医疗技术水平相对落后的问题，可着力推进各省区市医养结合机构的远程协同服务能力建设。鼓励支持一二线城市各大中型医院对三四线城市县域医共体所涉及的医疗机构进行远程指导。根据合作需要，选派医术高超的专家级医师，到相关养老机构巡诊，破除医养结对中对医疗机构层次的限制，提高养老机构的诊疗水平。研究制定医养结合远程协同服务标准规范，制定服务治疗控制标准和技术装备标准等，探索建立规范化、专业化的服务流程，提升线上远程医疗、慢性病管理、复诊送药、照护指导等服务质量。

第三节　扶持产业发展，为老年人健康保驾护航

影响老年健康的因素众多，除了遗传因素外，也受到医疗可及性、生活习惯、社

交网络与社会支持以及自然环境等因素的影响。其中的医疗可及性、生活习惯、社交网络与社会支持等，不仅与老龄事业发展程度有关，而且也与国民经济各产业的发展息息相关。

在我国，以老年人为服务对象的老龄产业刚刚起步，发展相对薄弱，需要政府充分引导企业进入老龄产业，并利用激励手段对企业加以扶持，以促进产业健康发展；需要引导企业从老年人健康保障出发，聚焦关键领域重点发展。另外，由于老龄产业是新兴产业，政府需要同步推进老龄产业支撑体系建设，鼓励和支持各相关科研机构与企业加强对老年人的研究、适老化产品的研发、为老服务人才的培养以及老年人营销渠道的建设等。

一、大力扶持老龄产业，全面支撑老年健康

由于我国进入老龄化社会时间短、速度快，产业界对如何抓住老龄化社会快速发展所带来的各种商机，切入老龄服务领域，还缺乏足够的认知。因此，政府应加强对老龄化社会的宣传，发布促进银发经济的宏观政策，在提高企业对老龄服务领域重视度的同时，进一步完善老龄产业政策，扩大政策扶持力度和覆盖面，以促进老龄产业各大板块的发展和相互协同。

从老年健康支撑体系建设角度出发，需要着重鼓励老年助餐服务业、老年旅游服务业、老年文化娱乐业、老年健身服务业，规范老年营养保健品业，以更好地满足老年人饮食营养、身心健康的支撑需要；继续支持智能安全和健康监测产品制造服务业、老年科技辅具制造业、适老化改造服务业、老年医疗康复服务业、老年健康管理业、老年健康金融业的发展，以更好地守护和保障老年人健康；努力弥补长期照护服务业、安宁疗护服务业、心理慰藉服务业、居家养老服务业的短板，让不同健康状况的老年人都能无忧生活。

产业主管部门、民政部门在制定老龄产业扶持政策时，须在明确各自职责和角色定位的同时，加强沟通与协作，定期召开会议，共同研究解决老龄产业发展中的重大问题，明确当地鼓励发展的重点领域和行业，确保政策之间的衔接与互补，避免政策冲突和重复。民政、科技等部门应加大对老龄化、老年人和老龄产品的科研扶持，通过发布科研成果和举办研讨会等方式，向产业界传递老年人的需求信息，以弥补企业对老年人了解的不足，引导企业开发适合老年人的产品和服务。民政部门联合国资管理部门，利用国有企业的实力和在群众中的公信力，针对老龄产业市场中存在的如老年专用产品营销渠道缺乏、市场化社区为老服务场所短缺等瓶颈环节，支持相关的国有企业适度参与老龄产业，引导国有企业充分挖掘各级政府手中的社区场地资源，建

设社区为老服务中心，鼓励商业企业设立老年用品专柜、专营店、连锁店，建设和运营政府线上为老服务平台，为市场化品牌企业提供面向老年人的营销渠道，为有需要的老年人提供可信赖的一站式消费服务平台或场所。

我国老龄产业处于初级发展阶段，国家层面尚未建立老龄用品和服务标准体系，缺少统一的市场准入标准，老龄产品和服务的安全性有所欠缺，对老年健康支撑存在一定的隐患。因此，应发挥政府主导作用，加大规范和引导力度，借鉴国外成熟标准，由行业协会、市场监督管理部门制定银龄品牌安全标准，发布银龄品牌产品和服务推荐目录，为老年人选购提供参考，在促进产品和服务质量提升、规范市场竞争秩序的同时，提高老年人的消费信心和消费意愿，推动老龄事业与产业协同发展。进一步地，商务、发改、财政等部门可统筹推进老年人专属消费券发放，鼓励老年人购买特定类别的老年健康支撑产品，运用政府公信力，引导老年人群体逐步释放购买力，在满足老年人需求的同时助推行业成长。

二、着眼老年健康支撑，着力丰富市场供给

保证日常的营养摄入，是保障老年人健康的基本要求。随着年龄的增长，人体器官功能降低，代谢以及消化吸收能力会变差，从而导致出现营养不良问题。为此，需要在发展营养助餐的基础上，开发以中药材为基础的老年中医养生保健食品、药膳产品，为老年人提供包括药膳、钙片、维生素、益生菌等在内的营养保健食品以及各类药食同源产品，同时加强宣传教育管理，防止为经济利益而过度营销。可以由食品药品监督管理部门、国家中医药管理局、中华中医药学会以及保健品龙头企业组织，共同组建老年健康促进产业协会，发挥我国中医药特色优势，开展老年健康食品创新行动，共建企业研究院、高新技术企业研发中心、企业技术中心等研究平台，共同促进个性化营养所需的产品和服务的研发、生产、上市、检测与营销等治理体系的完善，为老年营养保健品的良性发展营造更加包容、有序的发展环境。各地基层医疗卫生机构可定期举办普惠性质的健康讲座，向老年消费者普及科学的健康养生知识，保健食品的概念和分类、选购方法，常见的保健食品消费欺诈手段、举报维权途径等，发放《保健食品科普知识手册》等宣传资料，促进老年消费者科学认知特殊食品，帮助老年群众厘清消费误区，提高老年消费者的安全防范意识和正确识别能力，营造良好的消费环境和社会舆论氛围，促进保健食品行业的健康发展。

鉴于老年人生活单调乏味，容易产生消极情绪，可以通过促进老年教玩具和老年健身锻炼器具的发展，寓教于乐，帮助老年人转移注意力、减缓大脑衰退。要扶持老年教玩具行业的发展，应重视行业协会的指导作用，可由中国老龄产业协会牵头，民

政、残联、卫健、教育、文体、经信、老年教玩具生产企业等相关主体，在中国玩具协会下共同设立专门针对老年玩具行业发展的分会，进行行业指导和统一规划。挖掘老年智力玩具行业的市场潜力，清晰发展方向，并研究出台相关的行业扶持政策。了解老年人对老年玩具的具体需求，设计和生产出适合不同年龄、性别、文化、收入的老年人需求的个性化老年玩具产品，包括具有益智作用的游戏、玩具、文具、机器人等"脑力训练器"，帮助老年人进行健康的"脑力运动"。我国目前有超 527 万家经营范围含"玩具"的相关企业，从地域分布上看，广东省玩具相关企业最多，超 59 万家，位列其次的是浙江。因此可以选择广东、浙江等有条件地区的星级老年活动中心作为试点，由当地老龄工作委员会联合志愿者协会等相关组织、本地老年教玩具企业，共同挂牌成立"老年教玩具课堂"，率先普及和推广老年教玩具的使用，筛选老年人的喜好，改良教玩具设计，帮助老年人维持和减缓智力衰退，缓解孤独，并为后续市场推广作铺垫。在老年健身器具方面，可由国家体育总局、中国体育用品业联合会统筹引领，为老年人室内健身场所企业与传统健身器材制造企业搭建沟通平台，促进双方的交流与合作，为老年人设计功能性有氧、等速肌力训练、柔韧拉伸训练以及微循环促进律动设备。同时，发挥标准化优势，制定老年健身器材、场所、整体配置等方面的标准，对老年人健身行业进行规范，以促进良性发展。

针对老年人社交圈子缩小、外出困难和社区适宜的活动场地较少等问题，可以扶持老年娱乐休闲和健身场所的建设。短期内鼓励有条件和意愿的娱乐经营商家对现有场所进行适老化改造，分时段提供老年人专场服务，由民政、市场监督管理部门在对商圈进行考核后，设立老年人放心消费场所，并由财税等部门倾斜税收等优惠政策。长期则由体育局和民政局共同制定措施，鼓励个人及企业建设老年人专属的文体娱乐场所，发展老年健身房、老年练歌房等老年娱乐休闲新业态，增强老年运动娱乐场所的专属性。例如，参考上海首家老年专属建设空间"心乐空间·长者运动健康之家模式"，为老年人提供体质测试、基础健康监测、数字化运动健康档案、运动方案制订与实施、适老化运动器材锻炼、科学健身指导、健康科普和休闲社交活动等。统一由各级财政部门、各省区市文化广电和旅游厅、各市级文化广电旅游局给予税收优惠、金融政策等方面的支持，依托这些文体设施，开展内容丰富、形式多样并适合老年人的文体娱乐活动。同时，均衡布局这类老年文体、健身设施地理位置，充分考虑老年群体手脚不灵活、行动不方便的生理特点，依据老年人活动半径，分层次、分区域合理设置文体设施，提高老年人参与文化娱乐活动、健身休闲活动的便利性。

三、聚焦安全健康守护，发展制造业和服务业

为了应对老年人在生理机能、活动灵敏度等方面逐渐衰退后容易摔跤的问题，应当鼓励老年人康复辅具、适老化改造、安全监测、健康监测、金融保险等服务及产品的研发，以保障老年人日常生活自理及人身安全。

在辅具产业上，针对现有适宜的辅具产品种类少、同质化严重等问题，各省区市应积极响应《国务院关于加快发展康复辅助器具产业的若干意见》，出台相关实施方案，扶持老年辅具行业发展。由各省区市民政、财政、科技、交通等部门，共同设立辅具行业发展基金，由相关协会组织开展老年辅具创新竞赛活动，根据结果对优胜企业进行补贴奖励，一方面帮助企业降低研发成本，另一方面以赛促创、鼓励创新。针对企业高端个性化辅具研发能力弱的问题，由民政部门整合高校、医院、龙头企业等多方资源，搭建产学研一体化平台，全力助推可辅助部分失能老人轻松上下楼的例如可穿戴外髋骨机器人之类的中高端辅具的研发。推进老年康复辅具标准体系建设，对接国际标准，以高标准推动产业链升级提质；同时，推进辅具租赁、洗消等方面的标准制定，以规范行业发展。

在监测产品上，大力推进"互联网+"养老，促进人工智能与社区居家养老服务相结合，鼓励企业研发各类适合老年人使用的可穿戴式健康与安全监测智能终端和居家设施设备，支持企业及社会组织借助"互联网+"，开展老年人远程健康监护、紧急援助、居家安防等应用，减少跌倒、健康意外，及时消除危险因素，让老年人获得"触手可及"的安全保障。

在适老化改造上，鼓励各地政府为困难老年人家庭提供住所适老化改造，对70岁以上符合条件的老年人家庭提供适老化改造政府补助，同时加大城市和城乡社区环境宜老化改造力度，在改善环境、扩大内需的同时，提高老年人生活安全度。在具体实施上，引导和鼓励企业制订"一户一方案"，详细了解老年人身体、生活设施状况，围绕如厕、洗澡安全，室内行走便利，居家环境改善，智能监测跟进，辅助器具适配等五个方面功能，细化住宅适老化改造内容，制订改造方案。

针对老年人对康复辅具、适老化改造、健康和安全监测产品等使用尚未普及，老年人对此类产品了解极为有限的情况，各地政府应充分发挥当地主要媒体的作用，通过新闻媒体、信息社交平台、社区展示等多种渠道，广泛开展宣传，在扩大和引导老年人消费的同时，促进相关老龄行业的发展。

第四节　构建宜老社会，营造老年人友好环境

健康老龄化和积极老龄观都主张老年人积极参与社会活动，以提高其身心健康水平。然而目前多数高龄老年人和部分失能老年人在出行、就医、消费等方面常常会遭遇诸多不便。例如，老旧小区中上下楼缺少电梯、人车混行、无障碍通道阻塞，公共场所老年人聚集场所缺少座椅或座椅太矮，公共厕所指示标识不明确、缺少扶手，看病不方便、老年人难以享受数字健康产品和服务的便利性，机场等出行场所缺少助行辅具等租赁，公交车台阶过高，城市红绿灯时间过短，社区缺少老年人全天候适宜的活动场所，产业界缺乏适合老年人使用的各类产品和服务等。

为了解决上述问题，需要政府发挥主导作用，除协调各部门持续推进老年友好社会建设，除推动老龄产业发展、增加各领域的为老服务外，在基础设施建设、公共服务供给、老年友善机构建设等各项工作中，充分纳入对老年人特殊需求的考量，不断优化老年人社会参与的外部环境，缓解老年群体的基本生活需要与社会"不适老"之间的矛盾，同时帮助老年人破除出行和社会参与的障碍，使其避免与社会脱节，从而更好地支撑和保障老年群体的晚年身心健康。

一、建设老年友善服务机构

针对老年人身体机能衰退、活动范围受限的问题，政府有关部门在社区服务机构的布局上，应当充分考虑社区老年人口分布及老年人日常生活圈的情况，在对社区老年人的医疗保健、养老服务等需求进行充分调研的基础上，优化社区健康服务设施的选址和布局，配置与社区老年人口分布相匹配的健康服务设施和机构。针对社区用地用房紧张，相关公共服务和文娱健身场所不能同时满足老年人和年轻人使用的问题，可以采取错峰使用的方式，利用老年人和年轻人不同的作息时间，设置专场分时使用，以提高设施的利用率。

针对老年人群"就医难""就医体验差"等问题，在进一步加快建设老年科的同时，在非急诊全面预约的基础上，为老年人提供一定比例的现场号源或加号服务。各级医疗机构应当畅通代挂号渠道，预约挂号平台、医院 App 可绑定多个就诊卡，方便由家人、亲友等代为老年人预约挂号；推动号源下沉，便于基层医疗机构为老年患者提供预约转诊服务，并逐步探索为老年人提供非老年科室现场优先服务以及一对一陪诊、线下药品配送、免费药品咨询等服务。由各省区市卫生健康委牵头完善适老化就医环境，并将其列入当地卫生健康委民生实事年度目标任务加以落实和监督检查。与老年友善医疗机构建设相统筹，在各类医院、康复医院、护理院及医养结合机构，开

展"银龄健康"为民办实事活动。持续完善老年友好医疗机构评定标准，根据老年人的特点，在全面加强无障碍设施建设、门急诊和住院病区配备轮椅平车等辅助移乘设备等硬件建设的同时，增加在老年病房增设挂钟、日历和提示板等老年人家居日常生活环境陈设等细节要求，以改善医疗机构中的宜老化水平。建立健全老年友善医疗机构管理评估机制，定期评估，持续提升，并逐步将老年友好医疗机构评定要求转变为对以老年人服务为主的医疗机构的基本要求。

针对适宜老年人可活动地点少的问题，各级政府应针对老年人群精神文化需求及生理特点，在现有行政办公、商业金融、文化娱乐、体育、医疗卫生、教育科研设计、社会福利这几类城市公共服务设施中，引导和鼓励各公共服务机构研究设计出丰富多样的老年服务项目，包括但不限于展览、活动、体验、讲座等，为当地老年人群提供均等化、便捷化、多样化的公共服务，让老年人有地方可去，通过活动吸引老年人多出门，拓展生活范围，提高社会参与。考虑到老年人在这些场所的健康安全问题，应将保障老年人安全纳入上述机构日常服务工作范围，配置一些简单的老年人安全急救设施或药品，在就近原则下积极与周边医疗机构建立联动机制，共同应对老年人在机构内可能发生的各种突发疾病。同时，加强各类应急预案的编制和演练，切实保障老年人在危险情况下的人身安全。

针对老年人在各类公共服务机构遭遇的数字化鸿沟问题，实施互联网应用适老化专项行动，要求公共服务机构注重信息服务无障碍设计，各类服务型网页均应开发线上办事网页长者版，针对老年群体研发使用步骤简单、操作简便的信息技术终端及应用软件，有效扫除老年群体在信息技术手段运用上的各类障碍，增强各类公共服务的"可及性"。同时由各省区市民政、文旅、社保、交通等部门牵头，围绕老年人出行、就医、消费、文娱、办事等高频事项和服务场景，在现有公共场所设置老年绿色通道，扩大身份证件、社保卡、老年卡、医保电子凭证等证件的通用范围，保留人工服务等，切实解决老年人在各类公共服务机构遭遇的数字化鸿沟问题。

由各省区市卫生健康委、市场监督管理局、当地高校以及社区机构、医疗机构、公共服务机构、企业与社会组织等其他机构，共同开展老年友善机构服务规范及监督机制的课题研究，提高服务过程中的宜老化水平、规范服务机构配置，为以老年人服务为主的各类机构提高老年友善服务提供参考依据。同时，加强全社会老年友善城市、机构评选，由中央文明办牵头，在现行《全国文明城市（地级以上）测评体系》《全国文明城区测评体系》《全国文明单位测评体系》中，加入服务流程、设施配置的宜老化条例，细化评分标准，作为考核依据。

二、打造老年友好公共场所

为了提高公共场所的宜老化程度，政府应鼓励高校研究团队、智库机构广泛开展宜老城市研究，了解老年人对现有公共场所、出行、购物、娱乐、消费等各方面的不适、不便、不满和需求，根据调查结果形成研究报告，作为加快既有城市和社区道路设施、休憩设施、信息化设施、社区服务和生活性服务场所等与老年人日常生活密切相关领域的适老化改造的依据。根据研究结果，民政部门、住房和城乡建设部门共同完善宜老城市建设制度体系，健全各类线上线下公共场所（平台）基础设施、公共建筑项目建设的监管机制，在建设改造标准和验收标准中，把宜老化程度作为一个专门的板块加以考虑，建立申请条件、改造技术、质量监督的标准化体系。例如，在方案设计阶段，需要老年评估师、社会工作者等与老年人积极沟通，了解老年人所面临的环境困难，与建造商协商合作，明确建造方案的可行性和安全性，平衡其他年龄段使用人群和老年人之间的需求，进而提升对老年人群的友好度，为宜老城市建设提供全面支持。

针对城乡社区中老年人室外活动空间有限和缺少安全保障的问题，市政部门、物业公司可充分利用城市拆迁腾退地、边角地、废弃地和闲置地，例如物业辖区小区旁空置地、街头拐角等，建设"口袋公园"，即开放式公共空间，"见缝插针"地为闲暇时间较多的老年居民提供绿地和休憩交流场所，让老年人不必走太远，就能拥有散步晒太阳、相互交流的空间。各级住房和城乡建设部门可协同物业管理公司、城管部门等，进一步统筹优化小区改造中的宜老化程度，包括但不限于：完善小区道路标志标识、增设减速设施、控制小区内车辆通行速度；优化步道规划，构建慢行体系，取消人行道立式道牙，尽量避免砖砌材料，防止边角突起绊倒老年人；移置步行道上现有电线杆、宣传栏等设施，保证步行空间的连续性和平缓性；改变现有的集中设置小区内健身设施和活动场所的做法，适应老年人习惯，散点布置小区内活动设施，并根据实际和可能，在每一幢楼的架空层或小区地下停车场，设置全天候健身、文娱活动专区；对于休闲区的户外休闲椅，注意高度和设置扶手，以便老人起坐；完善楼道无障碍改造，对未加装电梯的单元楼，在楼道靠墙一侧加装扶手，楼梯踏步边缘加装防滑条，并以醒目颜色提醒，同时对单元一楼门前有台阶的楼道进行无障碍改造，在楼栋入口处设置彩色且显眼的标识，起到提示老人的作用；等等。

针对老年人在城镇中的出行安全和便利性问题，在传统城市公共空间规划和建设的基础上，融入老年友好城市理念。加大老年人流动较多的区域城市道路、信号灯、隔离带等的适老化改造力度，包括但不限于：增加过街地道、上下电梯建设；全面发展适老型智能交通体系，设置显示车辆行驶的电子屏及语音提示；提高医院、老年大学、公园等关键节点的公共路线覆盖率，并提高发车频率；加大无障碍公交车配置和公交站台无障碍改造力度，改善公共交通乘车与候车条件，增盖遮阳设施，增设座椅等；构建连续的城市慢行交通网，在道路条件允许的情况下，采用铺设不同路面材料的方式，实现人车分离，减少共享单车停放在人行路面的情况；严格落实乡镇城市道路、公共场所和景区无障碍设施建设要求，提供便捷舒适的老年人出行环境。例如，完善公共厕所适老化配置及标识；对大型商场、公共活动场所、环行道等的休息设施进行适老化细节优化；增加机场、景区等需要长距离步行区域的有偿巡游车服务，以方便老年人出行出游；提供"无陪老人"服务等。

三、扩大老年人的社会参与

俗话说"姜是老的辣"，经历了无数风雨的老者，不仅经验丰富，而且充满智慧，可以为后来者提供指导和帮助。而且不少老年人，人老心不老，虽然年事已高，却仍然有一颗愿意为社会作贡献的红心。老年人积极参与社会活动，能够扩大社会交往、提升自身的社会价值，从而促进心理健康。因此，政府各部门要加强协同，合力破解老年人参与社会活动的各种障碍，为老年人的社会参与创造良好的外部环境。

老年人的社会参与，包括但不限于以下方面：民事调解、城市文明、环境保护、社区管理等志愿服务；再就业、创业等经济参与；文化娱乐以及其他诸多方面。

志愿服务是指一个人在不谋取物质报酬的前提下，自愿贡献个人时间和精力，为推动社会进步和社会福利事业而提供的服务。老年人拥有较多的自由时间，在身体健康和经济条件允许的前提下，是可以成为我国志愿服务中的一支主力的。在社区建设方面，也确实在教育、环保、治安维护、助老、助残等活动中提供了大量的老年志愿服务岗位。但目前大部分社区的老年志愿服务，不仅岗位较少，而且招募时仅在年龄和健康状况方面有基本要求，缺乏对志愿者的上岗培训和对志愿服务过程的规范管理，往往导致志愿者由于缺乏必要的志愿服务知识、方法和规范指导，在提供服务时随意性较强，服务难以取得预期效果。因此，各级民政、老龄办、残联等部门，应加强与社区组织、老年志愿服务组织的联系，在老年志愿服务方面加大政策引导和制度规范建设，鼓励增设更多的老年志愿服务岗位，为老年人参与志愿服务创造机会。明确老年志愿服务牵头管理单位，建立老年志愿服务招募和管理机制，指导和督促老年志愿服务组织明确志愿服务宗旨、服务内容、服务规范，并建立上岗培训制度，以加强志愿者专业能力培养，保证志愿服务质量。同时，开展老年志愿服务优秀项目和先进个人评选，并给予相应的表彰和奖励，以吸引更多的老年人参与社会志愿服务。

在老年人再就业方面，数据显示，68.0%的老年人退休后愿意重返劳动力市场，这为开发老年劳动力提供了良好的前提条件，然而却有41.3%的老龄求职者因年龄限制而被雇主拒之门外。[①]对于老年人再就业问题，首先要破除目前相关部门强制执行的到龄退休的制度，将到龄是否退休和是否继续聘用的权力，让渡给个人和用人单位共同协调确定。切实推进落实渐进式延迟法定退休年龄政策，支持专业技术领域人才延长工作年限，有力有序促进老年人再就业。为了解决老年人在再就业过程中可能出现的权益保障问题，人大常委会应组织相关部门制定《老年人就业促进法》，为老年人再就业提供法律保障。由人力资源和社会保障部门协同司法部门，制定有针对性的老年人力资源保障体系，对老年人再就业之后的安全、带薪年假、劳动合同、解除劳动关系的经济补偿金或赔偿金以及相关保险缴纳等福利待遇方面作出明确的规定。同时，鼓励企业为年长劳动者创造更多的弹性就业机会，制定适合老年劳动者的工时制度，按照劳动者年龄和健康状况，合理减少其工作时间，把老有所为同老有所养结合起来，让老年人能够根据自身情况，更加自由灵活地安排工作时间和地点。针对企业以年龄刻板印象而不愿意雇用老年人的问题，需要人力资源和社会保障、市场监督管理及税务部门，共同制定促进老年人就业的优惠政策，采用税收优惠、贷款优惠和授予"老年友好企业"等方式，对聘用年长劳动者的企业实施激励。

针对老年人想找工作却不知道途径的问题，全国老龄工作委员会、民政部、人力资源和社会保障部、中国老龄事业发展基金会，可协同建立老年人才信息库，向企业开放，畅通"老有所为"渠道。进一步发挥老年协会等机构和社会组织的作用，加大老年人社会参与专业平台的建设力度，顺畅供需信息对接；以各地社区为单位，积极鼓励组建老年人再就业促进小组，着重关注低龄老年人的就业目标取向和实际需求，收集整理有就业需求老年人口的信息并建立档案系统进行归档；拓展老年人社会参与渠道，为想要工作的老年人提供准确可靠的招聘信息，使有就业需求的老年人能够更便利、高效地获得工作岗位；同时向老年人提供就业支援活动，如提供就业咨询、求职活动、研讨会、能力发展活动、招聘信息发布、职位描述等，为有工作需求的老年群体开办相应的技能培训辅导课程，以提高老年人的就业能力。

在老年人参加文化培训、文艺娱乐等方面，针对目前主要存在的集体活动场地受限、专业指导力量不足、适老化项目较少等问题，需要教育、老龄、文化、社区等相关部门发挥各自优势，建立资源整合机制，充分发挥各地图书馆、文化馆、博物馆、

[①] 高子宁. 政府注意力对老年人就业参与的影响——基于制度理论视角的再讨论. 当代经济管理，2023（2）：100-110.

展览馆等公共文化资源的组织、指导功能，结合各地、各级老年活动中心以及村级文化礼堂等老年人聚集的场所，在各级老龄委、村社等机构的协调推动下，明确责任、目标和要求，让这些公共文化资源切实为老年人服务。针对老年文化娱乐活动内容和形式较单调的问题，可由各级老龄委联合各地老年大学、老干部局、文化广电旅游局、教育局、体育局的专业人员，共同丰富老年文化娱乐活动的内容和形式，并刊发更多适合老年人的通俗易懂的图文教材，以供老年人学习掌握，通过共同的努力，迎合时代发展和老年人日益丰富的精神文化需求。

建设老年健康支撑体系所要求的全因素治理、全过程服务、全要素保障、全社会参与，在很大程度上取决于政府明确主责部门、政府各部门之间加强相互协同和相互配合。这不仅是建设老年健康支撑体系的关键之所在，也是最大的难点之一。各级政府需要高度重视这一问题，并通过明确主要领导分管、设立建设专班或联合工作小组以协调各部门行动、定期协商共同推进工作、定期检查督促各部门职责分工履行情况、将职责履行情况纳入各部门效能考核结果等措施，全力推进各部门协同，确保老年健康支撑体系建设工作的顺利开展。

浙江大学管理学院老龄化与养老产业研究中心从事"老年健康支撑体系建设"这一主题的研究起始于研究中心 2021 年承接的浙江省政府重大咨询项目"我省'一老一小'健康服务体系研究"（即 2022 年同名的浙江省软科学研究计划重点项目）。在该项目研究过程中，我们发现，单纯地依靠加强"以医疗为中心"的健康服务体系，无法应对我国快速老龄化和高龄化所带来的老年健康问题，难以改变"长寿却不健康""越长寿越不健康越需要照护"的现状，未来将面临"医疗、照护资源的增加远远跟不上医疗、照护服务需求"的困境。而通过 2022 年承接浙江省政府重大咨询项目"我省老年人健康支撑体系研究"（即 2023 年同名的浙江省软科学研究计划重点项目），让我们看到了改变"越长寿越不健康越需要照护"的出路，那就是：加强"以健康为中心"的老年健康支撑体系建设，将老年健康管理的关口前移，通过加强健康教育、健康影响因素治理、预防保健，改变老年群体健康状况，使老年人尽量少生病、少失能、少失智，生病早发现、早治疗、早康复。这样不仅能满足人民群众对美好晚年生活的向往，而且能够大大减轻社会和家庭的医疗费用压力，同时从根本上解决未来"医疗、照护资源的增加远远跟不上医疗、照护服务需求"这一困境。

正是在前述研究的基础上，研究中心在 2023 年将"老年健康支撑体系建设"研究列为年度重点工作。在浙江省老年健康支撑体系研究的基础上，对我国老年健康支撑体系建设提出的背景、理论依据、必要性以及老年健康支撑体系的内涵和外延、构成内容、建设路径、建设策略等展开了系统的研究与探讨。历经一年多时间的研究讨论，最终形成了本著作。

2024 年，研究中心将"中国特色的全人全程老年照护体系"研究列为年度重点工作。因为老年健康支撑体系的建设需要较长时间才能呈现明显的效果，而在近 5 ～ 10 年内，仍将有大量晚年需要照护的失能失智和高龄老人涌现。面对这种可预见的未来，我们需要研究在"人民至上"，主张"普惠共享"，同时又存在"未富先老""未备先老""老年人口众多""地区差异较大""专业照护资源严重不足"等问题的中国，如何形成符合中国实际的"低成本、高效益、广覆盖、有尊严"的中国特色的全人全程照护体系，使需要照护的每一位中国老人都能得到有尊严的照护。